Roediger • Frank-Noyon • Behary

Passst doch!

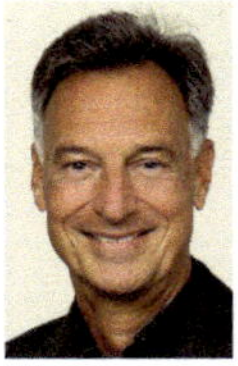

Dr. med. Eckhard Roediger, Neurologe, Psychiater und Arzt für Psychotherapeutische Medizin, Ausbildungen in tiefenpsychologischer und Verhaltenstherapie. Vormals Aufbau und Leitung der Psychosomatischen Abteilung am Gemeinschaftskrankenhaus Havelhöhe in Berlin, seit 2007 Leiter des Instituts für Schematherapie-Frankfurt (IST-F), Past-Präsident und Ehrenmitglied der Internationalen Schematherapiegesellschaft (ISST).

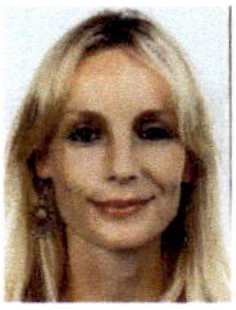

Dr. Eva Frank-Noyon, Psychologische Psychotherapeutin, Paar- und Sexualtherapeutin, Dozentin und Supervisorin für Verhaltenstherapie und Schematherapie. Approbation zur Psychologischen Verhaltenstherapeutin in 2007, 2006–2008 sexualtherapeutische Weiterbildung, 2006–2014 Mitarbeiterin der profamilia mit den Schwerpunkten Paar- und Sexualberatung und -therapie, seit 2007 Tätigkeit in eigener Praxis für Einzel- und Paartherapie.

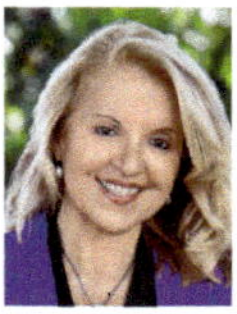

Wendy Behary, LCSW, Gründerin und Leiterin des Schematherapiezentrums New York/New Jersey, ausgebildet von Jeffrey Young, seit 1989 eine seiner engsten Mitarbeiterinnen. Von 2010 bis 2014 Präsidentin der Internationalen Schematherapiegesellschaft (ISST). Autorin zahlreicher Artikel und Buchkapitel vor allem über Schematherapie mit narzisstischen Patienten.

Eckhard Roediger • Eva Frank-Noyon •
Wendy T. Behary

Passst doch!

Paarkonflikte verstehen und lösen
mit der Schematherapie

Mit Online-Material

2., vollständig überarbeitete Auflage

BELTZ

Dr. Eckhard Roediger
Institut für Schematherapie Frankfurt
Alt Niederursel 53
60439 Frankfurt am Main

Dr. Eva Frank-Noyon
Psychotherapeutische Praxis
Meisengasse 9
60313 Frankfurt am Main

Wendy T. Behary, LCSW
The NJ Institute for Schema Therapy
28 Milburn Avenue
Springfield,
New Jersey 07 081, USA

MIX
Papier | Fördert gute Waldnutzung
FSC® C089473

Dieses Buch ist erhältlich als:
ISBN 978-3-621-28905-4 Print
ISBN 978-3-621-28906-1 E-Book (EPUB)

2., vollständig überarbeitete Auflage 2022

Beltz Verlagsgruppe GmbH & Co. KG
Werderstraße 10, 69469 Weinheim
service@beltz.de

Lektorat: Andrea Glomb
Umschlagbild: sergey peterman - getty images
Illustrationen: Claudia Styrsky
Herstellung: Uta Euler
Satz: WMTP Wendt-Media Text-Processing GmbH, Birkenau
Druck und Bindung: Beltz Grafische Betriebe, Bad Langensalza
Beltz Grafische Betriebe ist ein Unternehmen mit finanziellem Klimabeitrag (ID 15985-2104-1001).
Printed in Germany

Weitere Informationen zu unseren Autor:innen und Titeln finden Sie unter:
www.beltz.de

Inhaltsübersicht

Inhalt

Vorwort

Die Schematherapie ist ein sehr wirksamer Behandlungsansatz, um die Persönlichkeitsstruktur von Menschen positiv zu verändern. Ein »Schema« ist der Abdruck früherer Beziehungserfahrungen in uns. Von einem Schema geprägt neigen wir dazu, auch später im Sinne dieses Schemas »schematisch« zu handeln. Das macht uns unfrei. Wir sitzen in der »Schema-Falle«. Nun kommt noch dazu, dass wir unbewusst auch bei der Wahl unserer Beziehung nach dem Muster früherer Beziehungserfahrungen handeln: Man fühlt sich von dem angezogen, was man schon kennt. Dann besteht natürlich die Gefahr, dass sich die alten Muster wiederholen. Sie sitzen mit Ihrem Partner oder Ihrer Partnerin gemeinsam in der Schema-Falle. Was liegt also näher, als das erfolgreiche Modell der Schematherapie auf Paarbeziehungen zu übertragen? Sie halten nun den entsprechenden Ratgeber in der Hand. Inzwischen in seiner *zweiten, vollständig überarbeiteten Auflage*. Wir werden Sie schrittweise in dieses Modell einführen und Ihnen dabei eine ganze Menge über Paare erzählen.

Sie können das Buch einfach nur lesen, weil Sie die Thematik interessiert. Sie können aber auch praktisch mit diesem Buch arbeiten. Allein oder gemeinsam. Theoretische und praktische Kapitel wechseln sich ab. Wenn Sie gerade in einer akuten Krise sind, steigen Sie ruhig in Kapitel 2 ein. Dort wird das Schema-Modell beschrieben. Oder gleich in Kapitel 4. Da finden Sie einen Leitfaden zum Krisenmanagement. Wenn sich die Wogen wieder geglättet haben, finden Sie im sechsten Kapitel Anregungen, wie Sie mit dem Schemamodell sich beide tiefer verstehen und was vor diesem Hintergrund Sie für eine Verbesserung der Beziehung tun können. Dabei helfen Ihnen die Arbeitsblätter im Online-Material, die Sie sich (s. Hinweise zum Online-Material) herunterladen können. Dazwischen – wie gesagt – immer die entsprechende Theorie, »garniert« mit einigen wichtigen Forschungsergebnissen.

Die können Sie natürlich auch später noch lesen. Weitere Informationen zur Schematherapie finden Sie unter http://www.schematherapie-roediger.de/info/index_info.htm.

Machen Sie sich nicht davon abhängig, ob Ihr Gegenüber mitmacht oder nicht. Ihre Beziehung wird sich auch dann verändern, wenn nur Sie sich anders verhalten. Das ist wie beim Tanzen: Wenn einer sanft die Richtung ändert, zieht er den anderen mit. Wenn Ihre »bessere Hälfte« etwas gemerkt hat und neugierig geworden ist, können Sie ihn oder sie ja einmal großzügig in das Buch reinschauen lassen. Am besten funktioniert das natürlich – genau wie beim Tanzen –, wenn beide in dieselbe Richtung wollen. Dann können Sie auch die Paarübungen aus Kapitel 6 gemeinsam machen.

Um die Vorgehensweise zu veranschaulichen, werden uns »Peter« und »Susanne« durch das Buch begleiten. Wir werden deren Modi (aktuelle Erlebensweisen) und Schemata (hintergründige Muster) kennenlernen und zeigen, wie man damit Schritt für Schritt arbeiten kann. Wir geben aber auch Beispiele gleichgeschlechtlicher Paare, so dass Sie sich hoffentlich von dieser zweiten Auflage angemessen angesprochen fühlen und mit dem Buch arbeiten können.

Damit sind wir auch schon bei der umstrittenen Frage der geschlechtsspezifischen Anrede. Weil wir die Thematik und das dahinterliegende Anliegen ernst nehmen, haben wir ziemlich konsequent geschlechtsneutrale Formulierungen gesucht, die trotzdem für sprachsensible Menschen lesbar sind. Wir haben dabei verschiedene Varianten gewählt, häufig auch substantivierte Verben. Wir finden, daran kann man sich gewöhnen. Die Sprache ist hier und da vielleicht auch etwas salopp. Bitte erkennen Sie daran, dass wir insgesamt versuchen, die Dinge mit etwas Humor und Flexibilität anzugehen. Dazu sollen auch die zahlreichen Metaphern beitragen, mit denen wir versucht haben, das Buch etwas zu »würzen«.

In dieser zweiten Auflage ist Gerhard Zarbock als Autor ausgeschieden. Ich möchte ihm an dieser Stelle sehr für die langjährige, fruchtbare Zusammenarbeit danken. Vieles von ihm haben wir übernommen. Eva Frank-Noyon, die im Bereich der Paartherapie außergewöhnlich gut bewandert ist, ist dafür eingesprungen. Dadurch ist das Buch – besonders in den Bereichen, in denen es um den Umgang mit Affären und um Sexualität geht – differenzierter geworden. Wendy Behary hat als ausgewiesene Narzissmus-Expertin bei dieser schwierigen Thematik einiges beigetragen. Das hat dem Buch an kritischen Stellen mehr Substanz gegeben, auch wenn diese Abschnitte nicht immer leicht zu lesen sind. Unseres Erachtens gehört auch der Blick in die »Giftkiste« von Beziehungen zu einem umfassenden Paar-Ratgeber dazu.

Damit sind wir auch schon bei den Danksagungen: Zunächst danken wir dem Begründer der Schematherapie, Jeffrey Young, für die Grundlagen des in diesem Buch dargestellten Paar-Modells und Travis Atkinson sowie Chiara DiFrancesco für deren Anregungen. Wir danken unseren Partnerinnen und Partnern, dass wir von und mit ihnen lernen durften, ebenso wie von unseren Patientinnen und Patienten und allen Kolleginnen und Kollegen, die uns angeregt haben. Wenn Sie sich als Leserin und Leser wiederfinden, dann ist das nicht zuletzt deren Verdienst. Außerdem danken wir Andrea Glomb für ihr akribisches und kreatives Lektorieren, Frau Claudia Styrsky für die pfiffigen Karikaturen und dem Beltz-Verlag für die schöne Ausstattung. Aber nun viel Freude beim Lesen.

Frankfurt am Main und New Jersey,
im Februar 2022

Eckhard Roediger
Eva Frank-Noyon
Wendy Behary

Einleitung

»Marmor, Stein und Eisen bricht, aber unsere Liebe nicht, alles, alles geht vorbei, doch wir sind uns treu!« ist der Refrain eines heute noch bekannten Schlagers aus den 1960er Jahren. Angesichts der gegenwärtigen Scheidungsquote von über 30 Prozent in Deutschland (Statistisches Bundesamt, 2021) scheint das wirklich ewig her. Erschwerend kommt hinzu, dass vermutlich auch die nicht geschiedenen Partnerschaften nicht alle glücklich sein dürften. Was machen wir bei der Partnerwahl und der Gestaltung unserer Beziehungen falsch? Es ist nicht so, dass wir uns nicht nach Partnerschaften sehnen. Im Gegenteil: 60 bis 80 Prozent der Geschiedenen heiraten wieder (Hahlweg & Baucom, 2008)! Am guten Vorsatz liegt es also nicht. Bei der zweiten oder gar dritten Ehe liegt die Scheidungsrate dann aber noch höher. Das zeigt, dass es auch nicht am Partner oder der Partnerin (allein) liegt. Wieso klaffen Anspruch und Wirklichkeit so weit auseinander? Brauchen wir alle einen »Partnerschaftsführerschein« oder gar eine Paarberatung? Unsere provozierende Antwort lautet: Ja, vielleicht schon. Beispielsweise sind in Amerika Ehevorbereitungskurse durchaus üblich. Ohne allzu tief in die soziologischen Hintergründe einzusteigen, befinden wir uns aus mehreren Gründen offensichtlich in einer schwierigen Entwicklung. Hier ein paar Thesen dazu:

(1) Die Spielräume bei der Partnerwahl werden größer. Früher heiratete man jemanden aus dem gleichen Dorf oder Stand. Da war die Qual der Wahl nicht so groß. Heute bietet das Internet eine quasi unendliche Auswahl.

(2) Die Nachkriegsgeneration kämpfte ums Überleben und für den Wiederaufbau. Da stand die Erfüllung in der Partnerschaft eher im Hintergrund. Das Paar musste vor allem funktionieren. Früher ging es ums *Überleben*, heute geht es um ein *gutes Leben*.

(3) Früher waren Frauen materiell stärker von ihren Männern abhängig. Dies mag die Duldsamkeit gegenüber Seitensprüngen erhöht haben. Der Preis einer Trennung war häufig der Verlust des Lebensstandards. Heute tolerieren Frauen Untreue viel weniger.
(4) Getrennte Paare sind heute Alltag und sozial akzeptiert. Die Schwelle, sich zu trennen, sinkt. Früher war eine getrennte (oder gar alleinerziehende) Frau eine »gefallene Frau«. Heute ist das völlig normal.
(5) Die Gelegenheiten, sich zwanglos, unter Alltagsbedingungen und ohne Erwartungsdruck kennenzulernen, nehmen ab. Heute trifft man sich in Muße noch gelegentlich bei der Arbeit oder beim Gassi-Gehen mit dem Hund, aber immer seltener in Vereinen, in der Nachbarschaft im Kaufladen, in der Kirche oder bei Familientreffen. Stattdessen haben Jugendliche heute 500 Facebook-Kontakte. Wie persönlich und tiefgehend sind diese Kontakte wirklich?
(6) Die Erwartungen an den Traummann oder die Traumfrau und das persönliche Glück werden durch die Darstellung in den Medien lebensfremder. Die Kluft zwischen dem Alltag *vor* dem Fernseher und *im* Fernsehprogramm wird immer größer. Das fördert Unzufriedenheit und Trennungsfantasien.
(7) Die Verwirklichung bzw. das Ausleben der eigenen Persönlichkeit steht zunehmend im Zentrum der eigenen Lebensplanung. Eine Partnerschaft verlangt Kompromisse. Das wird von manchen als zu große Einschränkung erlebt. Daher scheinen sich auch junge Erwachsene zunehmend später fest zu binden. Beziehungen müssen aber geübt werden.
(8) Die Bereitschaft, auch längerfristig mehr zu geben als zu bekommen, nimmt ab. Das betrifft nicht nur Partnerschaften, sondern unsere gesamten Sozialversicherungssysteme. Jede Gemeinschaft (und damit auch die kleinste Einheit, das Paar) lebt aber davon, dass man »aus Liebe« mehr gibt als man bekommt. Die Frage lautet immer öfter: »Was habe *ich* denn davon?«

(9) Möglicherweise sind wir insgesamt weniger duldsam bzw. ungeduldiger geworden. Für eine Partnerschaft zu kämpfen ist langwierig, anstrengend und ermüdend. In einer Zeit, in der überall schnelle Erfolge erwartet werden und Wegwerf-Artikel unseren Alltag prägen, »wirft« man vielleicht auch eine schwierige Beziehung schneller weg.

(10) Der Leistungsdruck im Beruf und in der Freizeit nimmt zu. Romantische Stunden brauchen Muße und einen gewissen Vorlauf. Liebe und Sexualität (und schon gar Orgasmen) gehen nicht auf Knopfdruck. Manche Darstellungen in den Medien können durchaus zu diesem Leistungsdruck beitragen.

(11) Und zuletzt: Wie wirkt sich die unbegrenzte Verfügbarkeit pornografischen Materials im Internet auf unsere Sexualität in der Partnerschaft aus?

Der Anspruch dieses Buches ist, zu diesen Tendenzen Stellung zu beziehen und vielleicht hier und da etwas entgegenzusetzen. Im Bilde gesprochen: Unser modernes Leben erhöht die Fliehkräfte und unsere Partnerschaften drohen »auseinanderzufliegen«. Das Gegenteil dieser Fliehkräfte wäre dann, die Bindungskräfte des Paares zu stärken. Dieses Motiv wird uns durch das Buch begleiten. Denn trotz dieser Entwicklung ist der Wunsch nach einer guten Beziehung unverändert stark (Schmidt & v. Stritzky, 2004): Fast 90 Prozent der Menschen wünscht sich eine stabile Partnerschaft! Leider haben wir kein Wundermittel und schon gar keines, das schnell wirkt. Aber wir haben einige Hintergründe zum Thema »Partnerschaft« zusammengetragen und werden uns auch nicht scheuen, einige konkrete Anregungen aus der Perspektive des Schematherapie-Modells zu geben. Die Schematherapie ist eine Weiterentwicklung der Verhaltenstherapie und keinesfalls etwas Schematisches. Im Gegenteil: Es gibt zwar einen allgemeinen Rahmen (den wir in diesem Buch darstellen). Aber:

Eine gelungene Beziehung entwickelt sich immer zwischen zwei individuellen Menschen, die guten Willens sind. Und diesen guten Willen wollen wir fördern.

Die Schematherapie findet derzeit weltweit und besonders auch in Deutschland unter Therapierenden großes Interesse. Das Modell und die Beziehungsgestaltung sind aus den emotionalen Grundbedürfnissen von uns Menschen abgeleitet und orientieren sich stark an gelungenen Eltern-Kind-Beziehungen. Diese Erkenntnisse lassen sich auch auf andere Beziehungen, insbesondere Paarbeziehungen, übertragen. Letztlich lebt in uns zeitlebens ein kindhafter Teil weiter. Und der ist für eine gelungene emotionale Beziehung sehr wichtig.

An dieser Stelle möchten wir Ihnen, liebe Lesesende, Susanne und Peter vorstellen, die uns durch dieses Buch begleiten werden. Am Beispiel der beiden werden wir typische Konflikte und mögliche Lösungen kennenlernen.

Beispiel

Susanne ist 38 Jahre alt und arbeitet als Verwaltungsangestellte. Sie kommt aus einem Elternhaus, in dem es oft Streit gab. Der Vater trank zu viel, und wenn er nach Hause kam, schrie er oft herum und beschimpfte die Mutter, aber auch Susanne und ihren kleinen Bruder. Das hat Susanne stark belastet und Spuren in ihr hinterlassen. Die Mutter arbeitete halbtags als Verkäuferin und war oft traurig. Heute weiß Susanne, dass die Mutter an Depressionen litt. Susanne versuchte, eine gute Tochter zu sein, um die Mutter nicht zusätzlich zu belasten. Sie half im Haushalt und versorgte den kleinen Bruder. Susanne hat gelernt, eigene Bedürfnisse zurück zu stecken und sich für andere aufzuopfern. Wenn der Vater nicht betrunken war, war er eigentlich ein ganz gutmütiger Mann, spielte manchmal mit Susanne und las ihr Geschichten vor. Das waren die besten Momente in Susannes Kindheit. Als Susanne etwa 14 Jahre alt war, erzählte ihr die Mutter, dass der Vater sie immer wieder betrog und dass man Männern nicht trauen könne. Das hat ihr Verhältnis zum Vater schlagartig zerstört und sie begann, ihm heftig vorzuwerfen, dass er an den Depressionen der Mutter schuld sei.

Als Susanne Peter kennenlernte, war sie sehr froh, aus ihrem Elternhaus fortzukommen, und zog bald mit ihm zusammen. Sie hatte früher schon mal Freunde, aber der Vater wurde sehr eifersüchtig, wenn er davon erfuhr. Peter war Susannes erste große Liebe. Sie mochte an Peter seine ruhige Art. Er war ihr »Fels in der Brandung«. Am Anfang der Beziehung ging es ihnen sehr gut miteinander. Sie hatten etwas Geld angespart und bekamen dann auch zwei Kinder. In dieser Zeit hörte Susanne auf zu arbeiten, aber da fiel ihr schon etwas die Decke auf den Kopf. Inzwischen arbeitet sie wieder halbtags und das tut ihr gut. So bleibt noch genug Zeit für andere schöne Dinge. Leider gibt es in letzter Zeit immer wieder Streit mit Peter, sodass sie manchmal Zweifel hat, ob er wirklich der Richtige für sie ist. Es gibt ja auch noch andere Männer, z. B. den neuen Kollegen bei der Arbeit …

Peter ist 42 Jahre alt und arbeitet in einer Bank. Sein Vater war selbstständig, daher »musste« seine Mutter nicht arbeiten. Er war ein Einzelkind und der ganze Lebensinhalt der Mutter. Aus ihm sollte mal etwas werden. Daher hielt sie ihn unerbittlich zu seinen Hausaufgaben an und bestrafte ihn, wenn er keine sehr guten Noten nach Hause brachte. Er durfte nicht spielen gehen, bevor er alles fehlerfrei konnte. Dadurch wurde sein Selbstbewusstsein untergraben und er entwickelte das Gefühl, für seine Mutter eigentlich nie gut genug zu sein. Vom Vater hat er nicht viel mitbekommen. Der brachte vor allem das Geld nach Hause, damit es der Familie gut ging. Peter hatte vor Susanne noch andere Freundinnen. Da er schüchtern und unsicher war, trennten sich die Mädchen bald wieder von ihm. Peter war von Susannes Temperament und Leidenschaft fasziniert, auch sexuell. Dass Susanne auch hier die Initiative ergriffen hatte, entlastete ihn enorm, da er sich nicht unter »Leistungsdruck« fühlte.

Eigentlich war in Peters Leben alles in Ordnung und er war glücklich mit Susanne. Aber in letzter Zeit geht sie ihm immer öfter auf die Nerven. Sie verhält sich anklammernd und will dauernd »Spaß« mit ihm haben, wenn er müde von der Arbeit nach Hause kommt. Sie ist in ihrem Halbtagsjob nicht so ausgelastet wie er. Er braucht dann einfach erst mal eine Pause, um abzuschalten. In den letzten Monaten hat er es tatsächlich gar nicht so eilig, nach Hause zu kommen und arbeitet lieber in Ruhe seine Sachen zu Ende. Immerhin hat ihm sein Chef wegen seiner guten Leistungen eine Beförderung in Aussicht gestellt. Das Geld könnten sie für ihre Doppelhaushälfte gut brauchen, die sie sich kaufen wollen, damit beide Kinder ein eigenes Zimmer bekommen können. Aber ob er das jetzt noch so will? Am schlimmsten findet er, dass Susanne immer öfter schon ganz schön angetrunken ist, wenn er nach Hause kommt und dann gibt es schlimme Szenen. Darauf hat er gar keine Lust und verkriecht sich dann lieber hinter seinem Computer. Außerdem nervt ihn, dass sie immer wieder von diesem neuen Kollegen erzählt und dabei so blöd grinst …

Also eigentlich ein ganz normales Paar in der Krise. Mal sehen, was wir für die beiden tun können. Bevor wir zu den praktischen Anregungen kommen, wollen wir erst einmal eine Reise durch die Tiefen der Paardynamik machen. Wir beginnen mit den biologischen Grundlagen. Da gibt es inzwischen ein paar ganz interessante Erkenntnisse, auch über Paare. Dann wollen wir uns das schematherapeutische Modell über uns Menschen anschauen und wie das auf Paare bezogen werden kann. Danach tragen wir noch kurz zusammen, was die Wissenschaft über glückliche und unglückliche Paare herausgefunden hat. Dann aber geht es richtig zur Sache und es gibt jede Menge Anregungen, wie man mit Krisen umgehen kann und was Paare sonst noch füreinander tun können. Um es gleich vorweg zu nehmen: Eine gelungene Partnerschaft ist weniger eine Frage der richtigen Partnerwahl, als vielmehr die Frage der richtigen Einstellung zueinander. Also mehr Kunst als Glück. Erich Fromm (1956) hat das in seinem Buch »Die Kunst des Liebens« schon ganz gut auf den Punkt gebracht. Mit unserem Buch wollen wir dem Glück etwas auf die Sprünge helfen.

1 Biologische Grundlagen

1.1 Niemand ist eine Insel. Die biologischen Grundlagen unserer Beziehungen

Es ist offensichtlich, dass Beziehungen für uns Menschen wichtig sind. Das ist übrigens weniger eine Frage unserer persönlichen Einstellung als vielmehr unserer Veranlagung. Hinter unseren romantischen Gefühlen stecken ganz unromantische Körperprozesse. Wir sind biologisch auf Bindung hin angelegt. Bindung ist ein zugegebenermaßen etwas schlichtes Wort für viele Phänomene, die man allgemein »Liebe« nennt. Es hat (und hatte schon immer) handfeste Vorteile im Überlebenskampf, wenn man sich in Gruppen zusammenschließt. Das gilt besonders für die Gattung Mensch. Wenn wir auf die Welt kommen, können wir lange Zeit nicht aus eigener Kraft überleben. Das ist bei den meisten Tieren anders. Menschen sind in diesem Sinne »Frühgeburten« und auf eine »soziale Gebärmutter« angewiesen. Das ist die Gruppe, besonders natürlich die engsten Angehörigen. Die Natur hat also dafür gesorgt, dass es zwischen den Neugeborenen und den Eltern eine biologisch angelegte Tendenz zur Verbindung gibt. Die dafür verantwortlichen Hirnstrukturen nennt man das Bindungssystem. Wir suchen Bindung – ob wir wollen oder nicht! Trennt man junge Hunde von ihren Müttern, jaulen sie, als ob sie körperliche Schmerzen hätten. Werden Menschen aus einem gemeinsamen Spiel ausgeschlossen, wird das Schmerzsystem im Gehirn genauso wie bei körperlichem Schmerz aktiviert. Obwohl die deutsche Sprache durchaus nicht arm an Worten ist, benutzen wir für seelischen und körperlichen Schmerz dasselbe Wort. Eben weil es sich ganz ähnlich anfühlt. Das hat die Natur sehr geschickt gemacht, wenn man das einmal so ausdrücken möchte: dass sich Mütter und Väter unbewusst zu ihren kleinen Schreihälsen hingezogen fühlen und sie ganz nebenbei auch noch für die süßesten Babys der Welt halten, was Außenstehende nicht immer nachvollziehen können. Aber mit einem liebevollen Blick betrachtet ist alles schön.

Bindungsfähigkeit. Dasselbe Gefühl haben wir später wieder, wenn wir uns verlieben. Auch das entbehrt manchmal jeder vernünftigen Grundlage. Fühlt sich aber trotzdem toll an. Ist es ein Zufall, dass das »Geturtel« zwischen Verliebten, dem zwischen Eltern und Säuglingen so ähnelt? Was spricht uns denn im Gegenüber emotional am meisten an? Wenn er oder sie sich verletzbar und offen zeigt! Das aktiviert unser Bindungssystem in Form von Beschützer- oder Bemutterungsinstinkten. Diese Fähigkeit, die Eltern emotional für sich einzunehmen und dadurch an sich zu binden, geht übrigens von den Säuglingen aus, indem sie immer wieder den Blick der Eltern suchen. Das Bindungssystem der anderen Person auszulösen ist überlebenswichtig: Tatsächlich sterben Alleinstehende früher als Menschen in einer Partnerschaft.

Bindung fördert die Gesundheit!

Zugegeben: Das klingt etwas unromantisch. Anderseits lüftet es aber auch ein Geheimnis einer guten Beziehung: Wenn wir in einer reiferen Partnerschaft (das klingt doch besser als »alte« Partnerschaft, oder?) wieder warme und liebevolle Gefühle für den Partner oder die Partnerin haben wollen, kann man etwas dafür tun. Wir dürfen nicht hinter unseren Alltagsgefühlen verschwinden und resigniert den Alltag erdulden oder gar emotional verhärten, sondern müssen uns gegenseitig wieder unsere verletzbare Seite zeigen. Wir müssen uns berühren lassen und dankbar zeigen für die Zuwendung der anderen Person. Seelisch und körperlich berühren. Das ist keine große Sache. Man muss sich nur innerlich einen kleinen Schubs geben und offen auf die andere Person zugehen. Eben bereit sein, den ersten Schritt zu machen. Das können wir von den Säuglingen lernen, die ihre Eltern mit großen Augen dankbar anschauen. Verliebte und Eltern-Kind-Paare sind maximal aufeinander bezogen, schauen sich oft tief und offen in die Augen und »spiegeln« sich in ihrem Erleben. Das schafft maximale Bindung.

Nähe entsteht, wenn Verletzbarkeit mit Zuwendung beantwortet wird.

Dieses »Spiegeln« hat noch eine weitere Funktion über das Schaffen von Bindung hinaus: Es stimuliert die Entwicklung des Gehirns des Säuglings. Man kann in unserem Gehirn verschiedene Systeme unterscheiden, die biologisch angelegt sind und von Geburt an funktionieren. Dazu gehört das Bindungssystem, aber auch andere wichtige Systeme wie das Belohnungs- oder das Angstsystem. Diese Systeme haben ihre Zentren in der Tiefe des Gehirns und arbeiten mehr oder weniger gefühlsgesteuert und automatisch. Sind sie aktiviert, wirken sie auf uns mit einem fast zwingenden Charakter, z. B. bei Ängsten oder Süchten. Diese Systeme haben wir mit den anderen Säugetieren gemeinsam.

Darüber wölbt sich bei Menschen die Hirnrinde bis hin zum Stirnhirn. Die Funktion der Hirnrinde entwickelt sich abhängig davon, wie sie benutzt wird. Dadurch werden wir für die Einflüsse unserer Umgebung offen und prägbar. Die Ausreifung dauert sehr lange, etwa bis zum 21. Lebensjahr. Daher ist auch der Einfluss der Eltern (und später der Freunde) auf unsere Entwicklung viel größer als bei Tieren. Unsere Beziehungsentwicklung setzt sich zusammen aus der Wechselwirkung zwischen der biologischen Grundlage (z. B. dem Bindungssystem) und den frühen Erfahrungen (z. B. der Spiegelung durch die Eltern).

Mentalisierungsfähigkeit. Vermutlich besteht ein entscheidender Entwicklungsvorteil der Gattung Mensch darin, dass uns der Aufbau unseres Gehirns erlaubt, auf die Welt nicht nur gefühlsgesteuert zu reagieren, sondern sie auch in unseren Gedanken abzubilden. Wir können sogar fühlen und denken, was andere Menschen fühlen und denken. Wenn wir sehen, wie einem geliebten Menschen Schmerz zugefügt wird, tut das fast genauso weh, als wären wir diesem Schmerz selbst ausgesetzt. Es sind in uns tatsächlich auch die gleichen Hirnregionen aktiv. Diese Fähigkeit, Erleben mitzufühlen und dafür Worte zu finden, nennt man »mentalisieren«. Es verbindet uns miteinander. Dadurch entsteht eine innere Parallelwelt zur Außenwelt.

Tatsächlich dient der Großteil unseres Gehirns dazu, die Umwelt in uns abzubilden und uns dadurch mit den anderen Menschen verbinden zu können. Dies ist die Grundlage für eine differenzierte Gruppenbildung mit einer geteilten Erlebniswelt, was vermutlich der entscheidende Vorteil der Menschen gegenüber den Affen war. Das ermöglichte uns, auch in der Savanne zu überleben, wo ein einzelner Mensch rasch die Beute von Raubtieren wurde. Man spricht daher vom »sozialen Gehirn« (social brain) des Menschen. Man kann in seinem Gehirn ca. 145 Menschen sicher auseinanderhalten (Dunbar, 1998). Diese Fähigkeit begrenzt die Größe der Gruppen, die wir bilden können. Das war etwa die Größe eines Stammes in der Urzeit. Wurde die Gruppe größer, wurde sie geteilt. Die gemeinsame Innenwelt, die Erlebnisse, die Mythen und Sagen, die Regeln und der Glauben verbinden die Menschen. Man fühlt sich zusammengehörig. Das geht über die Blutsbande hinaus. Es ist eine gemeinsam geschaffene Innenwelt, die die Menschen miteinander verbindet.

Bedeutung von Sprache. Wenn sich unsere Innenwelten zu sehr voneinander unterscheiden, ist das die Grundlage der Konflikte zwischen uns. Jeder sieht dann die Welt durch die eigene Brille und hält diese für normal und richtig. Man kann sich oft gar nicht vorstellen, dass ein anderer Mensch mit der gleichen Selbstverständlichkeit die Welt ganz anders sehen kann. Das passiert aber, wenn verschiedene Gruppen (oder gar Kulturen) aufeinanderstoßen. Dann müssen die Innenwelten miteinander »synchronisiert« werden. Die Brillen müssen ausgetauscht werden. Das geschieht durch Begegnung und Austausch in der Gruppe. Nicht umsonst bezeichnet Dunbar (1998) im Titel seines grundlegenden Buches »Kuscheln« und »Tratschen« als Grundlage der Entwicklung unserer Sprache und damit unseres Sozialsystems. Unsere Sprache ist das Ergebnis und der Ausdruck unseres Austauschs mit der Welt. Wir bringen beim Bilden von Worten unser Erleben in eine Form, die andere Menschen verstehen können. Das nennt man »Symbolisierung«. Das Wort »Mutter« z. B. löst im Zuhörenden ein ganz komplexes inneres Erleben aus, das weit über das schlichte Wort hinausgeht. Jeder kann sich unter »Mutter« etwas vorstellen. Auch wenn sich das Erleben im Detail deutlich unterscheiden mag, gibt es einen Kern, der bei allen Menschen ähnlich ist. Das erleichtert uns das Verstehen untereinander. Der direkte Austausch von Gefühlen, z. B. durch Laute oder Mimik, ist zwar unmittelbarer, der Austausch über Sprache ist aber genauer und damit zuverlässiger. Worte können z. B. für Verträge aufgeschrieben werden. Damit verleiht die Sprache vorübergehenden Gefühlen Dauer. Das ist eine wichtige Grundlage für eine soziale Gemeinschaft. Versprechen können eingeklagt werden. Man muss nur aufpassen, dass beide von derselben Sache reden. Es ist eine Aufgabe in einer Partnerschaft, eine solche gemeinsame Sprache zu entwickeln. In Kapitel 4 werden wir daher darauf eingehen, wie das Miteinander-Sprechen besser gelingen kann. Beziehungen werden von Gefühlen belebt, aber durch verlässliche Absprachen erhalten. Durch Miteinander-Reden bauen wir unsere gemeinsame Paarwelt auf.

1.2 Falsch verbunden? Wie uns frühe Erfahrungen prägen

Wie wählen wir denn nun unsere Partner und Partnerinnen aus? Ob uns ein Mensch sympathisch ist oder nicht, entscheiden wir nicht bewusst. Es gibt den sogenannten »7-Sekunden-Blick«, mit dem unser emotionales Gehirn darüber entscheidet, wen wir mögen. Aber auf welcher Grundlage? Aufgrund dessen, was sich mit den frühen Beziehungserfahrungen eingeprägt hat, bilden wir ein sogenanntes »inneres Arbeitsmodell«, wie Beziehungen zu funktionieren scheinen (Fremmer-Brombik, 1995). Kurz: Man mag, was man kennt.

Beispiel

Viele Menschen bevorzugen zeitlebens die Salatsauce, die »Muttern« gemacht hat: in Norddeutschland süß, im Süden sauer.

Diese Tendenz, sich von dem angezogen zu fühlen, was einem vertraut ist, nennt man »Beziehungschemie« (Young & Klosko, 2006), so wie sich chemische Moleküle passend zu dem, wie sie sind, verbinden wollen. Es ist also kein Zufall, dass die späteren Ehepartner oder -partnerinnen nicht selten dem Elternteil ähneln, der für einen emotional bedeutend war – im Guten wie im Schlechten. Das ist nicht unbedingt vernünftig und kann der Grund sein, warum manche Frauen immer wieder an Alkoholiker oder sie schlagende Partner geraten (statistisch ist das die häufigere Kombination als umgekehrt). Und manche von einem »starken Menschen« an ihrer Seite träumen, um diesen dann doch wieder dominieren zu wollen.

Bindungsstil. Die »Prägung« auf bestimmte Persönlichkeitstypen erfolgt früh. Da scheinen wir uns nicht grundsätzlich von den Graugänsen, die Konrad Lorenz beforschte, zu unterscheiden (Lorenz, 1965). Das Bindungsverhalten stellt eine Reaktion auf die erlebte Bindungssicherheit bzw. frühe Trennungen dar. Dieser sogenannte Bindungsstil wird im ersten Lebensjahr angelegt und bleibt dann ein Leben lang stabil. Es sei denn, es wird daran gearbeitet. Prägenden Kindheitserfahrungen ist man glücklicherweise nicht bedingungslos ausgeliefert.

Wenn in engen Beziehungen intensive positive Gefühle aktiviert werden, können die Wunden schlechter Beziehungserfahrungen heilen.

Das ist eine gute Nachricht! Es gibt also einen »zweiten Bildungsweg« für Beziehungsgeschädigte. Das kann beispielsweise eine gelingende Liebesbeziehung sein. Dazu wollen wir mit diesem Buch beitragen.

Unser Buch basiert auf dem Ansatz der sogenannten Schematherapie, der in den 1990er Jahren von Jeffrey Young in den USA entwickelt wurde (Young & Klosko, 2006). Wer sich diesbezüglich einlesen möchte, sei auf die Bücher von Jacob et al. (2017) und Roediger (2015) im Literaturverzeichnis verwiesen. Auch Young geht davon aus, dass die frühen Beziehungserfahrungen Menschen für ihr ganzes Leben prägen.

Wenn Menschen manchmal Bindung bekamen und dann wieder nicht, scheinen sie sich später eher ängstlich anzuklammern. Sie setzen auf Bindung und tun (fast) alles dafür. Sie sind bereit, sich unterzuordnen und für »Liebe viel zu leisten«. Sie sind perfekte Krankenpflegekräfte, Sozialarbeiterinnen oder Sekretäre, aber auch in anderen Berufen als »dienstbare Geister« gerne gesehen. Man könnte sagen: Sie sind »übersozialisiert«. Der Preis kann später sein, dass sie sich abhängig fühlen, nicht genug wertgeschätzt und irgendwann ausgebrannt und erschöpft-depressiv oder verbittert werden. Für das Bindungsbedürfnis vernachlässigen sie das andere zentrale emotionale Grundbedürfnis nach Selbstbehauptung bzw. Autonomie und Kontrolle. Auch viele von psychisch bedingten Schmerzen Betroffene haben diese Struktur.

Für ein zufriedenes Leben sollten die beiden Grundbedürfnisse nach Bindung und Selbstbehauptung (bzw. Autonomie und Kontrolle) möglichst ausgewogen erfüllt sein.

Ziel einer Schematherapie ist daher, Menschen zu helfen, diese beiden wichtigsten Grundbedürfnisse wieder möglichst optimal befriedigen zu können. Sowohl in sich selbst als auch im Miteinander. Das Ziel einer guten Partnerschaft ist letztlich das gleiche. Wenn sich Menschen der Zuwendung ihrer Bezugspersonen nicht sicher sein konnten, neigen sie dazu, aktiv auf sich aufmerksam zu machen und sich der Bindung immer wieder zu versichern. Sie zeigen dann ein anklammerndes Verhalten und trauen sich nicht, autonom zu werden. Man spricht dann von einer *unsicher-verstrickten* oder *ambivalenten Bindung*. Wenn Menschen über weite Strecken ganz sich selbst überlassen wurden, fehlt ihnen die positive Bindungserfahrung. Bindung ist wichtig, aber nicht alles. Wenn diese Menschen die Möglichkeit hatten, Dinge auszuprobieren, konnten sie wenigstens ein Kontrollgefühl entwickeln. Sie sind autonom, wissen sich in allen Lebenslagen zu helfen und brauchen eigentlich niemanden. Ihr Hobbykeller ist perfekt eingerichtet und sie lesen immer »Stiftung Warentest«, damit sie die besten Winterreifen kaufen. Dabei bleibt das Bindungsbedürfnis natürlich auf der Strecke. Diese Menschen haben dann eine sogenannte *unsicher-vermeidende Bindung*. Die innere Vereinsamung kann depressiv machen.

Unvorhersehbar wechselndes Verhalten der Bezugspersonen scheint sich am schlimmsten auszuwirken. Dies kann z. B. für Kinder von Süchtigen zutreffen. Im betrunkenen Zustand werden die Eltern plötzlich sentimental und holen das schlafende Kind aus dem Bett. Bei schlechter Laune gibt's dann unvermittelt Prügel. Nähe war überflutend oder führte zu Verletzungen. Auch später können sich die Betroffenen kaum binden, ohne Angst vor Verletzung zu haben. Sie durften aber auch nicht wirklich selbstständig werden und so Kontrolle erleben. Sie können also kaum etwas anderes tun, als sich mehr oder weniger passiv in sich zurückzuziehen, wenn sie nicht zwischen ängstigender Annäherung und enttäuschtem Rückzug hin und her kippen wollen. Das nennt man eine *desorganisierte Bindung* mit nicht aufgelöstem traumatischem Erleben. Die Betroffenen tun sich in Beziehungen natürlich schwer und sind als Gegenüber auch nicht leicht zu handhaben.

1.3 The first cut is the deepest. Das Gehirn vergisst nichts!

Schema. Wir haben gesehen, wie sich die frühen Beziehungserfahrungen in das sich entwickelnde Gehirn einprägen. Kleinkinder sind Wachs in den Händen ihrer Eltern – und umgekehrt. Besonders intensive und häufig wiederholte Erlebnisse beeinflussen die Verknüpfung unserer Nervenzellen. Das ist die Grundlage für unser Gedächtnis. Im Guten wie im Schlechten. Dazu gehören auch körperliche Gefühle, für die wir keine Worte haben. Im Modell der Schematherapie nennt man diese »Abdrücke« ein Schema.

Definition

Ein **Schema** ist ein komplexes Erlebensmuster (sozusagen ein kleiner »Videoclip«), das bereits in der frühen Kindheit in belastenden Situationen angelegt wurde.

Schemata stehen zwar im Hintergrund, steuern aber unsere Wahrnehmungen und unser Erleben. Unbewusst sehen wir die Welt durch unsere alte Brille. Wir gehen nicht unbefangen in eine Situation hinein, sondern unsere Schemata wirken wie ein »Autopilot«, der uns ohne unser Zutun eine fertige Lösung aus der Vergangenheit anbietet. Das ist in vielen Lebenssituationen äußerst hilfreich. So kann das spontane Zurückschrecken vor einer Schlange lebensrettend sein. Auch dass wir unsere Schnürsenkel buchstäblich »im Schlaf« binden können, ist im Alltag sehr entlastend. Es gibt also viele hilfreiche Schemata. Ist ein Schema aber erst einmal gebildet, ist es nicht so leicht zu ändern. Das weiß jeder, der sich einmal beim Klavier- oder Tennisspielen eine falsche Technik angewöhnt hat. Das sitzt ganz schön tief drin. Genau da liegt das Problem. Wenn wir nicht aufpassen, belasten wir mit unseren schlechten Erfahrungen aus der Vergangenheit unser ganzes Leben. Dann sitzen wir in einer alten Lebensfalle fest. Denn wenn wir im Grunde in emotional belastenden Situationen heute noch genauso reagieren wie damals als Kind, gibt das natürlich Probleme. Die anderen sind ja nicht die Menschen von damals und können unser Verhalten nicht verstehen! Schlimmer noch: Wir drücken aus dieser Perspektive unseren Mitmenschen unsere Erwartungen wie eine Maske auf. Damit können die Menschen heute natürlich nichts anfangen und reagieren mit Unverständnis oder sogar Ärger. Das wiederum verstärkt unsere schlechten Gefühle und es entsteht ein Teufelskreis, aus dem wir (scheinbar) nicht herauskommen können.

- Wer als Kind oft alleingelassen wurde, erwartet das unbewusst in der aktuellen Beziehung wieder.
- Wer als Kind gegängelt wurde, reagiert übersensibel auf gute Ratschläge.
- Wer von seinen Brüdern übers Ohr gehauen wurde, ist bei jeder Absprache oder jedem Geschäft übertrieben misstrauisch.

Beispiel

Dazu ein Beispiel: Sie fahren mit Ihrer Partnerin oder Ihrem Partner auf der Autobahn. Vor Ihnen blockiert ein Sonntagsfahrer die linke Spur. Sie fahren diskret auf und setzen den Blinker. Nichts passiert. Sie betätigen die Lichthupe. Keine Reaktion. Nach einer Minute setzen Sie an, rechts zu überholen. Daraufhin sagt Ihre Partnerin oder Ihr Partner auf dem Beifahrersitz: »Mensch, was soll der Quatsch, wir haben doch Zeit! Wenn du so fährst, machst du mir Angst!« Sie möchten zu einer Rechtfertigung ansetzen: »Aber der ist doch selbst schuld! Warum fährt der denn wie eine Schnecke?!« Da Sie inzwischen dieses Buch gelesen haben, halten Sie inne und denken: Eigentlich hat meine Frau oder mein Mann ja Recht. Wir haben ja wirklich Zeit. Zu dumm mit diesen Lebensfallen! Und dann beginnen Sie darüber nachzudenken, warum Sie in einer solchen Situation so aggressiv werden und Ihre Partnerin oder Ihr Partner nicht. Letztlich, weil Sie vermutlich ein Zurücksetzungsschema aus Ihrer Kindheit kompensieren (d. h. bekämpfen) und sich um keinen Preis »ausbremsen« lassen wollen.

Kindmodus. Wenn wir als Erwachsene in ähnliche Situationen kommen wie damals in der Kindheit, werden die alten Schemata wie Knöpfe gedrückt. Wir haben dann wieder die gleichen schlechten Gefühle wie damals und fühlen uns denen erst einmal hilflos ausgeliefert. Dann sind wir in einem sogenannten *Kindmodus.*

Wenn wir in einem Kindmodus sind, sehen wir die Welt gewissermaßen wieder mit Kinderaugen.

Beispiel

Wenn Susanne schreit, fühlt Peter eine ohnmächtige Wut in sich aufsteigen. Eigentlich möchte er ihr etwas entgegnen, aber sein Kopf fühlt sich plötzlich wie Watte an. Er kann keinen klaren Gedanken mehr fassen. Dann kann er nur noch in sein Zimmer flüchten. Er weiß nicht, dass Susanne auf seinen »Dominante-Mutter-Knopf« drückt.

Susanne wundert sich, warum sie plötzlich eine unerklärliche Panik bekommt, wenn Peter sich »endlich« einmal wehrt und sie anbrüllt, wenn sie ihn angreift. Sie ahnt ja nicht, dass er sie dann an den schlagenden Vater ihrer Kindheit erinnert.

Innerer-Kritiker-Modus. Gleichzeitig mit den alten Gefühlen hören wir auch wieder die alten Stimmen der Eltern oder anderer Bezugspersonen in unserem Kopf. Nicht nur unser Erleben als Kind, sondern auch die Kommentare und das Verhalten unserer Umwelt prägen sich in uns ein. Das nennt man im Schematherapiemodell einen *Innerer-Kritiker-Modus.* Diese verinnerlichten Sätze lösen Schemata von Verletzbarkeit, Unzulänglichkeit oder Verlassenheit aus. Das erzeugt Gefühle von Schmerz, Angst oder Wut. Diese Gefühle nennt man *basale Emotionen.* Mit diesen Gefühlen kommt jeder auf die Welt, die muss man nicht lernen.

Wenn Schemata aktiviert werden, kommen die basalen Emotionen eines Kindmodus hoch.

Dabei schwanken wir zwischen einem verletzbar-ängstlich-traurigen und einem angespannt-genervt-ärgerlichen Kindmodus. Manchmal sind auch beide Pole gleichzeitig aktiviert und wir empfinden z. B. ohnmächtige Wut. Wenn Sie einem Säugling den Schnuller aus dem Mund ziehen, können Sie beobachten, wie er zwischen diesen Gefühlen hin und her schwankt. Wenn später bei uns Schemata aktiviert werden, werden aber nicht nur die Grundemotionen aus der Kindheit aktiviert, sondern es springen auch unsere inneren Kritiker und Antreiber, also die »Stimmen im Kopf«, an (s. Abb. 1.1). Im Grunde erleiden wir dann *in* uns dieselbe Situation, die wir damals mit den äußeren Bezugspersonen hatten. Nur, dass wir jetzt Täter und Opfer in einer Person sind, da wir in Form der Inneren-Kritiker-Stimme einen »Täter« in unse-

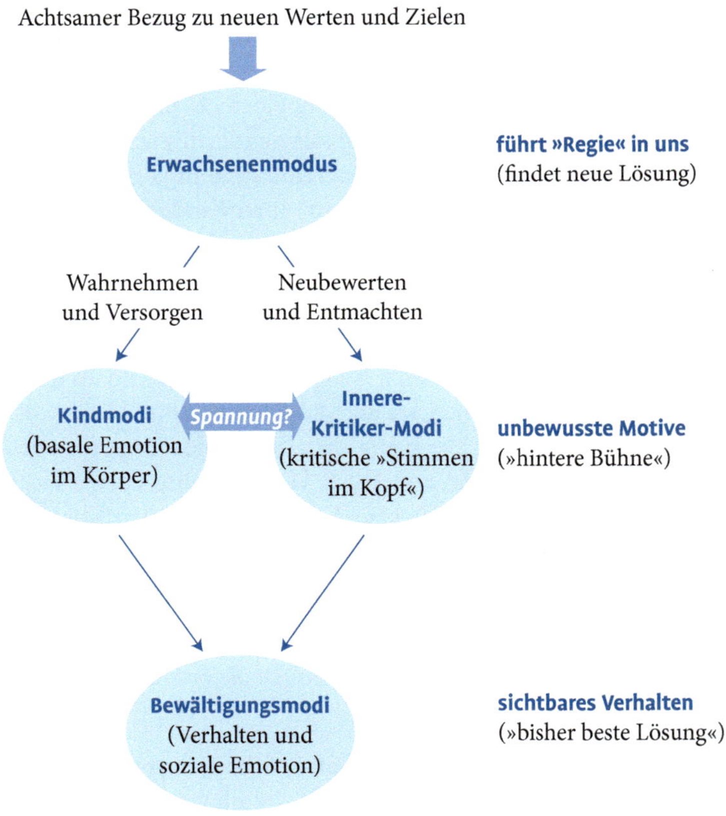

Abbildung 1.1 Einfaches Modusmodell

rem eigenen Kopf haben. Es geht dabei nicht darum, ob die Stimmen inhaltlich Recht haben. Es geht darum, dass sie sich ängstigend oder lähmend auf die emotionale (Kind-)Seite auswirken. Man möchte den Kritikerstimmen zurufen: Gut gemeint ist das Gegenteil von gut gemacht! Es geht nicht um die Absichten, es geht nur um den erzielten »toxischen« Effekt.

Innere Kritiker sind die Spuren und die verinnerlichten Botschaften früherer »Täter« in uns. Kindmodi und innere Kritiker bilden unsere Motive »hinter« unserem sichtbaren Verhalten, die uns oft unbewusst bleiben.

Beispiel

Peter fragt sich immer wieder, warum er sich so ohnmächtig-wütend fühlt, wenn Susanne ihn kritisiert. Eines Tages bemerkte er eine Stimme in seinem Kopf, die sagte: »Du hast sowieso keine Chance, egal, wie sehr du dich anstrengst.« Später fiel ihm ein, dass seine Mutter immer wieder gesagt hatte: »Du bist einfach zu blöd, du lernst es nie!« Dieser Satz hatte sich in sein Gedächtnis eingebrannt.

Susanne verstand lange nicht, warum sie sich so abgelehnt und schuldig fühlte, wenn Peter sich mit einem Kopfschütteln von ihr zurückzog. Irgendwann kam ihr in einer solchen Szene der Satz in den Sinn: »Musst du ihm auch immer auf die Nerven gehen!« Dabei tauchte plötzlich vor ihrem inneren Auge das Bild der Mutter auf, die depressiv auf der Couch liegend mit leidverzogener Miene stumm den Kopf schüttelte, wenn Susanne ihr erzählen wollte, dass sie wieder Streit mit ihrem kleinen Bruder hatte. Obwohl die Mutter gar nichts sagte, blieb dieser unausgesprochene Satz in ihr hängen.

Bewältigungsmodus. Die übernommenen Bewertungen belasten uns und wenn wir in einen Kindmodus rutschen, fühlen wir uns schlecht. Damit diese unangenehmen Gefühle nicht auftreten, entwickeln wir unbewusst ähnliche Verhaltensmuster wie bedrohte Tiere, nämlich Kämpfen, Flüchten oder Unterwerfen. Das sind die Bewältigungsreaktionen, die in uns biologisch angelegt sind und die wir bereits in der Kindheit eingesetzt haben, um emotional zu überleben. Das waren eben die damals besten Lösungen.

- *Kämpfen* ist der Ausdruck des Versuches, sich selbst zu behaupten und aktiv Kontrolle über eine Situation zu bekommen. Dazu muss man sich sicher genug fühlen. Kämpfen geht nicht ohne eine »gesunde« Wut im Bauch.
- *Unterwerfen* stellt den Versuch dar, durch das demonstrative Eingeständnis der Schwäche einer Verletzung zu entkommen und in der Gruppe bleiben zu dürfen. Das dient dem Bindungsbedürfnis. Wenn z. B. ein Hund seine Kehle zeigt, löst das im Sieger eine Beißhemmung aus. Bei Menschen funktioniert das leider nicht mehr ganz so zuverlässig, aber tendenziell schon noch.
- *Flüchten* gibt es in zwei Varianten:
  - *Wegrennen* als aktive Form der Vermeidung. Das entspricht bei Menschen der Tendenz, sich durch Aktivitäten abzulenken und zu beruhigen. Das nennt man in der Schematherapie daher *aktive Selbstberuhigung*. Das kann sogar selbstwertförderlich sein und Spaß machen.
  - *Erstarren* als passive Form der Vermeidung, wie das Kaninchen vor der Schlange. Das soll Unlust vermeiden und den Selbstwert schützen. Der Preis ist aber, dass man sich dabei kaum entwickeln kann. In der Schematherapie nennt man das den *distanzierten Selbstschutzmodus*. In diesem befinden sich viele Menschen, die wie eine Maschine nur noch dumpf funktionieren.

Als wir Kinder waren, hatten wir viel weniger Einfluss und Möglichkeiten als heute. Die damals erlernten Bewältigungsreaktionen waren die zu dieser Zeit beste Lösung. Seitdem haben wir in vielen Lebensbereichen dazugelernt. Wenn aber unsere Schemata aktiviert werden, fallen wir aus unserem aktuellen Lebenszusammenhang heraus. Es ist, als ob wir uns in einem alten Film wiederfinden. Daher wirkt das Verhalten dann von außen betrachtet manchmal »kindisch«. Aber wir haben das Gefühl, nicht anders handeln zu können. Wir selbst kommen aus diesem alten Film nur ganz schwer heraus. Deswegen sind die alten Bewältigungsreaktionen nicht mehr hilfreich bzw. »maladaptiv«.

Maladaptive Bewältigungsmodi sind Mixturen aus alten Schemata und wenig hilfreichen Bewältigungsreaktionen, die Neuerfahrungen verhindern. Diese Modi sind unsere Lebensfallen. Wir versuchen neue Probleme mit den Mitteln der Vergangenheit zu lösen und bleiben daher auch in dieser Vergangenheit gefangen. Und täglich grüßt das Murmeltier!

Was geschehen ist, lässt sich nicht mehr ändern. Aber wenn wir unsere Schemata kennen und unsere daraus resultierenden Modi erkennen, können wir aus den automatischen Bewältigungsreaktionen und damit aus unseren Lebensfallen aussteigen. Das ist die Aufgabe des sogenannten Erwachsenenmodus. Er führt Regie in unserem Lebensdrama. Wenn er seine Arbeit gut macht, können wir das alte Drehbuch umschreiben und ein (mehr oder weniger gutes) Happy End schaffen.

1.4 Warum klingelt es, wenn man auf einen Klingelknopf drückt? Der Auslöser ist nicht die Ursache!

Was ist der Unterschied zwischen einem Auslöser und einer Ursache? Die Frage scheint zunächst belanglos. Es geht hier aber nicht um Haarspalterei, sondern um eine ganz wichtige Falle, die uns unser Bewusstsein stellt. Lassen Sie uns diesen Zusammenhang am Beispiel der Funktion einer Klingel an einer Haustür genauer betrachten. Klar – unsere spontane Antwort ist: Natürlich, weil jemand auf den Klingelknopf drückt. Das ist ja auch zum Teil richtig. Wenn niemand auf den Knopf drückt, klingelt es auch nicht. Diese Person löst das Klingeln aus. Aber der Auslöser allein reicht nicht aus. Nur wenn im Haus eine funktionierende Klingelanlage installiert ist, kann es klingeln. Übertragen auf die Lebensfallen bedeutet das: Nur, wenn Schemata angelegt sind, können sie auch ausgelöst werden. Nur wenn der Autofahrer aus unserem Beispiel in seiner Kindheit eine »Sich-zurückgesetzt-fühlen-Schublade« angelegt hat, kann der vorausfahrende Fahrer diese auch auslösen. Die Auslöser bewirken zwar einen inneren Aktivierungszustand (Modus), aber sie sind nicht die eigentliche Ursache für die Reaktion (s. Abb. 1.2). Das sind die alten und immer noch aktuellen Schemata. Umgekehrt kann man auch sagen:

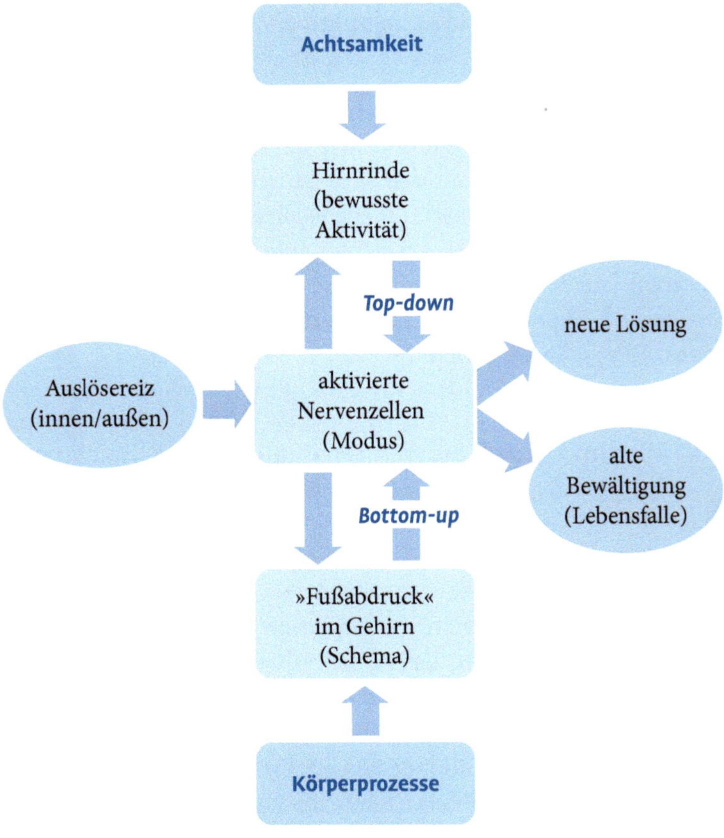

Abbildung 1.2 Modell der Handlungsregulation

Immer, wenn jemand »aus der Rolle fällt«, d. h. seine Reaktion auf eine soziale Situation übertrieben heftig oder überraschend passiv ausfällt, stecken vermutlich in der Kindheit angelegte Schemata dahinter.

Solange wir uns unserer Schubladen nicht bewusst sind, neigen wir dazu, die Auslöser für die Ursache zu halten. Unser Bewusstsein zeigt uns nur die Oberfläche, nämlich unsere Modi. Die dahinterstehenden Schemata bleiben uns verborgen. Wir wollen dann den Auslöser beseitigen und gehen in eine automatische Bewältigungsreaktion. In diesem Fall in einen *Kampf-Modus*. Wir wollen die Welt passend zu unseren Vorstellungen machen. Wir drücken anderen eine Maske auf. Wir sind dann gewissermaßen nicht mehr Herr der Lage. Wir handeln nicht erwachsen, sondern schemagesteuert. Wir sind dann nicht im Erwachsenenmodus, sondern es sind Kindmodi und innere Kritiker aktiviert und bewirken alte Bewältigungsmodi. Die Beifahrerin im obigen Beispiel macht das Gegenteil: Sie wird nicht von ihren Schubladen getrieben. Sie spürt zwar ihren wütenden Kindmodus, kann aber in den *Erwachsenenmodus* wechseln und die spontane Reaktion zurückhalten.

Im Erwachsenenmodus sitzen wir nicht in einer Lebensfalle fest, sondern können flexibel reagieren, indem wir das altbekannte Schema zwar bemerken, aber eine neue Bewältigungsreaktion ausprobieren. Der Erwachsenenmodus kann wählen!

Beim Aussteigen aus einer aggressiv gefärbten Schemaaktivierung muss der Erwachsenenmodus sozusagen »auf die Bremse treten«. Unser vegetatives Nervensystem hat nämlich zwei unterschiedliche »Grundeinstellungen« mit den entsprechenden Nervenbahnen:

(1) Den *Sympathikus*, der unseren Stoffwechsel auf »höchste Leistungsfähigkeit« stellt, um optimal kämpfen und flüchten zu können. Den brauchen wir für die *Selbstbehauptung*.
(2) Den *Parasympathikus* mit seinem Hauptnerv, dem Nervus Vagus, der den Sympathikus wieder herunter regulieren kann, um auf Verdauung, Regeneration und »Gemeinschaftsbildung« umzuschalten. Aus dieser Haltung sind wir offen für *Bindung*.

Tatsächlich spricht man von der sogenannten *Vagusbremse* (Peichl, 2007, S. 193–200), mit der der Parasympathikus die Aktivierung herunter reguliert, um sich wieder »einzukriegen«. Ursprünglich werden wir von unseren Eltern herunter reguliert und verinnerlichen später deren Modell. Diese Situation kann man auch bei erwachsenen Fußballspielern z. B. nach einem harten Foul noch beobachten. Bis unter die Haarspitzen voller Adrenalin (und natürlich auch Testosteron) gehen diese manchmal fast entgrenzt auf den Gegenspieler los. Die eigenen Mitspieler übernehmen dann die Funktion der Vagusbremse und halten ihren aufgebrachten Mannschaftskameraden vom Gegner fern, damit der Betreffende nicht vom Schiedsrichter wegen Unsportlichkeit vom Platz gestellt wird. Im normalen Zustand übernimmt diese Aufgabe unser *Erwachsenenmodus*.

Die Beifahrerin in unserem Beispiel spürt ihre Angst, kann diese aber ruhig ansprechen. Wenn sie dem Mann Vorwürfe gemacht oder ihn gar angeschrien hätte, wäre der Klingelknopf des Partners erneut gedrückt. Es wäre womöglich wegen dieser Kleinigkeit zu einem Streit zwischen den beiden gekommen. Sie weiß aber um ihre eigenen Schubladen und um die des Partners. Dieses Wissen hilft, selbst aus der Schublade auszusteigen. Sie hilft sogar dem Partner aus dessen Schublade heraus. Das ist das Ideal einer guten Partnerschaft: die Lebensfallen der anderen Person zu kennen und ihr herauszuhelfen.

So ähnlich muss das in der Urzeit auch einmal angefangen haben. Entwicklungsgeschichtlich ist das mit dem Sympathikus verbundene Selbstbehauptungssystem wohl älter. Als sich unsere Vorfahren auf der Suche nach Nahrung vom Dschungel in die Savanne vorwagen mussten, wären sie allein rasch Opfer stärkerer Raubtiere geworden. Einige von ihnen lernten, ihre Selbstbehauptung zurückzustellen und Gruppen zu bilden, also auf »Bindung« zu setzen. Das gemeinsame Essen und Kuscheln unter Parasympathikus-Einfluss förderten diese Gruppenbildung. Es überlebten also vermutlich bevorzugt diejenigen, die diese Fähigkeit entwickelt hatten. Die Vagusbremse ist sozusagen die Grundlage unserer sozialen Kultur. Dass das auch heute noch so läuft, zeigt das folgende Beispiel – mal wieder vom Autofahren:

Beispiel

Peter und Susanne fahren auf der Autobahn. Der Verkehr wird dichter. Peter versucht, durch häufige Spurwechsel etwas »Boden gutzumachen«. Er ist im vom Sympathikus aktivierten Kampfmodus. Köpfe werden geschüttelt, »Vögel« gezeigt, es wird aufgefahren und lichtgehupt. Plötzlich steht der Verkehr. Es geht gar nichts mehr – zwei Minuten, zehn Minuten. Plötzlich kippt die Stimmung. Man schaut sich verlegen an, zuckt die Schultern. Ein zaghaftes Lächeln. Die ersten steigen aus, um zu schauen, was los ist. Man kommt ins Gespräch. Plötzlich ist aus den Einzelkämpfern eine solidarische Notgemeinschaft geworden.

So ähnlich dürfte sich das im großen Stil vor ein paar zehntausend Jahren auch abgespielt haben. Ab einem gewissen Punkt übernimmt der Vagus die Herrschaft, der Körper schaltet um, die Spannung und der Blutdruck sinken, man nähert sich an. Das biologisch angelegte »Kriegsbeil« wird begraben und wir schalten auf »Team Building« um. Solange ich nichts von meinen Schubladen weiß, werde ich geneigt sein, meine inneren Ursachen auf die Auslöser zu schieben und die anderen als »Feind« zu betrachten. Damit sitze ich in einer Lebensfalle. Das merken unsere Partner und Partnerinnen zunächst meist schneller als wir selbst. Dann ist es wichtig, auf diese zu hören. In einer funktionierenden Beziehung klappt das auch. Man kann allerdings durch Achtsamkeitsübungen auch selbst üben, zu merken, wenn die innere Anspannung steigt. Mehr dazu finden Sie in Abschnitt 4.4. Hier wird schon deutlich, wo der Schlüssel liegt, damit wir mit uns selbst und unseren Partnern und Partnerinnen besser zurechtkommen:

Wir sollten unsere Schemata (»Erlebnismuster von früher«) und Modi (»aktuelle Persönlichkeitszustände«) kennen und lernen zu bemerken, wenn wir in eine Schemaaktivierung (jemand drückt unsere Knöpfe) hineinrutschen.

In Abschnitt 6.2 finden Sie genauere Beschreibungen der einzelnen Schemata und der aktivierten Modi. Diese sollen Ihnen dabei helfen, Schemaaktivierungen wahrzunehmen und zu erkennen, in welchem Modus Sie gerade sind um dann bewusst in eine innere Balance zu kommen. Aber wenn die emotionale Aktivierung zu stark ist, nutzt uns das Wissen um die Schemata zunächst leider nicht viel. Der emotionale Sog der Schemaaktivierung ist zu stark. Die Schemata ziehen uns an wie ein Magnet. Wenn dann unser Gegenüber – vielleicht sogar durch uns ausgelöst – selbst in eine Schemaaktivierung hineinrutscht, ist guter Rat teuer!

Beispiel

Susanne ärgert sich ja nur, weil Peter immer wieder, ohne Bescheid zu sagen, zu spät kommt. Peter sagt ja nur nicht Bescheid, weil Susanne ihm schon am Telefon die Hölle heiß macht. Peter sagt sich: Wenn ich sowieso in die Hölle komme, dann lieber später!

In einer emotionalen Aktivierung ordnen wir unsere Wahrnehmungen nur noch aus unserer Sicht und definieren Ursache und Wirkung, gerade wie es uns passt. Jeder setzt den Ausgangspunkt und die Bezüge aus seiner Perspektive. Diese Erstarrung ist eine Krankheitstendenz. Seelische und soziale Gesundheit heißt dagegen, die Perspektive flexibel wechseln können. Die Voraussetzung dazu ist, dass wir neben der emotionalen Erlebensebene so etwas wie einen *inneren Beobachter* oder inneren Berater haben, der uns mit der Perspektive der anderen verbunden hält und zu uns spricht wie ein guter Freund oder eine gute Freundin.

1.5 Ich sehe was, was du nicht siehst! – oder die »Subjektivitätsfalle«

Diese Fähigkeit, innerlich die Perspektive wechseln zu können, ist für uns alles andere als selbstverständlich. Auch das hat einen ganz einfachen neurobiologischen Grund. Bevor wir Ihnen den verraten, möchten wir Ihnen ein anschauliches Beispiel geben, damit deutlicher wird, wovon wir reden.

Beispiel

Stellen Sie sich vor (oder probieren Sie es auch gerne mit Ihrem Partner oder Ihrer Partnerin aus), Sie schauen auf die eine Seite Ihres Smartphones, die andere Person auf die andere Seite. Was sehen Sie? Nehmen wir mal an, Sie sehen das Display. Und zwar nur das Display. Sie wissen nicht, dass dieses Ding zwei Seiten hat. Sie werden also ganz selbstverständlich davon ausgehen, dass Sie das Ding richtig sehen, denn Sie trauen natürlich Ihren eigenen Augen. Die andere Person sagt nun aber: Wieso Display? Was erzählst du für einen Unsinn?! Da ist kein Display, da ist eine Kamera. Das sehe ich doch eindeutig. Willst du mich auf den Arm nehmen (um es einmal freundlich auszudrücken)? Sie ahnen: Wenn jede Seite auf ihre Sicht der Dinge beharrt und dafür kämpft, ist Streit vorprogrammiert. Zugegeben: Das ist ein banales Beispiel. Aber letztlich entstehen kriegerische Auseinandersetzungen auch aus zwei Weltsichten, die unversöhnlich einander gegenüberstehen. Und beide Seiten sehen und fühlen sich im Recht!

Was ist da los? Das Problem steckt im Aufbau unseres Gehirns. Das hat nämlich im Grunde genommen einen Konstruktionsfehler. Es »schwimmt sozusagen im eigenen Saft«. Sie wissen vermutlich, dass unser Nervensystem ein sehr komplexes Netzwerk aus vielen miteinander verbundenen Nervenzellen ist. Das Dumme ist, dass nur etwa 3 Prozent der Nervenendigungen zu irgendeiner Art von Sinnesorgan gehen. Die anderen 97 Prozent sind mit anderen Nervenzellen verbunden. Das Gehirn ist also »überwiegend mit sich selbst beschäftigt« (Roth, 2001). Daher halten wir unsere subjektive Perspektive für die einzig richtige. Wir haben ja zunächst keine andere! Das hat durchaus sein Gutes, denn sonst würden Sie sich morgens im Bad vor der fremden Person in Ihrem Spiegel erschrecken! Tatsächlich ist unser Selbstgefühl ein Ergebnis dieses sich selbst stabilisierenden Systems. Der Nachteil ist, dass wir nicht besonders offen für Wahrnehmungen sind, die nicht zu unserem Weltbild passen. Die blenden wir gerne aus oder bekämpfen sie sogar. Damit sind Missverstehen und Streit vorprogrammiert, sozusagen der »Normalzustand«. Es ist schon eine Leistung, inneren Abstand zur eigenen Wahrnehmung aufzubauen und sich klar zu machen, dass es da möglicherweise eine Perspektive gibt, die man nicht kennt. Damit geht man den Schritt vom MISS-VERSTEHEN zum NICHT-VERSTEHEN. Dieser Schritt ist enorm wichtig! Wenn ich mir meines Nicht-Verstehens bewusst bin, kann ich mich öffnen, zuhören und darüber zum Verstehen kommen. Das ist die Grundlage allen Lernens und damit auch der persönlichen Weiterentwicklung. Wir müssen uns gedanklich auf die andere Seite des Smartphones begeben. Oder wie es im Englischen so treffend heißt: sich in die Schuhe der anderen Person begeben. Das trifft es ganz gut, denn dann sehen wir die Welt aus den Augen der anderen Person.

Von Natur aus neigen wir zum MISS-VERSTEHEN. Erst wenn wir erkennen, dass es neben unserer eigenen auch andere Perspektiven gibt, kommen wir zum NICHT-VERSTEHEN. Wenn wir uns dann für die Perspektive der anderen öffnen, können wir zum VERSTEHEN gelangen. Das ist eine Kulturleistung und kostet Kraft.

Diese Fähigkeit, sich in eine andere Person hineinzuversetzen, ist die bereits erwähnte *Mentalisierungsfähigkeit*. Man bildet dabei sozusagen neben der eigenen auch die Sicht anderer Menschen gleichwertig in sich ab. Das verbindet. Gedanklich und emotional mit einer anderen Person verbunden zu sein und zu bleiben, ist für eine gute und harmonische Partnerschaft extrem wichtig. Gerade wenn die Emotionen hochkochen. Wenn wir zu aufgeregt bzw. angespannt sind, steuern uns unsere Emotionen und die Fähigkeit zu *Perspektivwechsel* und Mentalisierung geht zurück. Dann ist man nämlich besonders geneigt, in der eigenen, subjektiven Sicht der Dinge steckenzubleiben. Daher ist zuerst eine »Beruhigung der Nerven« wichtig. Dann fallen ein klares Denken und Perspektivwechsel leichter.

Eine wichtige Verbindung zu anderen Menschen geht über die gemeinsame Sprachebene. Wenn man diese nicht abreißen lässt, erspart man sich später das mühsame Wieder-Anknüpfen. Daher sind gute Paargespräche so wichtig. Das kann und muss geübt werden. Wie das geht, darauf werden wir im Abschnitt 4.6 ausführlich eingehen. Aber vorher wollen wir uns genauer mit dem Modus-Modell vertraut machen, denn das ist die Grundlage für unsere späteren praktischen Bemühungen.

2 Das theoretische Modell

2.1 Ein Bild unserer Persönlichkeit: das Modusmodell

Sie haben jetzt schon einiges darüber gelesen, wie Menschen »funktionieren«. Tatsächlich ist menschliches Verhalten erstaunlich voraussagbar, wenn man die »wunden Punkte« (also die Schemata) und typischen Lebensfallen (also die Bewältigungsmodi) kennt. Diese Elemente wollen wir jetzt in eine Zusammenschau bringen. Dieses Gesamtbild nennen wir das Modusmodell (s. Abb. 2.1).

Die Grundstruktur des Modusmodells ist für alle Menschen gleich. Einfach deshalb, weil wir alle eine gemeinsame biologische Grundlage haben.

Wir wollen das einfache Modusmodell aus Abbildung 1.1 nun im Sinne eines lebensnahen *Zwei-Beine-Modells* etwas genauer anschauen und dabei auch etwas anders anordnen: nämlich wie zwei Beine, auf denen wir stehen und gehen. Statt der Ellipsen für die Kind-, Kritiker und Bewältigungsmodi finden Sie nun zwei Beine, die mit den Farben Blau und Rot verbunden sind. Blau steht für die Bindungsseite, Rot für die Selbstbehauptungsseite.

(1) In der Mitte finden wir die beiden *Grundbedürfnisse* (Bindung und Selbstbehauptung). Werden diese frustriert, entstehen die *Basisemotionen*: Auf Bindungsfrustration reagieren wir verletzbar-ängstlich-traurig, bei Frustration unserer Selbstbehauptungstendenzen angespannt-genervt-ärgerlich. Daneben haben wir noch die passenden Kritikerstimmen eingetragen.

(2) In der unteren Zeile finden wir die daraus resultierenden vier typischen *Bewältigungsmodi*, die aus den aktivierten Emotionen und Kritikerstimmen resultieren, im Spektrum von Kampf-Flucht-Erstarrung und Unterwerfung.
(3) Im oberen Kästchen – sozusagen im Kopf – balancieren wir im *Erwachsenenmodus* die beiden Pole flexibel und situationsangemessen aus. So wie wir beim Gehen zwischen beiden Beinen wechseln. Wer zu sehr auf einem Bein steht, fällt schnell um!

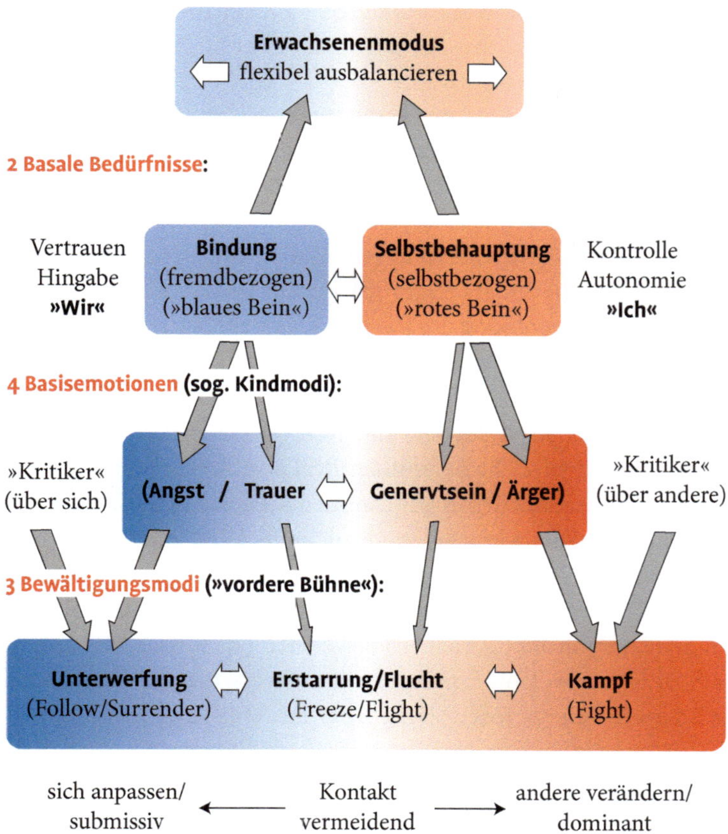

Abbildung 2.1 Zwei-Beine-Modell

Still-Face-Experiment

Das klingt zunächst etwas theoretisch und trocken. Es gibt eine sehr schöne Möglichkeit, dieses Modell zum Leben zu erwecken: indem wir zusammen das sogenannte *Still-face-Experiment* von Edward Tronick anschauen. Sie finden es auf YouTube unter https://www.youtube.com/watch?v=apzXGEbZht0. Auf der Webseite des Frankfurter Schematherapieinstitutes finden Sie ein Video mit der Interpretation, die wir Ihnen gleich geben werden (https://www.schematherapie-frankfurt.de/images/Videos/ Still%20face%20Kommentar.mp4). Das Tutorial richtet sich zwar primär an Therapierende, aber es ist recht allgemeinverständlich formuliert. Da können Sie sich das gerne alles in Ruhe anschauen. Hier die Schritte in aller Kürze:

Im ersten Abschnitt des Experiment-Videos sieht man eine spielerisch-wechselnde Interaktion zwischen der Mutter und ihrer einjährigen Tochter. Erst führt die Tochter und die Mutter folgt ihr, dann wird die Mutter aktiv und die Tochter freut sich. Das ist das *Urbild gelungener Beziehungen*: Mal darf die eine Person führen (rot) und die andere folgt (blau), dann wieder umgekehrt.

Modus der Unterordnung. Im zweiten Abschnitt bekommt die Mutter den Auftrag, ihr Gesicht starr bzw. ausdruckslos zu stellen und nicht mehr auf das Kind zu reagieren. Das ist das eigentliche Experiment. Das Kind reagiert innerhalb des Bruchteils einer Sekunde mit einer leicht *ängstlichen Reaktion* auf diese Bedrohung seines Bindungsbedürfnisses. Um die lebenswichtige Bindung an die Mutter wiederherzustellen, versucht das Kind zunächst, »noch netter« zu sein und geht in die *Unterordnung*, bleibt also auf dem blauen Bein. Das ist sehr vernünftig, denn wenn die Mutter auf diesen freundlichen Annäherungsversuch reagieren würde, wäre die bedrohliche Unterbrechung ohne Stress für das Kind rasch wieder »repariert«. Jeder Mensch, der das Video sieht, wird in sich selbst tatsächlich den Impuls spüren, auf diesen etwas hilflosen Annäherungsversuch des Kindes mit Zuwendung zu reagieren. Sie erinnern sich an unsere Beschreibung des biologisch angelegten Bindungssystems in Kapitel 1? Probieren Sie das beim Anschauen des Videos gerne einmal aus! Steinzeitmenschen, die auf diese

Weise Konflikte rasch und friedlich lösen konnten (wozu die erwähnte Mentalisierungsfähigkeit erheblich beiträgt), hatten am Ende des Winters mehr zu essen und überlebten. Wer sich dauernd streitet, verbraucht zu viel Energie und riskiert zu verhungern. Verliebte lösen ihre Missverständnisse übrigens auch bindungsorientiert auf und haben kein Problem, liebe- und verständnisvoll auf andere Menschen zuzugehen. Stolz und Rechthaberei kommen erst später, wenn die erste Liebe verflogen ist.

Dominanter Bewältigungsmodus. Die Mutter darf in diesem Experiment aber auf diesen freundlichen Versuch des Kindes nicht reagieren. Und jetzt passiert etwas sehr Interessantes: Zunächst wird das Kind traurig und zieht sich ein klein wenig zurück. Dann aber werden das *Alarmsystem* und der Sympathikus des Kindes aktiviert (es fängt an, sich angespannt zu bewegen), begleitet von einem erst genervten und dann ärgerlichen Gesichtsausdruck, bis es die Mutter anschreit. Hier sehen Sie den Wechsel vom blauen auf das rote Bein, energetisch angetrieben von der vom Alarmsystem vermittelten *Ärgerkraft*. Entwicklungsgeschichtlich ist es für das Kind überlebensnotwendig, dass es mittels dieser Ärgerkraft sozusagen einen Plan B hat, um aus der hilflosen »Opfer-Ecke« herauszukommen. Es gibt auch Situationen, in denen man kämpfen können muss! Die primäre Ängstlichkeit geht dazu in einen sekundären Ärger über. Das ist das Schicksal vieler Kämpfenden von heute: Auf ihre liebevollen Zuwendungsversuche hat niemand reagiert, aber wenn sie ärgerlich und laut wurden schon. Wenn die Mutter jetzt reagieren würde, hätte das Kind gelernt: Geht doch – und hätte den *dominanten Bewältigungsmodus* immer häufiger eingesetzt und die ursprüngliche, primäre Angst vergessen. Daher spüren viele dominante Menschen heute den alten Schmerz nicht mehr und vertrauen ganz auf ihre starke (rote) Seite. Wir werden in Kapitel 7 mit Edmund einen Repräsentanten dieses Typs vorstellen.

Distanzierte Selbstberuhigung. Die Mutter darf aber immer noch nicht reagieren. Was bleibt dem Kind? Genau: Da ist ja noch der Kameramann oder die Kamerafrau! Auch dieser dritte Versuch des Kindes ist eine sehr interessante Sequenz. Zeigt sie doch, dass es eine ganz natürliche Reaktion ist, sich einer anderen Person (oder Sache) zuzuwenden, wenn die ursprünglich begehrte Person nicht mehr reagiert. Auch die Abwendung aus der Beziehung hin zu einer beruhigenden Ersatzbefriedigung ist ein biologisch angelegtes (Flucht-)Muster. Das nennen wir in der Schematherapie einen *distanzierten Selbstberuhiger*.

Distanzierter Beschützer. Aber die filmende Person darf auch nicht reagieren. Jetzt wird das Kind sehr schmerzhaft auf sich selbst zurückgeworfen, ohne sich beruhigen zu können. Es würde nach einer gewissen Zeit innerlich »abschalten« und in einen dumpfen Rückzug gehen, den wir *distanzierten Beschützer* nennen. In dem Video ist deutlich zu sehen, dass das für das Kind die schlechteste Lösung ist, weil weder Bindung noch Selbstbehauptung gelingen.

Wichtig

Der Rückzug von anderen Menschen ist die schlechteste Lösung in Beziehungskonflikten, weil weder das Bindungsbedürfnis noch das Selbstbehauptungsbedürfnis befriedigt werden. Es geht nur noch um Selbstberuhigung und Schmerzvermeidung. Rückzug kann in die Einsamkeit führen.

In den letzten 12 Sekunden des Videos sieht man dann, was es für eine versöhnliche *Wiederannäherung* braucht: Die Mutter muss sehr energisch und offen auf das Kind zugehen. Das Kind muss aber auch bereit sein, der Mutter zu verzeihen und sich seinerseits wieder zu öffnen. Auch hier deuten sich Parallelen zu den Beziehungsproblemen Erwachsener an, bis hin zum Umgang mit Affären. Auch darauf werden wir natürlich zurückkommen.

Das Video zeigt alle wichtigen Elemente unseres Modells:

- die durch Bindungsunterbrechung bewirkte primär ängstliche Reaktion
- die Aktivierung des Selbstbehauptungsbedürfnisses und das Kippen in den sekundären Ärger
- das ganze Spektrum der Bewältigungsreaktionen

Nur die Kritiker fehlen, denn die hat ein einjähriges Kind noch nicht. Dafür sehen wir die emotionsgetriebenen Reaktionen umso klarer. Auch die im Hintergrund stehenden Schemata sind in diesem einfachen Modell nicht enthalten. Sonst würde die Abbildung zu unübersichtlich. Letztlich erleben wir die Schemata nicht, sondern nur die aktivierten Modi.

Wir wollen im Folgenden auf die Hauptkomponenten des Modusmodells genauer eingehen:

- die Kindmodi
- die Bewältigungsmodi

Die Kindmodi

Die Basisemotionen der Kindmodi sind das *energetisierende Prinzip*, der »Sprit in unserem Tank«. Ohne Sprit kann man nicht fahren.

Die Basisemotionen der Kindmodi treiben uns an. Sie sind die Kontrollleuchten an unserem seelischen Armaturenbrett, die uns signalisieren, wenn unsere Grundbedürfnisse frustriert werden. Sie sind angeboren. Es gibt kein Leben ohne diese Emotionen.

Die Kindmodi lassen sich als basale, körpernahe Reaktionen des Menschen auf seine Erfahrungen mit den eigenen Bedürfnissen auffassen und dienen der Arterhaltung. Sie sind der zunächst ungerichtete Ausdruck unserer Vitalität und unseres eigenen Lebenswillens. Sie geben uns Energie, die zunächst noch keine klare Richtung hat. Die uns in der Kindheit vermittelten sozialen Werte und Normen werden als innere Kritiker in uns abgebildet. Sie werden zum *richtungsgebenden Prinzip* im sozialen Raum, in der Gruppe von Menschen, die jeder Mensch zum Überleben benötigt. Sie sind unser vorläufiges »Navigationssystem«, das uns den Weg im sozialen Leben und seinen Institutionen (Familie, Schule, Freunde, Gesellschaft) weist. Erst durch sie werden Emotionen in eine bestimmte Richtung gelenkt (z. B. auf uns selbst oder auf andere).

Die Bewertungen der inneren Kritiker lenken die Emotionen der Kindmodi in die Bewältigungsmodi.

Wir wollen uns die einzelnen Felder des Zwei-Beine-Modells nun noch etwas genauer anschauen: Wir haben gesagt, dass die Basisemotionen eines Kindes bzw. eines Erwachsenen im Kindmodus zwischen zwei Polen schwanken: Auf der einen Seite ist ein sich verletzbar fühlender, ängstlicher Pol. Aus diesem Erleben heraus suchen wir Bindung und Halt bei anderen, weil wir uns allein hilflos fühlen. *Trauer und Angst* entstehen, wenn das Bindungsbedürfnis frustriert wird.

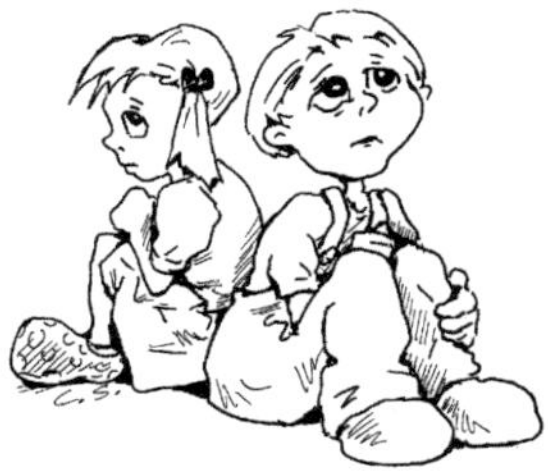

Auf der anderen Seite ist der wütend-impulsive, vielleicht auch gierige Pol, der für sich aktiv sorgen und Kontrolle über die Situation erlangen will. *Genervtsein oder Ärger* entsteht, wenn wir in unserer Selbstbehauptungstendenz gehemmt werden oder uns ungerecht behandelt bzw. angegriffen fühlen. Wir schwanken zwischen diesen Polen hin und her und es gibt natürlich auch Mischzustände. Das kann man bei kleinen Kindern ganz gut beobachten.

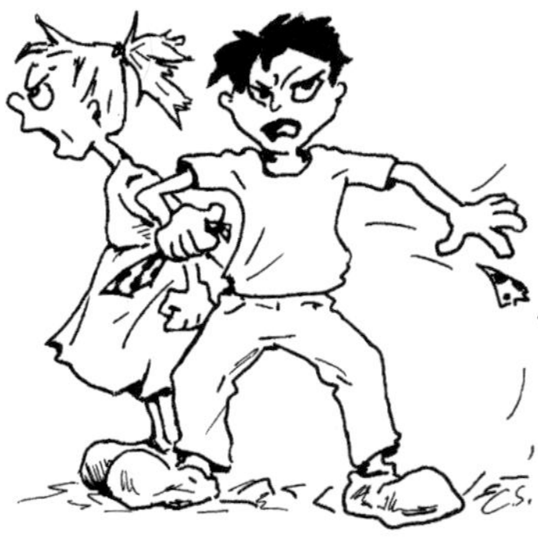

Im verletzbaren Kindmodus suchen wir Bindung, im wütenden Kindmodus streben wir Selbstbehauptung, Autonomie und Kontrolle an.

Die *inneren Kritiker* beinhalten die Summe der als Kind von den Bezugspersonen übernommenen Bewertungen. Diese Einprägung erfolgt in einer zweifachen Weise: Zum einen wirkt die Stimme der Bezugspersonen in uns weiter. Sie kann als Antreiber oder Bremser, Kritiker oder Bestrafer erscheinen. Wir treiben uns als Erwachsene genauso hart an oder kritisieren uns innerlich so weiter, wie wir das von früher kennen. Wenn man genau hinhört, spricht diese Stimme auch in »Du«-Form: »Warum hast du das nicht besser hinbekommen? Immer bist du der Letzte! Für dich interessiert sich doch sowieso niemand!« Aber wir haben auch gesehen, wie die Bezugspersonen sich uns oder anderen gegenüber verhalten haben.

Die Bezugspersonen wirken nicht nur als »verinnerlichte Botschaft« weiter, sondern waren uns auch ein anschauliches »Modell« entsprechend dem pädagogischen Grundgesetz: Man kann den Kindern sagen, was man will, sie machen einem doch alles nach!

Auch das ist in unserem Gehirn abgebildet und es kann uns passieren, dass wir unbewusst die Bezugspersonen imitieren. Das kann man schon bei spielenden Kindern beobachten. Wir denken, reden und handeln dann so nach außen, wie wir es vorgemacht bekommen haben. Dann richten sich die inneren Antreiber, Bremser, Kritiker oder Bestrafer auf die anderen. Wir beleidigen und schlagen eventuell sogar unsere Partnerinnen, Partner oder Kinder, so wie es früher die Bezugspersonen mit uns gemacht haben. Wir haben die Seite gewechselt. Sind nicht mehr Opfer, sondern Täter. Dahinter steckt eine nach außen gerichtete Innere-Kritiker-Stimme, die uns das erlaubt oder uns sogar dazu auffordert und z. B. sagt: »Das kannst du dem jetzt nicht durchgehen lassen, das ist zu viel, das muss bestraft werden!«

Bewältigungsmodi

Aus dem Spannungsfeld zwischen aktiviertem Kindmodus und inneren Kritikern reagieren wir mit dem im Moment erfolgversprechendsten Bewältigungsmodus.

Der unbewusst ausgewählte Bewältigungsmodus ist immer aus einer emotionalen Komponente und einer richtungsgebenden Bewertung zusammengesetzt.

Unterordnung. Wenn wir uns emotional verletzbar fühlen und Bewertungen nach innen gerichtet sind, werden wir uns unterwerfen bis hin zur Aufopferung, um uns die Bindung zu den als unentbehrlich erlebten Bezugspersonen zu sichern. Wir sind dann bereit, (fast) alles zu machen, was andere von uns erwarten, um ein wenig Bindung zu bekommen. Das kann mit *Scham-* oder *Schuldgefühlen* einhergehen bis hin zum Masochismus.

Distanzierter Beschützer. Wenn wir uns verausgabt haben, aber zu wenig zurückkommt, oder wenn wir aus einem anderen Grund innerlich etwas ärgerlich werden, uns aber zu schwach zum Kämpfen fühlen, weil uns z. B. die inneren Kritiker bremsen, bleibt uns nur der Rückzug bzw. die Flucht nach innen. Das nennt man im Modusmodell einen distanzierten Beschützer. Das Verhalten kann begleitet sein von Gefühlen der *Ohnmacht*, der *Hilf-* oder *Hoffnungslosigkeit*. Das entspricht bei Tieren der Erstarrung.

Distanzierter Selbstberuhiger. Oder wir werden aus einer vielleicht gar nicht bemerkten *Anspannung* heraus aktionistisch. Es ist (rote) Kraft da, aber die inneren Kritiker hindern uns daran, uns gegen die anderen zu stellen. Dann reagieren wir wie ein Hamster im Rad. Das heißt, wir lenken uns aktiv mit einer intensiven Tätigkeit bis hin zur Betäubung ab. Wir sind dann in einem sogenannten distanzierten Selbstberuhiger. Dazu gibt es viele Möglichkeiten: Computerspiele, einkaufen, joggen, basteln, endlos telefonieren, Alkohol trinken oder sogar arbeiten. »Distanziert« heißt der Modus deshalb, weil wir nicht mit anderen Menschen in Beziehung gehen, sondern gewissermaßen aus der Beziehung flüchten.

Dominanz. Wenn wir sehr wütend sind und uns stark genug und im Recht fühlen, dann sind die inneren Bewerter nach außen gerichtet. Mit der nach außen gelenkten Wut können wir uns gegen die anderen durchsetzen und kämpfen. In manchen Schematherapiebüchern wird das *Überkompensation* genannt. Das muss nicht immer offen-kämpferisch sein. Man kann auch hintenherum manipulieren, verdeckt drohen, andere durch ewiges Kontrollieren nerven oder jemanden passiv-aggressiv in eine Falle laufen lassen. Diese verdeckten Formen des Kämpfens treten vor allem dann auf, wenn außer dem Wutgefühl auch eine gewisse Angst mit aktiviert ist. Das nennt man im Volksmund dann einen »Angstbeißer«.

Allen diesen Verhaltensweisen ist aber gemeinsam, dass wir versuchen, irgendwie Kontrolle über die Situation zu bekommen. Dabei treten Gefühle der *Überlegenheit*, der *Verachtung* oder sogar des *Hasses* auf. Das macht einen natürlich nicht beliebt und geht daher zu Lasten der Bindung. Das ist überhaupt das Grundproblem bei den in der Kindheit erlernten Bewältigungsmodi: Sie werden zu einseitig oder zu stark eingesetzt. Dadurch wird zwar im Moment vielleicht das eine Grundbedürfnis befriedigt, aber das andere verletzt bzw. im Rückzug werden sogar beide Grundbedürfnisse nicht befriedigt. Es tut lediglich weniger weh. Das ist aber nicht das optimale Ergebnis.

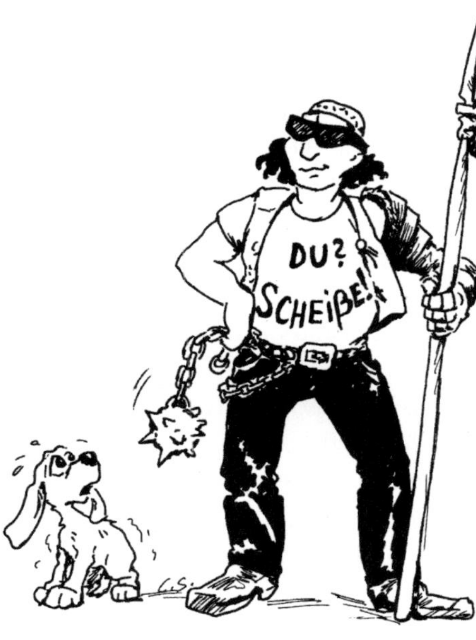

Die alten Bewältigungsmodi sind »maladaptiv«, weil durch sie die Grundbedürfnisse nicht gut befriedigt werden.

Die zuvor beschriebenen maladaptiven Bewältigungsmodi stellen vier typische Formen von Bewältigungsversuchen dar. Es gibt aber viele Zwischenformen zwischen den Polen des »sich den anderen anpassen« und dem »sich die anderen passend machen«. Auf der linken (blauen) Seite des Zwei-Beine Modells gehen wir in Beziehungen, um Bindung und dadurch Sicherheit zu erlangen. Auf der rechten (roten) Seite gehen wir auch in Kontakt, wollen aber Sicherheit durch Kontrolle und Dominanz über die anderen erlangen. Dazwischen gehen wir aus dem Kontakt und wollen uns dadurch in Sicherheit bringen. Der distanzierte Beschützer entspricht dabei dem Erstarren (z. B. des Kaninchens vor der Schlange). Der distanzierte Selbstberuhiger entspricht dagegen eher dem aktiven Weglaufen. Sie sehen: Im Grunde machen wir es wie die Tiere:

Unsere Bewältigungsmodi sind raffiniertere Varianten der Kampf-, Flucht-, Erstarrungs- und Unterwerfungsmuster der Tiere. Die Wut drückt uns dabei »nach rechts« in die Dominanz, die Angst zieht uns »nach links« in die Unterordnung.

Basisemotionen. Die Gefühle, die wir fühlen, wenn wir in einem Bewältigungsmodus sind, sind anders als die grundlegenden Emotionen im Kindmodus. Die Gefühle im Kindmodus sind »unschuldig«-spontan. Diese Gefühle treten bei allen Menschen auf der ganzen Welt praktisch gleich auf. Es gibt überhaupt nur fünf Grundemotionen (Ekman, o. J.):

- *Angst* und *Trauer* (das sind die Gefühle im verletzbaren Kindmodus),
- *Ärger* und Ekel bzw. *Genervtsein* (das sind die Gefühle im wütenden Kindmodus) und
- *Freude.* Freude fühlen wir, wenn wir im Modus des glücklichen oder zumindest zufriedenen Kindes sind, weil beide Grundbedürfnisse hinreichend befriedigt sind. Da wollen wir hin.

Soziale Emotionen. Die Gefühle in einem Bewältigungsmodus sind vielschichtiger und enthalten alle eine aus der Ecke der inneren Kritiker kommende Bewertung. Diese sind nicht angeboren, sondern werden im sozialen Umfeld erlernt. Daher nennt man diese Gefühle *soziale Emotionen.* Da stecken immer von anderen übernommene Bewertungen drin. Entweder richtet sich die Bewertung gegen uns, dann fühlen wir uns beschämt oder schuldig. Sie können aber auch die Übermacht der früheren Eltern widerspiegeln, dann fühlen wir uns ohnmächtig und hilflos. Da steckt die Bewertung drin: »Du hast keine Chance, dir wird keiner helfen, du bist allein!« Auch in der Verachtung oder im Hass stecken Bewertungen. Nur sind die diesmal nach außen gerichtet: »Der ist böse und muss bestraft werden. Der hat es nicht besser verdient!«

Die sozialen Emotionen im Bewältigungsmodus sind durch die Bewertungen der inneren Kritiker geprägt.

Wie gesagt: Soziale Emotionen sind nicht angeboren, sondern müssen erst erlernt werden. Kein Kind kommt mit Schuld- oder Hassgefühlen auf die Welt. Die Frage: »Bin ich mit diesem Gefühl auf die Welt gekommen?« hilft uns daher, die durch unbewusst übernommene Bewertungen entstandenen sozialen Emotionen von den angeborenen Grundemotionen zu trennen. Das ist wichtig, denn auch die sozialen Emotionen fühlen sich so an, als wären sie ein Teil von uns selbst. Es hilft, wenn man einfach einmal ganz mechanisch einen Ich-Satz in einen Du-Satz umformuliert: Aus »Ich bin selbst schuld« wird dann: »Du bist selbst schuld«. Aus »Ich habe keine Chance« wird: »Du hast keine Chance« Aus »Ich bin nicht liebenswert« wird: »Du bist nicht liebenswert« Dieser Schritt ist wichtig. Die Du-Sätze klingen so in unserem Ohr, wie sie uns früher von außen gesagt wurden. Es ist viel leichter, sich innerlich von einem Du-Satz zu distanzieren als von einem Ich-Satz. Durch die Umformulierung machen wir einen ersten Schritt, die übernommenen Bewertungen der inneren Kritiker wieder aus uns herauszusetzen.

In Du-Form wird die Stimme der früheren Bezugspersonen hinter den inneren Kritikern deutlicher sichtbar.

2.2 Der Helfer aus der Lebensfalle: der Erwachsenenmodus

Die entscheidende Instanz, es heute besser zu machen, ist unser Erwachsenenmodus. Wenn wir es schaffen, aus dem emotionalen Sog der aktivierten Kind- und Kritikermodi auszusteigen, ist der erste und vielleicht wichtigste Schritt aus einer Lebensfalle geschafft. In einer Partnerschaft kann einem dabei die andere Person helfen. Die sieht uns meist viel klarer als wir selbst – zumindest, wenn sie selbst im Erwachsenenmodus ist. Wir müssen ihr nur vertrauen und uns helfen lassen. Im Zustand der Verliebtheit ist das meist kein Problem. Da sind wir gerne bereit, uns im Modus des verletzbaren Kindes zu zeigen, denn wir fühlen uns ganz und gar geliebt. Die Verliebtheit macht unsere inneren Kritiker sprachlos. Paradoxerweise fördert gerade das die Bereitschaft unserer Partnerinnen und Partner, uns liebevoll zu begegnen im Sinne des Adorno zugeschriebenen Satzes: Liebe heißt, Schwäche zeigen können, ohne Stärke zu provozieren. Wir haben eingangs schon darauf hingewiesen. Um uns nicht zu sehr von unserem Gegenüber abhängig zu machen, sollten wir aber auch selbst daran arbeiten, unseren Erwachsenenmodus zu stärken. Der Erwachsenenmodus arbeitet in drei Schritten:

(1) Er nimmt möglichst ohne »alte Brille« und ohne Bewertung die im Moment aktuelle Situation sachlich beschreibend wahr. Sozusagen von außen – wie eine Kamera. Das ist mit Achtsamkeit gemeint. Alles was ist, ist und darf es zunächst auch sein. Das nennen wir *Modus-Bewusstsein.*
(2) Er löst sich von der Stimme der inneren Kritiker und bewertet die Situation ausgewogen neu aus der Sicht einer uns wohlgesonnen Person oder eines »weisen Menschen«. Das nennen wir *Modus-Balance.*
(3) Er nimmt die Bedürfnisse der beiden Kindmodus-Pole wahr und versorgt sie mit den heutigen Möglichkeiten, so gut es die äußere Situation zulässt. Das nennen wir *Modus-Wahl.*

Man kann das Aussteigen aus einer Lebensfalle mit dem *Wechsel eines Ganges* beim Autofahren vergleichen.

(1) Man muss (achtsam) bemerken, dass der aktuelle Gang nicht passt und ihn herausnehmen. Das bedeutet, den spontanen Impuls zu einem maladaptiven Bewältigungsmodus zu unterbrechen.

(2) Man muss einen neuen, passenden Gang auswählen. Dazu muss man die Situation aus einem gesunden inneren Abstand sachlich-wohlwollend neu bewerten.
(3) Man legt den passenden Gang (bzw. Bewältigungsmodus) ein. Der befriedigt dann die Bedürfnisse der Kindmodi besser.

Aufgabe 1. In Abbildung 2.2 auf der nächsten Seite sind diese Aufgaben des Erwachsenenmodus zusammengefasst. In der Mitte steht der Erwachsenenmodus. Er hat zunächst die Aufgabe zu bemerken, was sich in der unteren Hälfte der Abbildung gerade zusammenbraut (egal, was der Auslöser ist).

Beispiel

Nehmen wir noch einmal das Beispiel des Autofahrers auf der Überholspur. Dieser müsste zunächst den spontanen Impuls zur dominant-kämpferischen Reaktion bemerken und erst einmal stoppen (unterste Zeile). Dann müsste er statt nach außen auf den anderen Autofahrer nach innen schauen. Und zwar sowohl zu seinen Gefühlen (Kindmodi) als auch nach den spontanen Bewertungen (innere Kritiker). Er würde zuerst die Wut bemerken und als *seine* Wut erkennen. Wenn er sich jetzt innerlich in seine Kindheitszeit zurücktreiben ließe, würden ihm vielleicht Situationen einfallen, in denen er auch früher schon auf absichtliche Zurücksetzungen durch seine Eltern oder ältere Geschwister ohnmächtig-wütend reagiert hatte. Dann hätte er das Schema hinter seiner jetzigen Wut kennengelernt. Auf der anderen Seite würde er sich selbst sagen hören: »Der Kerl will dich provozieren. Das macht der absichtlich!« Er könnte dann erkennen, dass er seine damalige Bewertung der Eltern oder der Geschwister auf den Autofahrer überträgt und ihn gewissermaßen »stellvertretend« bestrafen möchte. Jetzt offenbart sich das ganze Ausmaß und die Absurdität der Lebensfalle!

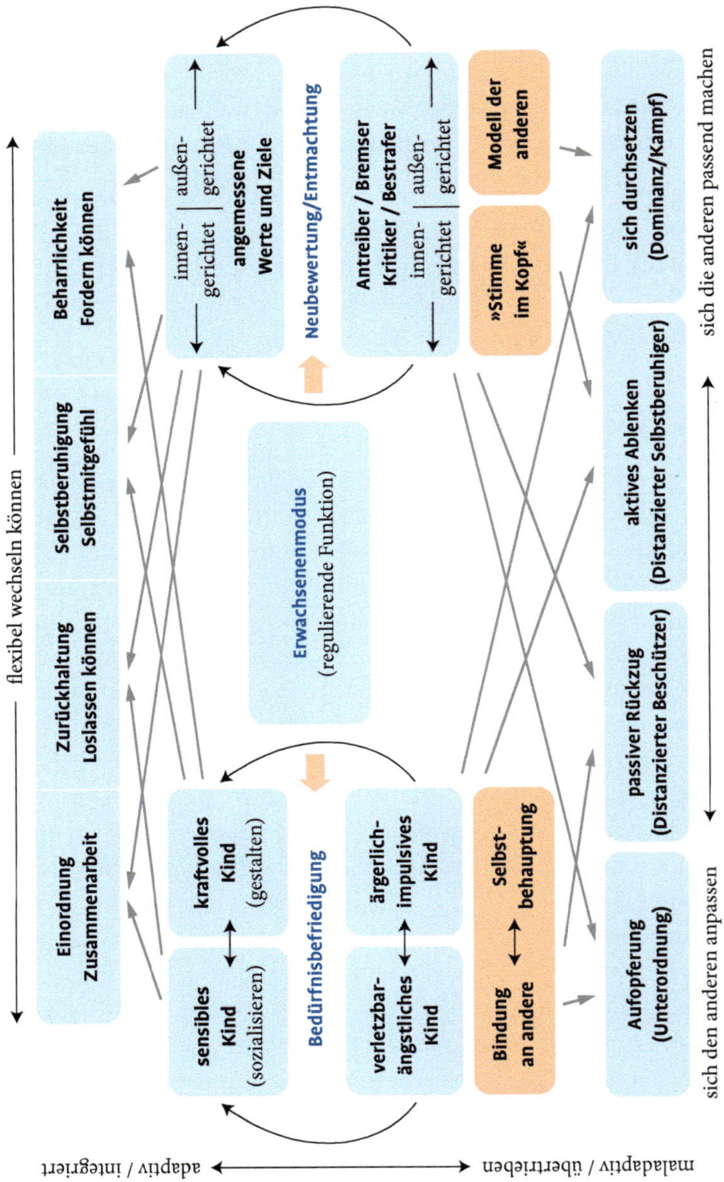

Abbildung 2.2 Erweitertes Modusmodell

Und nun kommt der entscheidende Schritt:

Es liegt am Erwachsenenmodus, ob wir in die alten Bewältigungsmodi »heruntersinken« oder zu einer neuen Lösung »aufsteigen«.

Aufgabe 2. Der Erwachsenenmodus steht daher im Zentrum der Abbildung. Er führt uns in die obere Bildhälfte. Dazu ist seine zweite Aufgabe, die spontane Bewertung der Situation aus einer gesunden inneren Distanz neu zu bewerten. Die Du-Aussagen der inneren Kritiker werden auf den Prüfstand gestellt, neu bewertet, »entmachtet« und losgelassen. Es hilft sich in einer solchen Situation vorzustellen, die Situation »von außen« wie durch eine Kamera zu betrachten. Oder sich zu fragen, was man morgen über diese Situation denken würde. Allgemein gesagt: den gesunden Menschenverstand einschalten und kurz prüfen, was *langfristig* wichtig ist. Man könnte natürlich auch einfach auf seine Partnerin oder seinen Partner hören …

Aufgabe 3. Die dritte Aufgabe des Erwachsenenmodus ist, *beide* Pole des Spektrums der Kindmodi wahrzunehmen. Das sehen wir auf der linken Seite in der Mitte der Modell-Abbildung. In der aktuellen Situation drängt sich ja die Wut in den Vordergrund und will dominant-selbstbezogen reagieren, d. h. sich durchsetzen. Das verleitet den Fahrer, zu dicht aufzufahren, und er bringt sich dadurch in eine gefährliche Situation. Außerdem macht das seiner Beifahrerin Angst und belastet damit die Beziehung. In der dominanten Reaktion hat er die »Wütendes-Kind«-Brille auf. Dabei wird die Verletzbarkeit ausgeblendet. So wie man beim Kämpfen seine Verletzungen gar nicht spürt. Für eine gesunde Reaktion muss aber gerade diese verletzbare Seite aktiv ins Bewusstsein geholt werden. Er müsste die Verletzbarkeit wahrnehmen, das Gefühl zulassen und sich als verletzbar annehmen. Erst dadurch können die beiden Grundbedürfnisse nach Bindung und Selbstbehauptung (bzw. Kontrolle) langfristig ausbalanciert werden. Kurzfristig mag sich das Dominieren-Wollen ja gut anfühlen. Aber ist ein möglicher »Sieg« im Streit mit der Partnerin den Verlust an Bindung wirklich wert? Wir haben eben nicht nur ein

Selbstbehauptungs-, sondern auch ein Bindungsbedürfnis. Das Bindungsbedürfnis fällt beim Kämpfen schnell »hinten runter«.

Der Erwachsenenmodus hat stets das gesamte Spektrum der Emotionen und Bedürfnisse im Auge und handelt langfristig orientiert. Er steht ausbalanciert auf beiden Beinen!

Wir haben gesagt, dass die Grundemotionen der »Sprit im Tank« sind. Der Erwachsenenmodus verhindert, dass diese Kraft in maladaptiven Bewältigungsmodi »verplempert« wird. Er sorgt dafür, dass das gestalterische Potenzial der Basisemotionen sinnvoll eingesetzt wird. Im Ärger (oder auch dem Genervtsein) wollen wir uns selbst behaupten. Selbstbehauptung ist im Leben ganz wichtig. Diese Kraft muss nur in die richtigen Bahnen gelenkt werden. Nur dann können wir unser Leben aktiv gestalten. Eine Parallele dazu auf der körperlichen Ebene sind die Killerzellen unseres Immunsystems. Wir brauchen sie, damit wir uns gegen eingedrungene Fremdkörper wehren können. Das führt dann zu einer Entzündung. Die Killerzellen müssen aber auch am »Zügel« gehalten werden, damit sie nicht den eigenen Körper angreifen (z. B. bei einer Autoimmun-Erkrankung wie der Multiplen Sklerose). Der Ärger muss also einerseits wahrgenommen, andererseits aber auch reguliert werden. Es hilft uns, wenn wir neben dem Ärger gleichzeitig auch mit unserer Angst und Traurigkeit in Kontakt sind. Das macht uns sensibel für die Bedürfnisse anderer. Wir sind dann eher geneigt, auch Nähe zu anderen Menschen zu suchen. Das kann unsere Selbstbehauptungsimpulse in einer gesunden Weise ausgleichen. Wir sind dann gleichzeitig mit uns selbst und den anderen verbunden.

Der Erwachsenenmodus balanciert unsere eigenen Bedürfnisse und die der anderen aus. Das ermöglicht ein ausgewogenes, soziales Verhalten.

Wir brauchen also für unsere inneren Prozesse die gleiche Achtsamkeit und Fähigkeit zur Übersicht wie beim Umgang mit anderen Menschen. *Achtsamkeit* als Grundfähigkeit wirkt nach innen und nach außen. Daher ist es doppelt gut, Achtsamkeit zu üben.

Das ganze Spektrum der funktionalen bzw. adaptiven Bewältigungsmodi des Erwachsenenmodus reicht von der Fähigkeit, sich einordnen und zusammenarbeiten zu können, über sich auch einmal zurückzuhalten und Dinge (oder auch Gedanken) loszulassen, sich mit Selbstmitgefühl selbst zu beruhigen bis hin zur angemessenen beharrlichen Durchsetzungskraft und dem Mut, auch einmal von anderen etwas zu fordern. Das alles mit sanften Übergängen und abgestimmt auf die äußere Situation. Im Bild unserer Farben wäre Kooperation sozusagen himmelblau und Beharrlichkeit zartrosa.

Im Erwachsenenmodus können wir vernünftig, flexibel und der Situation angemessen reagieren.

Das ist ein wichtiger Unterschied zu den maladaptiven Bewältigungsmodi. Diese sind im Grunde nicht verkehrt, aber eben starr und übertrieben eingesetzt. Als habe jemand nur einen Hammer als Werkzeug und behandle alle Dinge wie Nägel. Der Erwachsenenmodus nimmt den funktionalen Kern des alten Bewältigungsmodus und passt ihn der gegenwärtigen Umgebung an. Er sieht die eigenen Bedürfnisse genauso wie die der anderen. Er kann eine Brücke zwischen den anderen und sich selbst schlagen (s. Abschn. 1.1).

2.3 Wo geht's lang? Der Kompass für den Weg durchs Leben

Das einfache *Zwei-Beine-Modell* (Abb. 2.1) soll uns dabei helfen, in unserer Mitte zu bleiben und gleichzeitig einen guten Abstand zu den anderen zu wahren. Ein großes Problem bei Paaren ist, dass insbesondere die dominanten Personen übergriffig werden und die Partnerin oder den Partner sozusagen als »erweitertes Selbst« behandeln. Bildlich gesprochen dringen sie damit in das »Hoheitsgebiet« des Nachbarlandes ein. Oder anders gesagt: Sie greifen über den Zaun ins Nachbargrundstück. Das aktiviert in der anderen Person deren Selbstbehauptungsbedürfnis und löst damit ein gesundes Ärgergefühl aus. Wichtig ist im ersten Schritt, dass diese Person ihr Gefühl wahrnimmt und dosiert mitteilt, und sich nicht zu sehr unterwirft oder zurückzieht. Dann wird sich der Ärger nämlich aufstauen und irgendwann kommt es zu einer viel größeren Auseinandersetzung. Wird der Ärger früh und dosiert gezeigt, kann die übergriffige Person einen leichten Schmerz spüren, sich entschuldigen und zurückziehen.

Wichtig

In Konfliktsituationen kommt es darauf an, dass wir uns nicht verhärten, sondern bereit sind, das andere Bein ins Bewusstsein zu nehmen und uns innerlich auszubalancieren, bevor wir reagieren.

Wenn sich ein Konflikt mit einer anderen Person abzeichnet, machen wir am besten Folgendes: (1) Wahrnehmen, dass es »ruckelt« und zunächst den »Gang rausnehmen«. D.h.: nicht gleich reagieren, sondern durchatmen und kurz die »innere Kamera« einschalten. (2) Dann bewusst nach dem anderen »Gefühlsbein« suchen und sich fragen: Okay, wo willst du in dieser Situation langfristig hin? Dann können wir (3) bewusst das erfolgversprechendste Verhalten auswählen. Wenn wir diese kleinen, ausbalancierenden Bewegungen üben, ecken wir nicht so sehr an und kommen ohne große Beulen durchs Leben, aber eben auch nicht unter die Räder. Dazu folgen vier Beispiele für die vier Haupttypen von Persönlichkeiten, die sich aus den im Still-face-Video gezeigten Bewältigungsmodi ergeben:

(1) **Die Übersozialen**: Sie neigen dazu, die Bedürfnisse der anderen wichtiger zu nehmen als die eigenen. Sie sind eigentlich »zu sozial« und zu bindungsorientiert. Dahinter steckt oft die Angst, verlassen zu werden. Damit laufen sie Gefahr, langfristig auszubrennen, sich ausgenutzt und enttäuscht zu fühlen und in einen frustrierten oder ärgerlichen Rückzug zu gehen. Diesen Typ findet man häufig in sozialen Berufen.

(2) **Die Dauerkämpfenden:** Sie sind das Gegenstück zu den Übersozialen. Sie fühlen sich nur sicher, wenn sie die Dinge bestimmen und kontrollieren können, wissen alles besser und wollen sich selbstbehauptungsorientiert durchsetzen. Sie setzen auf Kontrolle und nicht auf Vertrauen und fühlen sich schnell benachteiligt, bedroht und missverstanden. Wer sich nicht wehrt, lebt verkehrt! Sie sind keine angenehmen Zeitgenossen und man fühlt sich nicht wohl und entspannt in ihrer Nähe. Darunter leiden natürlich die Beziehungen und langfristig laufen diese Menschen Gefahr, sich ungeliebt und einsam zu fühlen.

(3) **Die Selbstberuhigenden:** Diese Menschen haben sich ein Stück weit von den für sie schwierigen Beziehungen mit anderen Menschen zurückgezogen und beschäftigen sich lieber mit etwas, mit dem sie sich sicherer fühlen, z. B. einem Hobby, ihren digitalen Endgeräten, oberflächlichen Sozialkontakten oder ihrer Arbeit. Sie haben in der Kindheit häufig keine sichere Bindung erlebt und vertrauen daher lieber auf sich selbst. Sie können durchaus angenehm im Kontakt sein, verbinden sich aber nicht wirklich emotional und sind auch nicht unbedingt verlässlich.

(4) **Die Frustrierten:** Wie oben angedeutet sind das nicht selten Menschen, die in Beziehungen ausgenutzt oder sogar traumatisiert wurden. Sie trauen niemandem mehr und haben sich mehr oder weniger von der Welt zurückgezogen. Das macht sie einsam und traurig, nicht selten auch verbittert. Diesem Typ geht es letztlich am schlechtesten.

Für eine ausgewogene Beziehungsgestaltung müssen wir immer den »verdeckten« Kindmodus im Hintergrund mit einbeziehen: Wenn ich aus dem Ärger heraus kämpfen oder verächtlich-abweisend reagieren will, hilft mir der verletzbare Kindmodus, wieder auf die andere Person zuzugehen. Wenn ich aus dem verletzbaren Kindmodus heraus aus Angst Konflikte vermeide und mich immer unterordne oder zurückziehe, dann muss ich die Kraft des ärgerlichen Kindmodus konstruktiv nutzen und mich trauen, meine Wünsche dem anderen zu sagen und dagegen zu halten. Oder in einem Satz gesagt: Meist muss ich das Gegenteil von dem tun, was ich spontan machen möchte.

Es ist immer der zunächst verdeckte, »komplementäre« Kindmodus, der mir weiterhilft.

2.4 Topf sucht Deckel. Wie Paare sich ergänzen

Das Ideal eines optimal entwickelten Menschen wäre, dass er mit beiden Grundbedürfnissen und beiden emotionalen Polen gut in Kontakt ist. Er kann dann die Kraft des ärgerlichen Kindmodus zur Selbstbehauptung genauso einsetzen wie die Empfindsamkeit der verletzbaren Kindseite zur Gemeinschaftsbildung. Wenn beide Seiten in dieser Weise im Erwachsenenmodus sind, gibt es wenig Spannung zwischen ihnen. Vernünftige Lösungen sind dann relativ leicht gefunden. Das wäre das Ideal. Wir werden beschreiben, wie man in diese Richtung gehen kann.

Man kann sich aber auch mit der Partnerwahl gewissermaßen die fehlende, komplementäre Kompetenz »einkaufen«, entsprechend dem Motto: Gegensätze ziehen sich an. Beim Lesen ist Ihnen vielleicht aufgefallen, dass sich jenseits der persönlichen Prägung auch manche Bindungstypen aus Abschnitt 1.2 gut ergänzen.

Sich ergänzende (komplementäre) Partnerschaften können sehr stabil sein, solange beide Personen »mitspielen«.

Erlauben Sie uns zur Veranschaulichung zwei – zugegebener Maßen etwas klischeehafte – Beispiele:

Beispiel

Einem einsamen Computer-Nerd gefällt es anfangs ganz gut, wenn ihn die hilfsbereite und sozial kompetente Partnerin umsorgt und etwas aus seiner Einsamkeit herausholt. Umgekehrt genießt diese, dass der praktisch veranlagte Mann sofort die »Handwerkermütze« aufsetzt und den Computer repariert, wenn ihn mal wieder ein Virus lahmgelegt hat. Das mag lange gut gehen. Aber irgendwann fühlt sich der Mann von der sich stets fürsorglich-unterwerfende, oft aber auch anklammernde und wenig selbstständige Frau bedrängt und die Frau fühlt sich von dem Mann zwar versorgt, aber nicht wertgeschätzt und verstanden.

Eine eher gefühlsärmere und introvertiertere Mathematikerin mag sich anfangs von Lebendigkeit der extrovertierten Künstlerin angezogen fühlen, jedoch geht ihr irgendwann ihr Gequassel auf die Nerven. Die Mathematikerin mag nicht ständig auf Veranstaltungen gehen, auf denen sie die Leute nicht interessieren. Sie findet ihr neues Computerprogramm viel aufregender. Der Künstlerin wiederum gefällt es zunächst, dass die Mathematikerin nicht im Mittelpunkt stehen will und ihr nie die Show stiehlt. Aber irgendwann empfindet sie ihre Ruhe als desinteressiert und abweisend. Am schlimmsten findet sie, dass die Mathematikerin nicht über Gefühle reden mag. Beim Paartherapeuten hört sich das dann so an: »Meine Partnerin versteht mich einfach nicht!« Worauf diese antwortet »Stimmt gar nicht! Ich kann jeden Satz wiederholen, den du gesagt hast!«

2.5 Beziehungsspiele. Welche Beziehungsmuster gibt es bei Paaren?

Jenseits der erwähnten Passungen müssen Paare ihre »Spielregeln«, wie sie in ihrer Beziehung miteinander umgehen, aushandeln. Wie wir gesehen haben, verhalten wir uns dabei kaum anders als unsere Artverwandten.

Tiere können in Konfliktsituationen kämpfen, sich zurückziehen oder unterwerfen. Dieselben Bewältigungsmodi setzen auch Menschen ein, wenn es Konflikte in einer Partnerschaft gibt.

Das sind die drei Möglichkeiten:

(1) Wir versuchen Druck zu machen und Kontrolle über die Situation zu bekommen (*Dominanz* bzw. *Kämpfen*). Das geht direkt, aber auch indirekt, indem wir z. B. Forderungen stellen, laut oder leise Vorwürfe machen oder Handys kontrollieren.

(2) Wir können uns entziehen, indem wir schlicht nicht da sind (und z. B. viel arbeiten, zum Sport oder in die Kneipe gehen) oder uns hinter dem Rechner oder der Hausarbeit bzw. im Kinderzimmer »verstecken«. Das wäre eine mehr oder weniger aktive *Vermeidung*, also entweder Flucht oder Erstarrung. Bedenken Sie: Auch das erstarrte Kaninchen will sich dem Fuchs (passiv) entziehen. Es unterwirft sich nicht! Erkennen Sie den Unterschied?

(3) Wir können uns *unterordnen* bzw. aufopfern und alles für unser Gegenüber tun, um dafür Bindung bzw. Nähe zu bekommen. Im Sinne von: Ich mache alles was du willst, aber verlasse mich nicht!

Bei Paaren treffen die jeweils bevorzugten Bewältigungsmodi aufeinander. Das kann mehr oder weniger gut passen.

Abgesehen von den Paaren mit zwei Erwachsenenmodi sind Paare mit einer überwiegend dominierenden und einer unterwerfungsbereiten Person am stabilsten, egal wer welche Rolle hat. Die sich unterordnende Person wird dadurch belohnt, dass sie die vermeintlich stärkere Person an sich bindet. Sie tritt die Stärke sozusagen an die dominante Person ab (Willi, 1975). Bemerkenswerterweise werden die vermeintlich Stärkeren oft sehr instabil, wenn sich die scheinbar schwächere und abhängige Person selbstständig macht. Diese Rollenverteilung hat bei Peter und Susanne auch eine ganze Zeit lang gut funktioniert:

Beispiel

Susanne genoss am Anfang der Beziehung, dass Peter ihre Leidenschaft und Lebendigkeit mochte. Sie fühlte sich endlich so angenommen, wie sie war. Dafür verwöhnte sie ihn gerne. Peter war froh, dass Susanne ihm viel Initiative abnahm und das ganze soziale Leben organisierte. Er ging auch gerne mit. Das ging so lange gut, bis Peter mehr arbeiten musste und nicht mehr so viel für Susanne da war. Sie fühlte sich vernachlässigt und begann ihn zu kritisieren und anzuklagen. Das kannte er von seiner Mutter! Vielleicht kam es ihm da ganz gelegen, dass er immer öfter länger bei der Arbeit bleiben musste?

Stabilisierung durch Distanzierung. Durch den Rückzug von Peter lief Susanne ins Leere. Sie hat nun die Wahl, wie sie auf diesen Rückzug reagieren will: Entweder sie zieht sich auch zurück, dann leben die beiden äußerlich gut funktionierend zusammen, aber innerlich entfremdet nebeneinanderher. Die Beziehung *stagniert*. Das kann viele Jahre gut gehen und ist tatsächlich nach ein paar leidenschaftlicheren Jahren bei nicht wenigen Paaren der Fall. Nicht selten »trösten« sich die verlassenen Partner oder Partnerinnen dann mit irgendwelchen eigenen Aktivitäten. Manche (wie auch Susanne) greifen vermehrt zu Alkohol oder Tabletten. Diese Selbstberuhiger – so nennt man diese Verhaltensweisen im Modusmodell – können damit zur Stabilisierung einer wackeligen Partnerschaft beitragen.

Dysfunktionaler Moduszirkel. Die andere Möglichkeit ist, dass die verlassene Person das alte Zusammenspiel aufrechterhalten will und den dominanten Bewältigungsmodus verstärkt oder durch »Szenen machen« bzw. Krankheitssymptome versucht, die andere Person manipulativ wieder an sich zu binden. Diese wird sich vermutlich daraufhin vermehrt entziehen und die Beziehung wird durch die *Eskalation* der jeweiligen Bewältigungsmodi immer instabiler. Das nennen wir einen dysfunktionalen Moduszirkel.

Beispiel

Peter und Susanne befinden sich in einem solchen Prozess, wobei Susanne zwischen Dominanz und Unterwerfung hin und her kippt: Manchmal greift sie Peter ärgerlich an, dann unterwirft sie sich ihm wieder und geht z. B. mit ihm ins Bett, obwohl sie eigentlich gar keine Lust dazu hat, nur um ihn wieder zu besänftigen. Nachher ekelt sie sich dann vor sich selbst und wird schon wieder ärgerlich. Sie kommt aus dieser *Wut-Schuld-Wippe* aber nicht heraus.

Viele Paare befinden sich in einem solch instabilen Zustand, wenn sie in Therapie kommen. Die Initiative geht meist von der verlassenen Person aus. Für die Prognose ist dann am wichtigsten, ob sich die zurückziehende Person überhaupt noch auf die Beziehung einlassen will (und nicht bereits auf dem Absprung ist und z. B. schon eine Außenbeziehung hat). Besonders instabil wird die Beziehung, wenn die vermeidende Person plötzlich auch zu kämpfen anfängt. Dann gibt es einen Wettlauf um die dominante Position. Bei Kampf-Kampf-Konstellationen fliegen die Fetzen und das hält kaum ein Paar lange aus. Selbst bei dem bekannten Streitpaar Martha und George in »Wer hat Angst vor Virginia Woolf« in der Novelle von Albert Albee (1994) wechseln die beiden zwischen ihren Machtkämpfen immer wieder kurz in den Rückzug oder die Unterwerfung, sonst wäre die Beziehung längst gescheitert. Entweder das Paar trennt sich also (kurzfristig am leichtesten und daher die zunehmend häufigere Lösung), sie gehen in einen kalten Konflikt und distanzieren sich voneinander (wie oben gesagt häufiger als man denkt) oder sie versuchen sich zusammenzuraufen und an ihrer Beziehung zu arbeiten, indem beide ihren Erwachsenenmodus stärken (schwierig, aber langfristig lohnend). Dann müssten sie lernen, ihre Bedürfnisse zu äußern, sich in den jeweils anderen einzufühlen, Kompromisse zu schließen und eine gute Balance zwischen Nähe und Distanz finden. So wird eine gemeinsame konstruktive Entwicklung möglich. Dieser Prozess wird in

Kapitel 4.2 beschrieben. Notfalls kann dieser durch eine Paartherapie unterstützt werden. Tabelle 2.1 gibt eine Übersicht über diese verschiedenen Konstellationen. Wir fassen zusammen:

Beziehungen werden instabil, wenn eine Person den Bewältigungsmodus ändert. Paare können sich dann entweder gemeinsam entwickeln, mehr oder weniger gut arrangieren oder trennen.

Tabelle 2.1 Paarkonstellationen im Modusmodell

▶ Dominanz	–	Unterordnung (stabil)
▶ Dominanz	–	Vermeidung (Eskalation)
▶ Dominanz	–	Dominanz (instabil)
▶ Vermeidung	–	Vermeidung (Erstarrung)
▶ Erwachsenenmodus	–	Erwachsenenmodus (Entwicklung)

2.6 Wer ist schuld? Eine Frage der Kommunikation

Wenn Paare zu uns in Therapie kommen, steht meist – mehr oder weniger offen – die Frage im Raum: Wer ist schuld an der Krise? Die Antwort ist: Immer der oder die andere! Mit dem Smartphone-Beispiel aus Kapitel 1 im Hinterkopf wundert uns das nicht mehr. Jede Seite steckt in ihrer Perspektive fest und fühlt sich im Recht. Nachdem wir Sie mit dem Moduszirkelmodell vertraut gemacht haben, wird Sie unsere andere Antwort nicht mehr wundern: Schuld ist nicht eine der beiden Seiten, sondern der *Moduszirkel*! Oder anders: Wir sprechen lieber von *Verantwortung* als von Schuld. Und verantwortlich für die Entstehung eines Moduszirkel sind immer beide Seiten. Ohne die jeweilige Reaktion der anderen Seite auf das eigene Verhalten würde dieses ins Leere laufen. Zur Verdeutlichung mal wieder eine Metapher:

Mit einer Hand kann man nicht klatschen! Auch wenn Peter seine Hand (im Vermeidungsmodus) nicht bewegt, sondern »gar nichts« sagt oder tut), ist er in gewisser Weise doch aktiv. Susanne mag zwar vordergründig die Aktivere sein, aber wenn Peters Hand nicht da wäre, würde es nicht klatschen. Beide tragen auf ihre Weise zum Moduszirkel bei!

Paul Watzlawick hat das sehr treffend auf den Punkt gebracht: Man kann nicht *nicht* kommunizieren. Auch wenn man »nichts tut«, tut man etwas, nämlich *nichts*. In einer Beziehung ist das aber nicht nichts, sondern macht etwas mit der anderen Person. Diese fühlt sich nämlich nicht wahrgenommen, missverstanden oder sogar abgewiesen. Das verletzt das Bindungsbedürfnis. Und damit hat das Nichtstun sehr wohl eine Wirkung! Und ist damit auch eine Handlung bzw. eine unterlassene Handlung. Sie kennen das aus dem Straßenverkehr:

Wenn Sie bei einem Unfall an der Straße nicht anhalten, ist das eine »unterlassene Hilfeleistung«. Nichtstun kann also durchaus strafbar sein. Das gleiche gilt im »Beziehungsverkehr«.

Man kann eine Beziehung nicht wie ein »Ding« einfach abstellen bzw. »auf Eis legen«. Unser Bindungsbedürfnis braucht, dass das Gefühl der Verbundenheit immer in einem gewissen Ausmaß aufgefrischt wird. Das Ausmaß dieser Rückversicherung ist sehr unterschiedlich. Manche Paare müssen zehnmal am Tag einen elektronischen Kurzkontakt haben. Über die Substanz dessen, was da inhaltlich kommuniziert wird, wollen wir jetzt nicht sprechen. Anderen reicht es, sich einmal am Tag intensiver zu begegnen. Auch Sexualität kann zum Gefühl der Verbundenheit beitragen. Es geht schlicht um die Befriedigung des Bindungsbedürfnisses. Und das ist wichtig. Daher werden wir auch immer wieder auf ganz verschiedenen Ebenen Anregungen dazu geben, die Bindung zu stärken.

Bindung ist aber nicht alles! Manchen mag es »auf den Zeiger« gehen, wenn sie dauernd »angetextet« werden und entsprechend genervt oder abweisend reagieren. Dann sind Sie – ehe Sie es sich versehen – in dem beschriebenen Moduszirkel. Und dann werden Sie das, was wir Ihnen in diesem Buch an die Hand geben möchten, ganz gut brauchen können. Um Ihnen zu zeigen, wie komplex Kommunikation ist, wollen wir die Ebenen der Kommunikation ausführlicher darstellen, bevor wir Ihnen zeigen, wie Kommunikation – bewusst geführt – besser gelingen kann. Wie gesagt: Wir kommunizieren immer – bewusst oder eben unbewusst!

2.7 Vier Ohren hören mehr als zwei. Grundlagen der Kommunikation

Wenn wir darauf schauen, wie Paare miteinander umgehen, kommen wir an einem wichtigen Modell aus der Kommunikationsforschung nicht vorbei: dem sogenannten *Vier-Ohren-Modell* von Schulz von Thun (2001). Es besagt, dass in einer Botschaft immer mehrere Ebenen mitschwingen. Man unterscheidet folgende vier Ebenen:

(1) Die *Inhaltsebene*. Das ist der rein sachliche Inhalt, so wie man ihn von einem Blatt ablesen könnte.
(2) Die *emotionale Ebene*. Bei jeder Mitteilung schwingt z. B. im Ton die emotionale Befindlichkeit des Sendenden mit.
(3) Die *Appellebene*. Auch scheinbar sachliche Aussagen enthalten oft einen verborgenen Auftrag an den Empfänger oder die Empfängerin.
(4) Die *Beziehungsebene*. Durch die Art, wie etwas gesagt wird, gibt sich die sendende Person auch immer eine Rolle und weist der empfangenden eine Rolle zu.

Nehmen wir auch hier das manchem Lesenden vielleicht schon bekannte Beispiel, an dem bereits Schulz von Thun das Modell erklärt (weil es inzwischen ein Klassiker geworden ist und jeder diese Situation kennt. Man muss solche Bespiele ja nicht immer wieder neu erfinden):

Beispiel

Susanne und Peter fahren Auto. Heute »darf« Susanne mal fahren. Sie fährt auf eine Ampel zu und Peter sagt: »Da vorne ist grün!« Susanne antwortet: »Fahre ich oder fährst du?«

Scheinbar reden beide aneinander vorbei, dabei kommunizieren sie sehr genau. Gehen wir die vier Ebenen zusammen durch:

(1) Auf der *Inhaltsebene* macht Peter scheinbar nur eine sachliche Feststellung.
(2) Auf der *emotionalen Ebene* offenbart sich bei Peter Ungeduld.
(3) Der *Appell* heißt: Bitte fahr schneller!
(4) Auf der *Beziehungsebene* macht sich Peter zum Fahrlehrer von Susanne. Im Modusmodell ist das eine dominante Geste. Und jetzt wird es spannend: Mit welchem Modus reagiert Susanne darauf?

Schauen wir uns an diesem Beispiel noch einmal die vier wichtigsten Bewältigungsmodi an, mit denen Susanne reagieren könnte:

(1) Sie könnte sich *unterordnen* und sagen: Oh, danke, dass du es mir sagst!
(2) Sie könnte so tun, als hätte sie es nicht gehört (*distanzierter Beschützer*).
(3) Sie könnte das Autoradio anmachen (*distanzierter Selbstberuhiger*).
(4) Sie spielt den Ball wie im obigen Beispiel zurück und weist Peter kämpferisch (und dabei sogar elegant) in seine Schranken (gesunde *Dominanz*).

Empathische Konfrontation. Haben Sie im Ernst von Susanne etwas anderes erwartet? Genau genommen war ihre Antwort (insbesondere wenn man die Eleganz berücksichtigt) ziemlich angemessen. Noch mehr im Sinne des Erwachsenenmodus wäre vielleicht gewesen zu sagen: »Okay, ich merke, dass du gerne schneller fahren würdest, aber dann bekomme ich Angst. Also bitte sei geduldig und mache mich mit deinen Kommentaren nicht nervös.« Das nennt man in der Schematherapie eine *empathische Konfrontation*: Konfrontieren ja, aber mit Gefühl! Damit würde sie die verdeckte emotionale Ebene ansprechen, Peter zeigen, dass sie den Appell gehört hat und sich auf der Beziehungsebene in einer selbstfürsorglichen Weise abgrenzen. Gleichzeitig steckt von ihrer Seite die emotionale Botschaft drin, dass sie etwas Angst hat, der Appell, Peter möge sie nicht zusätzlich belasten, und auf der Beziehungsebene die Botschaft, er möge sich zurücknehmen. Ganz schön komplex, nicht wahr? Macht aber Sinn und funktioniert erstaunlich gut! Eine gut dosierte Beharrlichkeit und Standhaftigkeit ist sozusagen rot in seiner empathischsten Form. Diese Fähigkeit ist besonders wichtig für Menschen, die mit dominanten Partnern zusammenleben und aus der Unterordnungsecke herauswollen. Diana in Kapitel 7 wird uns ein gutes Beispiel geben. Wenn Sie so etwas lernen wollen, finden Sie im Buch von Wendy Behary, *Der Feind an Ihrer Seite* (2012), viele solcher Beispiele.

Diese Form der Kommunikation ist zwar etwas umständlicher und »länger«, legt aber die verdeckten und trotzdem wirksamen Botschaftsanteile offen. Das tut der Beziehung langfristig gut, weil es statt Machtspielchen Transparenz und Sicherheit schafft. Natürlich wird man nicht immer so miteinander reden. Aber wenn Sie merken, dass sich in Ihrer Beziehung in einem Gespräch eine angespannte Atmosphäre einschleicht, kann es helfen, diskret in diese Form des Gesprächs zu wechseln. Sie legen damit in schwierigem Gelände sozusagen den Geländegang ein. Daher werden wir in Kapitel 4.2 ausführlich auf diese Form des sogenannten konstruktiven Paargespräches genauer eingehen.

2.8 Warum sich Paare missverstehen. Die dysfunktionalen Moduszirkel

Wenn man Paaren helfen will, muss man eine Idee davon haben, was schiefläuft. Man braucht ein Modell, mit dem man die Situation des Paares nachvollziehbar beschreiben kann. Und zwar hier und heute – unabhängig vom Ballast der ganzen Vorgeschichte. Dazu wurde in der Schematherapie das Modell des Moduszirkels entwickelt.

Der Moduszirkel beschreibt nur das aktuelle Verhaltensmuster, ohne Berücksichtigung der Vorgeschichte.

Das Problem entsteht auf der Ebene der Bewältigungsreaktionen, nämlich dem Kämpfen oder dem Flüchten bzw. Vermeiden. Die jeweilige Partnerin oder der Partner sieht nur das äußere Verhalten und nicht das dahinterliegende Erleben des Kindmodus. Wir haben ja bereits in Abschnitt 1.3 gesehen, dass die Bewältigungsmodi entstanden sind, um die negativen Gefühle der Kindmodi abzuschwächen. Erst wenn beide diese Gefühle und die damit verbundenen Grundbedürfnisse erkannt und anerkannt haben, können sie nach erwachsenen und angemessenen Lösungen suchen, diese Bedürfnisse zu befriedigen. Dadurch werden die alten Bewältigungsmodi überflüssig. Dazu wollen wir das Beispiel eines konkreten Konfliktes, mit dem wir in diesem Buch weiterarbeiten wollen, auf das Modusmodell bezogen darstellen:

Beispiel

Susanne fühlt sich von Peter im Stich gelassen, wenn dieser nicht zur verabredeten Zeit nach Hause kommt. Sie ist sich aber ihrer Verletzbarkeit nicht bewusst, sondern fühlt nur Wut. Hintergrund ihrer Verletzbarkeit sind immer wiederkehrende Erfahrungen, als Kind von den Eltern im Stich gelassen worden zu sein (Verlassenheitsschema). Dieser Hintergrund ist ihr aber nicht klar, sondern sie denkt, wenn Peter nicht kommt, ist er natürlich an ihrer Wut schuld. Aber wie in Abschnitt 1.4 beschrieben, ist Peter nur der Auslöser, aber nicht die Ursache ihrer Wut. Die Ursache in ihr ist ihr emotionales Vernachlässigungsschema, das sich in ihrer Kindheit in ihr Gehirn eingebrannt hat. Sie hält ihre innere Anspannung kaum aus und trinkt dann Alkohol. Aber statt sie zu beruhigen, macht der den Ärger nur noch stärker. Sie redet sich dann innerlich regelrecht in Rage und stellt sich vor, wie er sie mit der neuen, attraktiven Kollegin betrügt. Dass sie das so bei ihrem Vater erlebt hat, ist ihr in diesem Moment nicht bewusst. Wenn Peter dann endlich nach Hause kommt, greift sie ihn aus ihrer Wut heraus sofort an, bevor er überhaupt etwas sagen kann. Peter fühlt sich missverstanden und verletzt, sein Missbrauchsschema ist aktiviert. Hat er doch nur so lange gearbeitet, um für sie beide genug Geld zu verdienen, damit sie sich endlich ihre Doppelhaushälfte leisten können. Er kann hinter dem wütend-kämpferischen Bewältigungsmodus von Susanne nicht ihren verletzbaren Kindmodus sehen und zieht sich enttäuscht zurück. Der verletzbare Kindmodus in Susanne fühlt sich davon erst recht im Stich gelassen. Sie reagiert mit noch verzweifelteren Angriffen, um endlich an Peter heranzukommen, worauf dieser sich noch mehr zurückzieht. Der Moduszirkel dreht sich immer schneller.

In unserem Beispiel drängen sich bei beiden die ärgerlichen Kindmodi in den Vordergrund. Für den Ausstieg aus dem Moduszirkel müssen beide den Zugang zu ihren jeweiligen verletzbaren Kindmodi finden und dann wagen, diese auch zu zeigen! Dann wird in der anderen Person (wie in dem Still-face-Video) eher die wohlwollend-fürsorgliche Seite aktiviert und Wunsch nach mehr Nähe ausgelöst. Wir fühlen uns vom verletzbaren Kindmodus im anderen angezogen, wie wir in Abschnitt 1.2 schon gesehen haben. Es sind die Kindmodi im anderen, in die wir uns verlieben. Daher reden Verliebte auch wie Kinder miteinander. Paradoxerweise können wir daher unsere Bedürfnisse unter dem Strich viel besser durchsetzen, wenn wir das sanft versuchen und nicht mit Druck. Umgekehrt trennen sich Paare, weil sie den Zugang zu dem verletzbaren Kindmodus im Gegenüber verloren haben. Die Aufgabe ist dann, diesen Zugang wiederzufinden.

Um aus dem Moduszirkel herauszukommen, müssen beide Partner Zugang zu dem versteckten Kindmodus finden.

Ein Moduszirkel baut auf dem *Zwei-Beine-Modusmodell* auf. Um das dysfunktionale Zusammenspiel der beiden Seiten deutlich zu machen, wurde das Moduszirkel-Memo entwickelt.

2.9 Der Weg raus aus dem Moduszirkel: das Moduszirkel-Memo

Das Moduszirkel-Memo (MZM) ist eine vereinfachte Darstellung der Modi, die in den dysfunktionalen Moduszirkel verstrickt sind. In **AB 1** im Online-Arbeitsmaterial finden Sie ein leeres Moduszirkel-Memo als Vorlage.

Ein Moduszirkel-Memo (MZM) wird immer nur für eine konkrete Situation ausgefüllt.

Ein Paar kann also mehrere Moduszirkel mit verschiedenen Bewältigungsmodi haben. Entsprechend sind dann auch mehrere MZM auszufüllen. Aber mehr als zwei oder drei Moduszirkel sind selten. So abwechslungsreich sind unsere Auseinandersetzungen dann auch wieder nicht ... In Abbildung 2.3 haben wir für den in Abschnitt 2.8 beschriebenen Streit von Peter und Susanne ein MZM ausgefüllt:

In der *ersten Zeile* wird der äußere Anlass des Streites sachlich, und zwar aus der Perspektive beider, benannt. Was den Streit ausgelöst hat, wird nämlich durchaus unterschiedlich gesehen (denken Sie an das Smartphone-Beispiel in Kapitel 1). Ggf. können hier auch schon bekannte Erinnerungen oder Schemata eingetragen werden. In der *zweiten Zeile* können für beide zunächst typische Kommentare der *Stimmen im Kopf* eingetragen werden, die in dieser Situation aktiviert werden. Daneben die sichtbaren *Bewältigungsmodi.* Wer dabei links oder rechts steht, ist egal, da der Zirkel sowieso zwischen beiden hin und her geht. In der dritten Zeile wird zunächst in der Mitte des Blattes der *Kindmodus* eingetragen, der den Bewältigungsmodus antreibt. Wir haben auf Seite 72 gesehen, dass hinter einem kämpferisch-dominanten Bewältigungsmodus ein genervt-ärgerlicher Kindmodus stecken muss und hinter einer unterordnenden Bewältigung ein verletzbarer Kindmodus. Bei der passiven Vermeidung kann es ein verletzbarer oder auch einmal ein gebremst-genervter Kindmodus sein. Bei der aktiven Selbstberuhigung (oder einem ärgerlichen Beschützermo-

Peter: Auslöser (Schemata / Erinnerung): Stress bei der Arbeit, Angst vor dem Streit zu Hause (Ich konnte es der Mutter nie recht machen und wurde sowieso bestraft) Schema: Versagen, Verletzbarkeit	**Susanne:** Auslöser (Schemata / Erinnerung): Peter lässt sie warten und meldet sich nicht (Ich wurde immer wieder allein gelassen und ausgenutzt) Schema: emot. Vernachlässigung, emot. Missbrauch
»Stimme im Kopf«: Egal was du machst, es gibt immer Streit! → Bewältigung: Meldet sich nicht und geht dann ins Zimmer (Vermeidung)	Bewältigung: Schreit Peter an, sobald er zur Tür reinkommt (Dominanz) ← »Stimme im Kopf«: Du bist ihm egal, er denkt nur an sich! Wenn du nicht kämpfst, Reagiert er gar nicht!
Kindmodus (verdeckt / aktiv): Wütendes Kind / Ängstliches Kind	Kindmodus (aktiv / verdeckt): Wütendes Kind / Einsames Kind
Unbefriedigtes Grundbedürfnis: Selbstbehauptung Wunsch: Von Susanne respektiert werden, mehr Freiraum haben	Unbefriedigtes Grundbedürfnis: Bindung Wunsch: Von Peter »gesehen« und in meinen Bedürfnissen ernst genommen werden
Lösung des Erwachsenenmodus: Ich melde mich ein Stunde vorher, wenn ich merke, dass es später wird. Dafür macht mir Susanne keinen Stress, wenn ich nach Hause komme	Lösung des Erwachsenenmodus: Ich vertraue Peter und beruhige mich selbst, wenn er mir rechtzeitig Bescheid gesagt hat. Jeder hat das Recht auf eigene Freiräume

Ergebnis und nächste Schritte: Es klappt besser!
Wir verabreden uns ab sofort jeden Mittwoch, um etwas zusammen zu machen.
Wir wechseln uns ab, wer überlegt, was wir machen.

Abbildung 2.3 Moduszirkel-Memo von Susanne und Peter

dus) ist der angespannt-ärgerliche Kindmodus schon stärker, aber noch nicht stark genug zum Kämpfen. Wenn man nun den kleinen schwarzen Pfeilen folgt, kann man in Form einer liegenden »8« den Moduszirkel durchgehen:

Beispiel

Wenn Susanne Partner 1 ist, reagiert sie auf das Zuspätkommen von Peter mit Vorwürfen. Das ist die dominante Reaktion. Peter macht das Angst (verletzbares Kind in Zeile 3 rechts). Daraufhin geht er in einen vermeidenden Rückzug (Zeile 2 rechts). Das wiederum macht Susanne noch ärgerlicher (Zeile 3 links). Dass sie sich dabei tiefer in ihrem Inneren auch verletzt und ohnmächtig fühlt, merkt sie zunächst nicht. Sie steckt ganz in ihrer Schemaaktivierung drin und spürt nur ihre große Wut auf Peter, der sie immer wieder alleine lässt. Diese »Mordswut« macht Peter erst recht Angst und er zieht sich immer weiter zurück. Der Moduszirkel droht zu eskalieren.

Soweit – so schlecht! Jetzt kommen wir zur Lösung:

Zunächst muss der Moduszirkel unterbrochen werden und beide müssen sich erst einmal räumlich trennen.

Wie das genau geht, besprechen wir in Abschnitt 4.2. Hier zunächst einmal die Theorie. Erst wenn beide Personen räumlich getrennt sind, können sie aus den Schemaaktivierungen herauskommen. Solange sie sich sehen, »drücken sie sich immer wieder die Knöpfe« und bleiben in den alten Verletzungsgefühlen und den reflexhaft aktivierten, alten Bewältigungsreaktionen (d. h. den Lebensfallen) hängen. Im Moment der emotionalen Aktivierung dominieren alte Zentren im Mittelhirn. Die höher entwickelten Zentren in der Hirnrinde sind weitgehend abgeschaltet. Das Trennen hilft, aus der Aktivierung auszusteigen, die emotionalen Wogen zu glätten und den »Kopf wieder über Wasser« zu bekommen.

Der jeweilige Erwachsenenmodus versucht dann ganz bewusst, den im Moduszirkel *nicht* beteiligten Kindmodus ins Bewusstsein zu holen und zu spüren, was dieser eigentlich braucht. Das wird neben den in den Moduszirkel verwickelten und bereits eingetragenen Kindmodus in Zeile 3 daneben geschrieben.

Wenn es Susanne gelingt, in den Modus eines inneren Beobachters zu wechseln, kann sie mit etwas Abstand spüren, dass sie eigentlich traurig ist und Angst hat, verlassen zu werden, wenn Peter nicht kommt. Letztlich steckt hinter ihrer Wut ganz klar auch eine verletzbare Seite, die von Peter gesehen und angenommen werden möchte. Die muss sie im Erwachsenenmodus »hervorholen« und Peter zeigen!

Beispiel

Peter kann sehen, dass Susanne nicht die ewig nörgelnde und nie zufriedenzustellende Mutter aus seiner Kindheit ist, auch wenn sie genauso nervt. Von seiner Mutter wurde er »abgerichtet« und musste funktionieren. Aber heute braucht er keine Angst mehr zu haben und muss seinen Ärger nicht mehr verstecken, um nicht noch mehr gegängelt zu werden. Er kann die Kraft der ärgerlichen Kindseite nehmen und mutig auf Susanne zugehen und ihr sagen, warum er so spät kommt. Er muss sich der Übermacht der Mutter nicht mehr beugen, selbst wenn er recht hatte. Heute kann er sein Recht geltend machen. Und im Grunde möchte Susanne auch seine Kraft und Selbstsicherheit spüren, damit sie ihm vertrauen kann. Sein Ausweichen macht ihr mehr Angst, als wenn er ihr in einer sachlichen Weise die Stirn bietet.

Im Modus des gesunden Erwachsenen können wir ausbalanciert und auf beiden »Beinen« stehend neu aufeinander zugehen.

In Zeile 4 wird dann zunächst der eigentliche *Wunsch* eingetragen, wie wir ihn spüren, wenn wir auf beiden Beinen stehen. Daraus kann man dann in Zeile 5 das jeweilige *erwachsene Verhalten* eintragen, mit dem der Konflikt sachlich und vernünftig aufgelöst werden kann. In der untersten Zeile kann dann das *Ergebnis* eingetragen werden, damit deutlich wird, dass es auch geklappt hat. Der Weg durch das Moduszirkel-Memo soll zu einem Erfolgserlebnis führen, denn:

Der wahrgenommene Erfolg ist die beste Motivation!

3 Mythen und Wahrheiten über Partnerschaften

In Kapitel 4 werden wir sehr praktische Vorschläge machen, wie Sie Ihre Beziehung konkret verbessern können, wenn es bereits Probleme gibt. In diesem Kapitel möchten wir vorher einige wissenschaftlich fundierte, grundsätzliche Informationen über Partnerschaften zusammentragen und welche hilfreichen, alltäglichen Verhaltensweisen sich daraus ableiten. Sozusagen der »Stoff«, aus dem gute Beziehungen gemacht sind. Das kann und soll uns eine Orientierung auf unserem Weg durchs Beziehungsleben geben.

3.1 Was hält Paare zusammen?

Dem »Triangulären Modell der vollständigen Liebe« (nach Sternberg, 1986) zufolge kann man drei Bereiche unterscheiden, die für Partnerschaften wichtig sind:

(1) Am Anfang dominiert häufig die **Leidenschaft**. Dazu gehört die emotionale Sehnsucht nach der geliebten Person, aber natürlich auch das sexuelle Begehren. Im Laufe der Zeit lässt diese Komponente natürlicherweise nach. Sie allein ist auf Dauer nicht tragfähig.

(2) Mit der inneren Entscheidung für die Partnerschaft kommt eine Komponente der **Verpflichtung** dazu. Am deutlichsten kommt das im Eheversprechen zum Ausdruck. Hinzu kommen die sozialen Verbindungen aus dem alltäglichen Leben. Die Gefahr bei zu ausschließlicher Fokussierung auf diesen Bereich besteht darin, dass nur noch die sozialen Pflichten erfüllt werden, aber die emotionale Beziehung austrocknet. Ein großer Teil des Ärgers bei einer Trennung kann aus dem Ver-

trauensverlust und der Enttäuschung über den Bruch dieses (mehr oder weniger formalen) Beziehungsversprechens kommen.

(3) Mit der Dauer der Beziehung und der damit einhergehenden Nähe nimmt die dritte Komponente der Intimität bzw. **Vertrautheit** zu, die gewachsene Bindung. Sie ist dem Gefühl einer langen und tiefen Freundschaft ähnlich. Sie verzeiht dem anderen auch seine Schwächen und Schattenseiten. Leidenschaft auf der einen und Bindung und Intimität auf der anderen Seite gut auszuloten ist für viele Paare nicht einfach. Nicht selten schwindet die Leidenschaft je vertrauter und enger und sicherer die Bindung wird.

Beziehungen unterscheiden sich in der Gewichtung der drei Komponenten. Nach Sternberg (1986) wäre das Ideal eine ausbalancierte Situation wie bei einem Dreieck mit drei gleich langen Seiten (s. Abb. 3.1). Das ist vielleicht idealistisch, aber etwas emotionales Begehren sollte doch erhalten bleiben, oder? Das wünschen sich zumindest die meisten Paare, wenn man sie danach fragt! Doch mehr dazu in Kapitel 5.

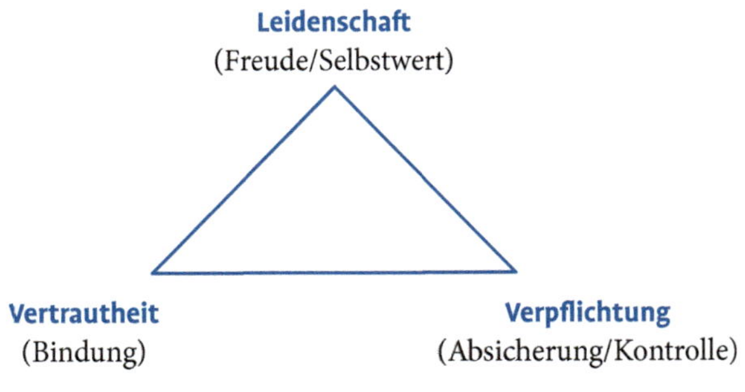

Abbildung 3.1 Beziehungsdimensionen

Tatsächlich gibt es für alle Seiten des Dreiecks Beispiele für entsprechende (Teil-)Beziehungen:

- Die Pole »Vertrautheit« und »Verpflichtung« zeichnen manche Alterspartnerschaften aus. Diese Paare führen eine stabile Beziehung, die Leidenschaft ist vielleicht etwas verloren gegangen, was manche jedoch nicht unbedingt stört.
- Die Pole »Leidenschaft« und »Vertrautheit« dominieren bei jungen Paaren, die sich noch nicht festlegen wollen oder müssen. Diese Variante entspricht dem gängigen romantischen Ideal von Liebe am meisten und ist in der Regel während der Phase der Verliebtheit zu spüren.
- Die Polarität »Leidenschaft« und »Verpflichtung« mag zunächst ungewöhnlich klingen, kennzeichnet aber z. B. das länger dauernde Verhältnis zu einer Maitresse. Das ist heute sicher seltener geworden, war historisch aber ein sozial akzeptiertes Modell. Wer das nicht glaubt, möge sich z. B. in der Nähe Berlins (oder von Paris) ansehen, welch »fürstliche« Häuser da die eine oder andere Maitresse gebaut bekam!

Der bekannte Paarforscher John Gottman (1994) entwickelte auf Basis seiner Untersuchungen die folgenden fünf Kategorien zur Beschreibung von Partnerschaften:

(1) lebhaft-impulsive Partnerschaft
(2) konfliktvermeidende Partnerschaft
(3) konstruktive Partnerschaft
(4) offen-feindselige Partnerschaft
(5) distanziert-feindselige Partnerschaft

Während die Paare der ersten drei Kategorien allesamt als stabile Paare beschrieben werden können, gehören die Paare der letzten beiden Kategorien zu den instabilen Paaren. Der Hauptunterschied zwischen den stabilen und den instabilen Paaren ist die *Grundstimmung* in der Beziehung. Die instabilen Paare haben eine permanente feindselige Grundstimmung, die bei den *offen-feindseligen* immer wieder in »heiße« Konflikte eskaliert und bei den *distanziert-feindseligen* Paaren permanent subtil spürbar ist. Im

Gegensatz dazu sind die stabilen Paare in der Lage, eine positive Grundstimmung in der Partnerschaft zu halten, selbst wenn es (wie in jeder lebendigen Partnerschaft) einmal zu Streit kommt.

Wichtig

Laut dem Paarforscher Gottman ist es für die Beziehungsqualität nicht entscheidend, ob es einmal Streit gibt. Es geht vielmehr darum, emotional wieder anzuknüpfen und sich grundsätzlich zu mögen, anstatt im anderen permanent den Feind zu sehen.

Auf das Dreieck oben bezogen heißt das, dass sich die stabilen bzw. zufriedenen Paare in ihrer Art zu leben unterscheiden: Manche mögen es leidenschaftlicher, manche setzen eher auf eine freundschaftliche Verbundenheit. Der entscheidende Faktor ist die Grundstimmung in der Beziehung. In Modussprache übersetzt: Schaffen Sie es, an Ihren Bindungsbedürfnissen anzuknüpfen und »hinter« den Bewältigungsmodus der anderen Seite zu schauen oder erkalten Sie unmittelbar, wenn Sie Ihren Partner bzw. Ihre Partnerin sehen? Dann besteht die Gefahr, dass Sie verstärkt die Stolpersteine in Ihrer Beziehung spüren und in eine sogenannte *Problemtrance* geraten, aus der heraus Sie Ihr Gegenüber nur noch als Feind oder Feindin sehen.

3.2 Was stabilisiert eine Beziehung?

Dazu gibt es verschiedene Aspekte. Der Paartherapeut Hans Jellouschek (2010) beschreibt drei Dimensionen, die in einer gelungenen Paarbeziehung flexibel ausbalanciert werden sollten:

(1) Autonomie ↔ Bindung
(2) Selbstbehauptung ↔ Anpassung
(3) Geben ↔ Nehmen

Sie werden dabei unschwer unsere beiden *Beine* aus Kapitel 2 wiedererkennen! Wenn sich ein Partner oder eine Partnerin auf einen Pol fixiert, muss der bzw. die andere in den Gegenpol gehen. Sonst kommt es zu einem Konflikt. Das kann zu einer Erstarrung der Beziehung führen.

Beispiel

Je stärker sich Peter zurückzieht, umso mehr wird Susanne diejenige, die sich für die Aufrechterhaltung der Beziehung verantwortlich fühlt, wenn ihr Bindungsbedürfnis nur ein wenig stärker ist als das von Peter. Susanne kann sofort aus der »Klammerecke« heraus, wenn Peter wieder aktiver auf Susanne zugeht. So wird die Beziehung wieder beweglicher und besser ausbalanciert.

Umgekehrt hat Peter das Gefühl, dass alles nach Susannes Vorstellungen zu laufen hat. Er hat das Gefühl, in der Beziehung nicht mehr vorzukommen. Interessanterweise hat Susanne umgekehrt das Gefühl, dass der Peter, in den sie sich einmal verliebt hat, immer mehr verschwindet. In dem Moment, wo Peter Bereiche zugesprochen werden, in denen er bestimmen kann, fühlt er sich wieder ernst genommen und seine Rückzugstendenz wird schwächer. Susanne hat gleichzeitig ihren »alten« Peter wieder.

Susanne hat das Gefühl, immer Peter versorgen zu müssen und zu wenig zurückzubekommen. Das Gefühl wurde schon etwas schwächer, nachdem Peter die Aufgabe übernommen hatte, ab sofort sonntags den Frühstückstisch zu decken und Susanne den Kaffee ans Bett zu bringen. Das hatte er übrigens zu Beginn der Beziehung auch immer getan …

Beziehungen neu aushandeln. Die Einseitigkeiten in einer Beziehung wieder neu auszubalancieren, verlangt von beiden buchstäblich Beweglichkeit. Das heißt, sich von lieb gewonnenen Gewohnheiten zu trennen. Im Modusmodell müssen die automatisierten

Bewältigungsreaktionen systematisch auf den Prüfstand gestellt und aus dem Blickwinkel der beiden Erwachsenenmodi überprüft und neu verhandelt werden. Eine entsprechende Übung dazu ist in Abschnitt 6.7 beschrieben. Die Verhandlungen selbst sollten am besten im Rahmen eines konstruktiven Paargesprächs geführt werden, damit es nicht aus der Spur läuft. Wie das konkret geht, beschreiben wir in Abschnitt 4.6. Selbstredend ist das ein sensibler Prozess, denn nicht umsonst hat sich das Paar ja in der alten Situation eingerichtet. Es ist übrigens keineswegs ein schlechtes Zeichen, wenn es in einer neu ausbalancierten Beziehung mehr Auseinandersetzungen als früher gibt. Im Gegenteil: Wenn sich ein Paar in seiner gemeinsamen »Komfortzone« eingerichtet hat, gibt es zwar keinen Streit, aber es bewegt sich eben auch nichts mehr.

Entwicklung und Veränderungen sind untrennbar mit Auseinandersetzungen verbunden. Daher braucht jede Beziehung eine gute Konfliktkultur.

So wie man bei der Arbeit sagen kann: »Nur wer nichts macht, macht auch keine Fehler«, kann man bei Paaren sagen: Paare, die keine Auseinandersetzungen haben, können sich auch nicht entwickeln. Bei jeder Entwicklung gibt es Abstimmungsbedarf! Eine gute Möglichkeit, die eigene Konfliktkultur zu üben, sind z. B. Kurse in gewaltfreier Kommunikation, die an vielen Volkshochschulen, in Erwachsenenbildungseinrichtungen oder Beratungsstellen sehr günstig angeboten werden.

Das Beziehungskonto füllen

Ist die Beziehung grundsätzlich einigermaßen ausbalanciert, muss sie auch noch von beiden gepflegt werden. Notarius und Markmann (1996) haben dafür das Bild des *Beziehungskontos* geprägt, auf das beide Seiten in ausgewogener Weise einzahlen. Die Pointe dabei ist, dass beide nicht unbedingt in der gleichen »Währung« einzahlen müssen. So kann die eine Person finanziell mehr beisteuern, die andere organisiert das soziale Leben.

Übrigens sind bereits freundliche Worte, liebevolle Blicke, ein verständnisvolles Lächeln über einen Witz Möglichkeiten, auf das

Beziehungskonto einzuzahlen. »Einzahlen« oder »Investieren« hört sich vielleicht anstrengend und etwas technisch für Sie an. Tatsächlich rollen viele an dieser Stelle in der Paartherapie erst einmal die Augen, wenn die Frage nach dem Investment für die Partnerschaft gestellt wird. Nicht selten fallen Sätze wie »Muss Partnerschaft denn so anstrengend sein? Wenn ich investieren muss, damit es schön wird, läuft doch etwas schief! Früher war das bei uns auch einfacher.« Interessanterweise wird bei näherer Betrachtung deutlich, dass gerade auch am Anfang der Beziehung sehr viel investiert wurde, dieses Investment sich nur nicht anstrengend angefühlt hat. Getragen vom Gefühl des Verliebtseins fühlt es sich ganz wunderbar an, schöne Dinge für den geliebten Menschen zu tun. Dazu ein kleines Beispiel von Marc und Gilbert:

Beispiel

Als Marc und Gilbert sich kennenlernten, lebte Gilbert noch in Frankreich und Marc in Deutschland. Um Gilbert, der durch seinen Job bedingt immer sehr früh am Morgen aufstehen musste, eine Freude zu machen, fuhr Marc einmal mitten in der Nacht mit dem Auto los, um Gilbert einen Kaffee aus dessen Lieblingscafé zu bringen und ihn damit morgens im Bett zu überraschen. Die einfache Fahrt betrug knapp 5 Stunden – was für ein Investment! Sie können sich sicher vorstellen, wie groß die Überraschung und Freude bei Gilbert war. Das war sehr romantisch!

Dieses Beispiel schildert Gilbert in einer der ersten paartherapeutischen Sitzungen und macht seine Enttäuschung darüber deutlich, dass Marc mittlerweile nicht einmal mehr vom Rechner hochsieht, wenn Gilbert morgens das gemeinsame Zuhause verlässt, um zur Arbeit zu gehen.

Wer in welcher Weise investiert, ist nicht wichtig. Nur die Summe der Beiträge muss ausgeglichen sein und das Investment auch von der anderen Person als solches gesehen und (an-)erkannt werden.

Geschieht das, wird das wechselseitige Geben und Nehmen von beiden als Bereicherung erlebt. Aus Liebe mehr zu geben als zu nehmen scheint wiederum gut für die Liebe zu sein, liegt aber nicht jedem. Tatsächlich ist diese Bereitschaft, mehr einzuzahlen als herauszubekommen, die Grundlage aller sozialen Sicherungssysteme! Diesen Punkt hatten wir ja schon in der Einleitung angesprochen. Umgekehrt »zerbröselt« auch die beste Beziehung, wenn sich eine Seite dauerhaft ausgenutzt fühlt. Darüber sollten sich Paare von Zeit zu Zeit darüber austauschen. Besonders, wenn sich die Lebenssituation ändert.

Tipp

Fragen Sie Ihr Gegenüber von Zeit zu Zeit: »Hast du den Eindruck, dass es in unserer Beziehung unterm Strich gerecht zugeht? Gibt es etwas, das wir neu besprechen sollten?« Schon allein die Frage ist eine Einzahlung auf dem Beziehungskonto, da die implizite Botschaft lautet: »Mir ist es wichtig, dass du dich wohl fühlst in unserer Beziehung.«

Die Beziehung als Garten. Das Wort *Beziehungspflege* erinnert nicht zufällig an *Gartenpflege*. Wir sehen da Parallelen. Auch bei einem Garten reicht es nicht, wenn man ihn zu Beginn einmal anlegt. Wenn man ihn nicht anhaltend pflegt, verkrautet er. Es nützt auch nichts, ihn erst verdorren zu lassen und dann zu übergießen. Man kann auch nicht beliebige Pflanzen dort ziehen, sondern muss aus den vorhandenen Bedingungen das Beste machen. Außerdem braucht es eine gewisse Sachkenntnis (zu der dieses Buch beitragen will) und nicht zuletzt Geduld und Ausdauer. Manchmal verletzt man sich bei der Gartenarbeit und Einflüsse von außen können einem die Arbeit zunichtemachen. Können Sie die Bilder

»lesen«? Ja, leider kommt es trotz aller Bemühungen vor, dass durch Außeneinflüsse die Beziehungen scheitern. Aber dennoch wollen wir unser Bestes versuchen.

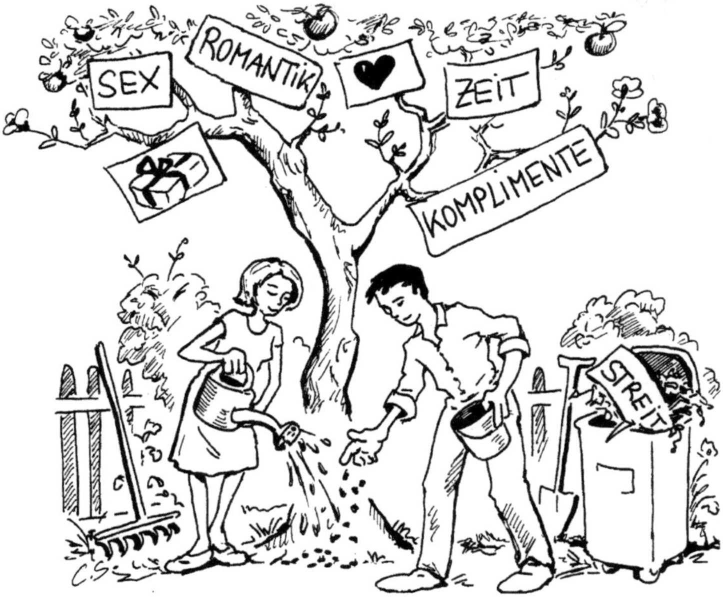

So wie Sie Ihren Garten regelmäßig wässern, sollten Sie Ihrer Beziehung die nötigen »Zutaten« zukommen lassen, die sie zum Wachsen bringt. Es gibt unzählige Möglichkeiten, in die Beziehung zu investieren. So können Sie beispielsweise Ihrem Gegenüber kleine positive Rückmeldung bzw. Komplimente machen. Das klingt wieder banal, aber erinnern Sie sich einmal konkret, wann Sie das zuletzt gemacht haben. Die schwäbische Einstellung: »Nicht geschimpft ist schon gelobt genug« ist auch in Beziehungen nicht zielführend.

Liebevolle Worte sind wie wärmende Sonnenstrahlen. Und beide kosten nichts!

Auch eine spontane Umarmung, ein Blick in die Augen etwas länger als nötig, ein kurzes »Ich freue mich, dass wir zusammen sind« tun einfach gut! Wichtig ist die Geistesgegenwart, einen guten Moment abzupassen und der Mut, es dann einfach zu tun. Lassen Sie diese Gelegenheiten nicht verstreichen. Üben Sie sich darin, so viele kleine positive Rückmeldungen und Komplimente wie möglich zu machen. Sie glauben gar nicht, wie viel »Luft nach oben« Sie da noch haben! Erst wenn sich Ihr Gegenüber beschwert, dass es ihm oder ihr zu viel wird, haben Sie übertrieben. Aber nicht vorher. Also lassen Sie es einmal drauf ankommen. Und vor allem: Schauen Sie richtig hin, wenn Ihre Frau beim Friseur war oder Ihr Mann die Garage ausgemistet hat, sodass Ihre Fahrräder jetzt wieder alle reinpassen. Manchmal wird das ja sogar vorher angekündigt. Und bitte bringen Sie Ihrer besseren Hälfte etwas von Ihrer Geschäftsreise mit!

Gemeinsamkeiten. Ein stabilisierender Faktor sind natürlich verbindende gemeinsame Interessen. Nicht umsonst belegen Paare gern einen Tanzkurs, planen gemeinsame Urlaube oder schreiben an einem gemeinsamen Blog, wenn sie etwas für ihre Beziehung tun wollen. Und wenn es beide (wenigstens einigermaßen) wirklich wollen, funktioniert das auch sehr gut. Hier gilt: Gleich und gleich gesellt sich gern.

Prüfen Sie doch einmal, was es an gemeinsamen Interessen bei Ihnen gibt, wie z. B. Spazierengehen, Sport machen, Museumsbesuche, zusammen kochen oder ins Kino gehen. Aber bitte nicht stundenlang zu Hause vor der Glotze sitzen. Das ist in hohem Maße lähmend und unkommunikativ. Es dient der guten Sache, wenn Sie gemeinsame Aktivitäten nicht von Ihrer Stimmung oder dem Zufall abhängig machen. Regelmäßigkeit und eine gewisse Verpflichtung helfen, bei der Stange zu bleiben. Das gilt für das Theater-Abonnement wie für den »Paar-Belebungs-Klassiker« schlechthin, den Tanzkurs. Das hat gute Gründe: Man bewegt sich, Musik hebt die Stimmung, man fasst sich an, trinkt nachher vielleicht noch etwas zusammen und – steht unter Aufsicht. Mit dem Tanzkurs können sich vielleicht die jüngeren Paare unter Ihnen nicht identifizieren, aber sicherlich fällt auch Ihnen etwas ein, was in eine ähnliche Richtung geht – der gemeinsame Yogakurs, zusammen auf einen Rave gehen und dort eskaliert feiern, gemeinsame Spiele- oder Kneipenabende mit Freunden. Damit kommen wir zu einem weiteren Aspekt:

Es wird Ihrer Beziehung guttun, wenn Sie sich nicht zu sehr auf sich, Ihre Wohnung oder Ihre Kinder zurückziehen, sondern immer wieder auch am sozialen Leben teilnehmen.

Der Rückzug in die eigenen vier Wände kann das »Verkrauten« des Gartens fördern. Einen offenen Garten, in den jeder hineinschauen kann, hält man eher in Schuss. Soziale Kontakte mit anderen sind ein wichtiges Korrektiv für die eigenen Muster. Begegnungen mit anderen Paaren sind eine gute Mischung von gemeinsamem Tun und Öffnung nach außen.

Offenheit nach außen fördert einen gesunden Abstand zwischen Ihnen beiden. Es ist sinnvoll, zwischenzeitig auseinanderzugehen und über den Abstand die Spannung zu regulieren. Dann können wir die guten Seiten miteinander teilen und bei Schwierigkeiten (und selbstverständlich auch in guten Zeiten) auch mal getrennte Wege gehen. Mit etwas mehr Abstand wird die andere Person wieder interessanter. Wenn man die Beziehung immer wieder »nachjustiert«, kann man sich die Freude aneinander bis ins hohe Alter erhalten.

Bei unterschiedlichen Menschen ist das wie bei Igeln: Wenn die kuscheln wollen, kann das ganz schnell piksen. Bei zu viel Abstand wird es kalt. Stimmt der Abstand, haben beide »das Beste aus zwei Welten«.

Mit Bezug zu unserer Gartenmetapher ist es wichtig, Pflanzen in ausreichendem Abstand zueinander einzupflanzen. Am Anfang (der Beziehung) ist man geneigt, sehr eng aneinander zu rücken. Wenn man dann im Laufe der Jahre weiterwächst, kann das eng werden und die eine Pflanze droht die andere zu erdrücken. Der persische Philosoph Kalil Gibran hat das in eine schöne Metapher gebracht: Die schönsten Bäume wachsen nur in ausreichendem Abstand zu anderen Bäumen.

Übertragen auf Beziehungen sind wir der Meinung, dass es in einer Beziehung auch Freiräume für getrennte Aktivitäten geben kann und soll, nämlich immer dann, wenn der Spaß an der Sache sehr ungleich verteilt ist. Bevor Sie sich dann schmollend auf die Nerven gehen und gegenseitig den Spaß verderben, marschieren Sie lieber getrennt. Das ist im Grunde eine Variante der Nähe-Distanz-Thematik. Dazu gibt es eine ganze Reihe von Bonmots: »Liebe ist ein Kind der Freiheit« ist eines davon. Ein wenig Alleinsein ist der Preis für die Entfaltung der eigenen Persönlichkeit, den wir ertragen müssen. In dem Wissen, dass nachher auch wieder Nähe möglich ist, ist Alleinsein eben keine Einsamkeit. In Erweiterung der Metapher des Baumes: Die wirkliche Schönheit eines Baumes kann man nur aus einem gewissen Abstand erkennen. Dann kann man voller Begeisterung auf ihn zulaufen und ihn umarmen! Die Einzelheiten der Nähe-Distanz-Regulation können Sie in den Paargesprächen abstimmen. Selbstverständlich kommen alle Paare auch einmal in die Situation, dass die eine Seite gerade mehr Nähe wünscht als die andere und sich nicht immer zur Zufriedenheit beider das optimale Nähe-Distanz-Verhältnis ausloten lässt. Oft zieht es auch grundsätzlich eine Seite etwas mehr in die Autonomie und die andere ist mehr an Nähe interessiert.

Unser Tipp hier ist (wie beim Beziehungskonto) von Zeit zu Zeit zu schauen, ob Sie beide mit Ihrer Nähe-Distanz-Balance zufrieden sind.

Wenn Sie bemerken, dass es Ihnen grundsätzlich schwerfällt, Ihrem Gegenüber Raum für Autonomie zu geben oder Ihnen Nähe grundsätzlich eher unangenehm ist, könnte das ein Hinweis auf ein aktiviertes Schema sein (s. Kap. 1 sowie Abschn. 6.2). Frühe (unsichere) Bindungserfahrungen zeigen sich häufig in späteren

Schwierigkeiten, Nähe und Distanz zu regulieren. Manche Menschen spüren dann die ständige Angst, die andere Person zu verlieren (z. B. bei einem Im-Stich-gelassen-Schema) und versuchen das Objekt der Begierde nicht mehr loszulassen. Andere wiederum haben Angst, sich selbst in der Partnerschaft zu verlieren (z. B. bei einem Verstrickungsschema) und versuchen sich überdeutlich abgrenzen. Es fällt ihnen schwer, warme, zugewandte Bindungsbotschaften zu senden.

Noch bedeutsamer als gemeinsame Interessen sind gemeinsame *Lebenswerte*. Unterschiede auszuhalten und zu akzeptieren – übrigens auch ein sehr wichtiger Punkt für zufriedene Partnerschaften – ist kaum möglich, wenn die Lebenswerte extrem auseinandergehen. Als Beispiel hierfür sind Paare zu nennen, die sich in den USA während der Trump-Ära trennten. Bedeutsame Unterschiede hinsichtlich sozialer Lebenserfahrungen und Lebensauffassungen oder Herkunftsfamilien, die sich miteinander gar nicht verstehen, können besonders am Anfang der Beziehung eine erhebliche Belastung für das Paar sein. Je ähnlicher die inneren Welten der beiden sind, umso eher entsteht eine innere Vertrautheit und als umso natürlicher wird die Partnerschaft empfunden.

Gemeinsame Werte, Interessen und Aktivitäten stabilisieren die Beziehung.

Freude muss überwiegen. Ein weiterer Punkt ist fast schon banal: Man muss sich gegenseitig mehr Freude machen als Ärger! Der amerikanische Paarforscher Gottman (1994) hat das genau erforscht: Bei guten Beziehungen kommen fünf gute Begegnungen auf eine ärgerliche (Verhältnis 5:1). Das müssen nicht immer große Dinge sein, mit denen man die andere Person erfreut. Ein überraschender Anruf am Tag oder eine SMS, um zu sagen, dass man sich liebhat. Selbst ein aufmerksamer Blick, während der oder die andere etwas erzählt, interessiertes Nachfragen, ein anerkennendes Nicken werden als *positive Momente* erlebt. Tatsächlich sind es genau diese scheinbar kleinen Gesten, die besonders wirken, da sich der oder die andere in dem Moment gesehen, wahrgenommen und validiert fühlt. Das ist das Öl im Getriebe der Beziehung.

Ein kleines Gedankenexperiment

Stellen Sie sich vor, Sie erzählen jemandem von Ihrem letzten Urlaub. In der einen Variante blickt Ihr Gegenüber während Ihres Berichts kaum vom Handy hoch und reagiert nicht weiter auf das von Ihnen Berichtete. In der zweiten Variante schaut Ihr Gegenüber Sie aufmerksam an und zeigt durch entsprechende Geräusche, Mimik, Fragen, dass er oder sie Ihnen interessiert zuhört. Wie fühlen Sie sich in Variante a), wie in Variante b)?

Selbst wenn die Person aus Variante a) nichts Negatives gesagt, sondern »nur« nicht reagiert hat, hinterlässt diese Nicht-Reaktion ein unangenehmes Gefühl bei uns. Wir kennen das bereits vom *Still-face-Video* in Kapitel 1. Zuwendung, Interesse, Validierung hingegen fühlen sich wunderbar an und führen direkt zu einem schönen Beziehungsgefühl. Natürlich freuen wir uns alle auch über deutlichere Gesten, wie eine ohne Anlass mitgebrachte Überraschung, ein herzlich ausgesprochener Dank für das leckere Abendessen, ein Kompliment über das Aussehen … es gibt eigentlich unendlich viele kleine Gelegenheiten. Man muss sie nur bemerken und dann auch nutzen. Denn genau darum geht es: Man möchte wahrgenommen bzw. gesehen werden. Dann schließt sich der Kreis von Geben und (Wahr-)Nehmen. Und das zeichnet eine gute Partnerschaft aus. Das wollen wir mit diesem Buch fördern. Umgekehrt kann man auch humorvoll darauf hinweisen, wenn man etwas für den geliebten Menschen getan hat. Zum Beispiel: »Schmeckt dir das Essen?«, »Hast du gesehen, dass ich den Wagen getankt habe?« oder »Wie findest du die Blumen, die ich in den Balkonkasten eingepflanzt habe?« Wenn insgesamt ein Guthaben auf dem Beziehungskonto besteht, tun solche Bemerkungen nicht weh, sondern sind ein diskreter Hinweis darauf, dass mal wieder eine kleine Einzahlung vom Gegenüber fällig ist.

Es geht nicht darum, Streit zu vermeiden, sondern genug Positives für die Beziehung zu tun.

Rituale. Neben diesen spontanen Aufmerksamkeiten fördern auch kleine, liebevolle Rituale ein positives Klima in der Partnerschaft. Über die Bedeutung von Ritualen für soziale Gemeinschaften wurde schon viel geschrieben, so vermitteln sie Sicherheit und Ruhe zum einen und haben zum anderen etwas Besonderes. Die Umarmung bei der ersten Begegnung am Morgen mit einem Blick in die Augen, der zärtliche, aber bewusste Gute-Nacht-Kuss, die Umarmung beim Abschied und dem Nach-Hause-Kommen. Ein sehr schönes Ritual ist, sich jeden Abend 5 Minuten *Qualitätszeit* zu gönnen, in der Sie sich einen Moment zusammen hinsetzen – vielleicht mit einer Tasse Tee – und sich gegenseitig erzählen, wie Ihr Tag war. Für manche Paare sind auch Dinge wie das Einhalten bestimmter Regeln, von denen man weiß, dass sie dem anderen wichtig sind, im weitesten Sinne ein Ritual: sofort zum Essen kommen, wenn man gerufen wird, keine Kleidung herumliegen lassen, den Klodeckel und die Zahnpasta-Tube schließen, sein Geschirr wegräumen, die leere Klopapierrolle ersetzen … Und an dieser Stelle wird schon deutlich: Nur wenn Rituale auch als Rituale wahrgenommen werden und nicht als einengende, zwanghafte Regel, können diese ihre symbolische Kraft entfalten.

Und es gibt die »Klassiker«: Die spontane Einladung zum Essengehen, zum Kino- bzw. Theaterbesuch oder – wenn es mal etwas mehr sein darf – das Wellness-Wochenende zu zweit. Immer wieder mal einen Blumenstrauß mitbringen, öfters mal den Frühstückstisch decken oder was kochen und dann und wann eine Massage (für Begabte den Rücken, für Unbegabte die Füße – oder umgekehrt?). Die Kunst besteht darin, den Blumenstrauß mitzubringen, kurz *bevor* das Objekt Ihrer Begierde sagt: »Du könntest mal wieder Blumen mitbringen!« Wenn es geregnet hat, brauchen Sie den Garten nicht mehr zu gießen. Das ist eigentlich gar nicht so kompliziert.

Glauben Sie Erich Kästner, der sagt: Es gibt nichts Gutes, außer man tut es!

Und kaufen Sie bitte die Blumen, die Ihr Gegenüber mag, und nicht die von der Tankstelle … Die Idee dahinter ist folgende: In der Partnerschaft und im Grunde auch im sonstigen sozialen Leben ist es doch so, dass uns das Geben nicht wirklich ärmer macht. Wenn wir einem anderen Menschen etwas geben, was er im Idealfall auch braucht bzw. worüber er oder sie sich wirklich freut, dann strahlt diese Freude auf uns zurück. Mit einer vom guten Willen getragenen liebevollen Tat wird ein Bedürfnis eines anderen Menschen befriedigt, und seine Freude wärmt unser Herz und gibt uns das Gefühl, etwas Gutes und vielleicht sogar Sinnvolles getan zu haben. Das fördert die Bindung untereinander, heilt alte Wunden und fördert die Gemeinschaftsbildung (s. Abb. 3.2).

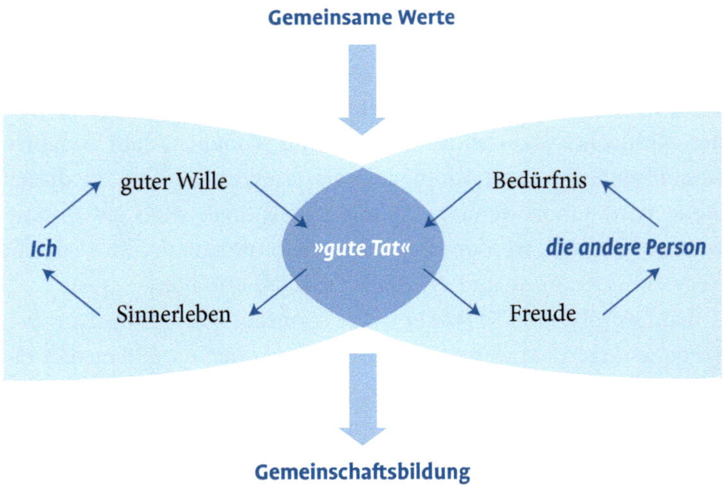

Abbildung 3.2 Prosoziales Handeln

Und um beim Thema *Ritual* zu bleiben – Sie können all das auch etwas systematischer angehen, was den Erfolg sicher fördert, indem Sie verabreden, dass Sie sich jede Woche abwechselnd überlegen, was Sie an einem festgelegten Tag (z. B. dem Mittwoch) zusammen machen. So haben beide abwechselnd den Genuss und die Verantwortung, sich etwas einfallen zu lassen. Durch den festgelegten Tag geht der Impuls nicht so schnell verloren. Wenn jemand mal nicht kann, könnte er oder sie einen Ersatztag benennen. So entsteht eine beziehungsstabilisierende Gewohnheit. Man könnte auch sagen: ein Stück Beziehungskultur.

Wird das Engagement von der anderen Person anerkannt? Wenn das Ganze so einfach wäre, würden unsere Beziehungen besser laufen. Aber neben unserer Nachlässigkeit bzw. inneren Trägheit, auf unser Beziehungskonto einzuzahlen, kommt noch ein anderer Aspekt dazu: Unbewusst achten wir sehr genau darauf, ob und wie unser Gegenüber auf unsere »Einzahlungen« reagiert. Wir brauchen als Ermutigung zumindest eine klitzekleine positive Reaktion des oder der anderen. Ganz im Sinne unseres Einzahlungsbildes nennt man das in der Psychologie eine *Quittierungsreaktion*. Dazu reichen ein kurzes Lächeln oder ein Kopfnicken. Das Ehepaar John und Julie Gottman haben in ihrem »Love lab« (Liebeslabor) in Seattle herausgefunden, dass die aktive Person sofort seine Bemühungen einstellt, wenn diese Reaktion ausbleibt. Und zwar ohne, dass es ihr selbst bewusst ist!

Probieren Sie einmal Folgendes aus: Wenn Ihr Gegenüber Ihnen das nächste Mal etwas Nettes sagt, versuchen Sie, überhaupt nicht zu reagieren. So, als ob er oder sie es nicht gesagt oder Sie es nicht gehört hätten.

Dumm ist es, wenn er oder sie hartnäckig bleibt und es wiederholt oder nachfragt. Aber genau das wäre ja die gesunde Reaktion, für die Beziehung zu kämpfen und sich dabei vielleicht sogar angreifbar zu machen. »Beziehungsmeister« machen das so! Sie verzeihen dem Gegenüber auch mehrere Nicht-Reaktionen, weil sie ein emotionales Guthaben auf ihrem Konto fühlen. Menschen in wackeligen Beziehungen ziehen sich in ihrer Unsicherheit eher zurück und das Unheil nimmt seinen Lauf.

Eine gesunde Beziehung ist wie ein Tanz: Die eine Person macht einen Schritt und sagt etwas Nettes, die andere geht mit und lächelt oder antwortet ihrerseits mit etwas Nettem. Beide bewegen sich geschmeidig durchs Leben. Halten Sie also den Ball im Spiel und zahlen immer schön auf das Konto ein! Und bleiben Sie dran: In der Kommunikationspsychologie sagt man, dass die »sendende« Person dafür verantwortlich ist, dass die Botschaft bei der empfangenden Person ankommt. Wenn Ihr Partner oder Ihre Partnerin nicht reagiert, haken Sie schrittweise nach:

(1) Prüfen Sie zunächst, ob Ihr Gegenüber beschäftigt oder abgelenkt ist und Sie deswegen nicht gehört hat. Ist er oder sie eigentlich empfangsbereit, sagen Sie dasselbe (oder etwas Ähnliches) einfach nochmal und gehen dabei auch körperlich ein wenig auf die Person zu.
(2) Wenn er oder sie nicht reagiert, sprechen Sie die Beziehungsunterbrechung sanft an: »Hey, du hörst mich gar nicht: Ich habe gesagt … Warum reagierst du nicht? Ist irgendetwas?«
(3) Falls Ihre Partnerin oder Ihr Partner bestätigt, dass er oder sie sich über Sie geärgert hat und Sie das Problem z. B. durch eine Entschuldigung nicht gleich aus dem Weg räumen können, »markieren« Sie das Problem und verabreden Sie sich, in einem ruhigen Moment oder spätestens im nächsten Paargespräch in Ruhe darüber zu sprechen. Immerhin ist die Störung jetzt »auf dem Tisch«!

Auch die psychologische Forschung bestätigt, dass es besser ist, aktiv auf Probleme zuzugehen, als Probleme vermeiden zu wollen. Ersteres nennt man *Annäherungsverhalten*, letzteres *Vermeidungsverhalten*. Das Problem beim Vermeidungsverhalten ist, dass man nie ganz auf der sicheren Seite ist. Ist die andere Person noch sauer? Reagiert sie so, weil ich ihr auf den Schlips getreten bin? Liebt sie mich überhaupt noch? Die Unsicherheit verströmt schleichend ihr Gift. Andersherum: Wenn es eine Störung geben sollte und Sie wissen, dass Sie sie dann einfach ansprechen, können Sie in der Zwischenzeit ganz entspannt bleiben. Es ist wie beim Fahrradfahren: Wenn man ein Flickenpäckchen dabeihat, kann man munter drauflos radeln. Und wenn man ein Loch hat, flickt man es eben. Wenn Sie aber kein Flickenpäckchen dabeihaben, sind Sie dauernd angespannt, um bloß nicht in irgendetwas hineinzufahren. Da geht der Spaß schnell verloren.

»Beziehungsmeister« schaffen es, immer wieder selbst den ersten Schritt zu tun und Pannen aktiv zu reparieren.

Wenn wir noch etwas weiter ausholen und die Grundlage einer positiven Beziehungsgestaltung systematisch betrachten, geht es mit Blick auf die beiden Grundbedürfnisse aus Abschnitt 1.2 darum, dass sowohl *Bindung* als auch *Selbstbehauptung* möglichst gut in der Beziehung befriedigt werden. Vermutlich ist es eher realistisch und auch gesund, dass ein Teil der Grundbedürfnisse auch außerhalb der Beziehung befriedigt wird, z. B. im Rahmen der Arbeit, beim Sport oder bei Hobbys mit Freunden. Auf diese Weise werden die partnerschaftlichen Beziehungen nicht überlastet, indem ein Mensch allein für die Erfüllung all unserer Bedürfnisse »zuständig« ist.

Die Hauptperson für das Bindungsbedürfnis ist für viele der Partner oder die Partnerin. Sicherheit in der Beziehung geben neben den oben bereits genannten gemeinsamen Interessen, der Wertschätzung durch die andere Person und die liebevollen Gesten aber auch formale Dinge wie gemeinsame grundsätzliche Einstellungen zu wichtigen Dingen bzw. Werten, klare Absprachen und Zuständigkeiten sowie Gewohnheiten bis hin zu Ritualen. Dies ist die tragende Basis für Vertrauen und Nähe, auf die sich dann wiederum besondere Glücksmomente draufsetzen. Das kann gemeinsam ins Kino oder Essen gehen, Veranstaltungen, Feste, Urlaube oder – etwas weniger aufwändig – Spiele, Sport oder auch Sex sein. Diese Gipfelerlebnisse sind sozusagen das »Salz in der (Lebens-)Suppe«. Diese drei Ebenen entsprechen den drei Polen des Sternberg-Dreiecks aus der vorherigen Abbildung, nur dass wir jetzt die eine Ebene als die Basis der nächsten haben (s. Abb. 3.3).

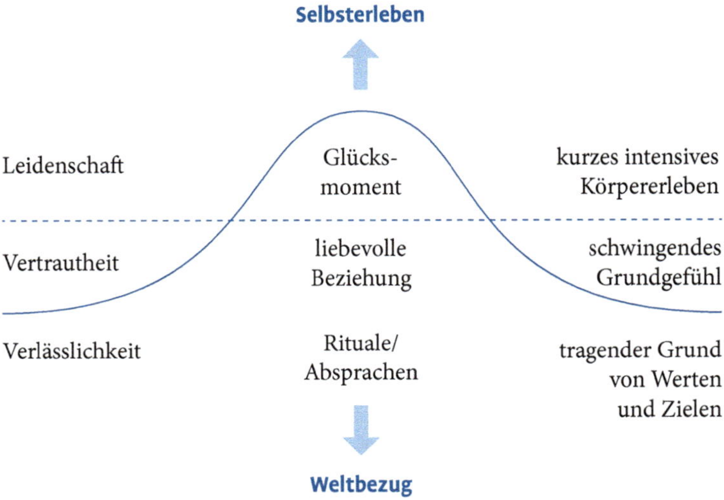

Abbildung 3.3 Ebenen des Glücks

Im Unterschied zu dem Sternberg-Dreieck ist hier eine klare Hierarchie der Ebenen gegeben: Die langfristig tragende Ebene sind die gemeinsamen Werte, Ziele und Rituale. Ohne Sicherheit gibt es keine dauerhafte emotionale Nähe. Die freiwillig gewählten Werte sind sozusagen der Nährboden für die liebevollen Gefühle, die uns Wärme geben. Die Gipfelmomente wiederum werden von dieser Ebene aufgefangen und getragen. Sie gehen einher mit einer intensiven körperlichen Aktivierung. Wenn diese körperliche Ebene eingebettet ist in die emotionale und geistige Wertebasis, entsteht soziale Kultur. Die biologisch-natürliche Ebene wird dadurch gewissermaßen veredelt. Wird die biologisch-körperliche Seite ohne diese Einbettung ausgelebt, kann es rasch zu emotionalen und sozialen Verwundungen kommen. Man kann dies durchaus mit wirtschaftlichen Zusammenhängen vergleichen: Ohne soziale Einbettung führt die Gier zum »Raubtierkapitalismus«. Egoistisch ausgelebtes Begehren ohne emotionale Einbettung kann zur Verrohung führen und fordert ebenfalls seine Opfer. Es gilt, das *selbstzentrierte Erleben* und den *sozialen Bezug zur Welt* gut *auszubalancieren*. Sonst kann gelten:

Leidenschaft kann Leiden schaffen, wenn sie nicht in eine emotionale und soziale Beziehung eingebettet ist.

Welche Werte, welches Beziehungsmodell, welche Regeln ein Paar für sich aufstellt, bleibt selbstverständlich dem Paar überlassen. So gibt es auf *Sexualität* bezogen beispielsweise Paare, die beschließen, die Beziehung sexuell zu öffnen und hier klare Regeln aufstellen, die beiden genug (Bindungs-)Sicherheit geben, um sich auf diese Öffnung einlassen zu können. Oder bezogen auf das Thema *Geld* gibt es viele Paare, die ein Drei-Konto-Modell dem gemeinsamen Konto vorziehen, um auf diese Weise sicherzustellen, dass es sowohl gemeinsames Geld gibt als auch eigenes, mit dem beide jeweils machen können, was sie möchten.

Vergeben können

Als letzten wichtigen Punkt, der zur Stabilisierung einer Partnerschaft beiträgt, möchten wir die Fähigkeit zum Vergeben nennen. »Eine glückliche Ehe ist die Union zweier Menschen, die gut im Vergeben sind.« Dieses Zitat stammt von Frank Fincham, einem bekannten Paarforscher (Fincham et al., 2011). Zahlreiche Studien bestätigen immer wieder aufs Neue, wie wichtig es für die Zufriedenheit und Stabilität in Partnerschaft ist, vergeben zu können. Die Studienlage deckt sich zu 100 Prozent mit unserem Bild aus der Praxis. Vergeben können spielt dabei selbstverständlich nicht nur in partnerschaftlichen Beziehungen eine wesentliche Rolle. Es ist ein Geheimrezept, das in jeglichen familiären oder freundschaftlichen Konstellationen von großem Vorteil ist. Denn wo Beziehung gelebt wird, wird auch (meistens versehentlich) verletzt. Jeder von uns hat das schon erlebt, sowohl in der Rolle der verletzenden Seite als auch der verletzten. Und haben Sie es aus der verletzen Rolle schon einmal erlebt, wie entlastend es ist, wenn Ihnen vergeben wird? Wenn Sie an die (freundschaftlichen, kollegialen, familiären) Beziehungen in Ihrem Leben denken, die bereits am längsten halten und in denen Sie sich am wohlsten fühlen, und diese einmal unter dem Aspekt des Vergeben-Könnens näher betrachten, was stellen Sie fest? Sicherlich denken Sie in erster Linie an Menschen, die eine gewisse Fehlertoleranz zeigen und denen es nicht schwerfällt, zu sagen (oder zu denken): »Ist nicht so schlimm, kann passieren«, und die in der Lage sind, auch Ihre Perspektive zu sehen. Dabei sind wir an einem wichtigen Punkt: Verzeihen ist ein autonomer Prozess. D.h., die Person, die verletzt wurde, entscheidet sich mehr oder weniger, zu verzeihen und sich wieder emotional auf die Beziehung einzulassen. Gleichzeitig können wir Menschen leichter verzeihen, die sich in uns einfühlen können, also Empathie für unsere Situation zeigen. Aber dazu mehr in Abschnitt 6.7.

3.3 Was belastet eine Beziehung?

Streit

Streit und negative Gefühle sind belastend für eine Beziehung. Streit aber gehört zu einer emotional lebendigen Beziehung dazu. Paare, die Streit zu sehr vermeiden, drohen in einem höflich-freundlichen Nebeneinander einzuschlafen (statt zusammen zu schlafen). Gefährlich wird es nach Gottman (1994) tatsächlich erst, wenn das Verhältnis unter 1:1 sinkt, es also mehr Streit als positive Begegnungen gibt. Oder wie der der schon lange verstorbene Sänger Jim Croce in einem Lied so treffend sagte: »For each time, that we've been laughing, there were two times that I've cried!« (Für jedes Mal, das wir gemeinsam lachten, musste ich zweimal weinen).

Ja, Streit hat auch etwas mit Leidenschaft (und der entsprechenden Seite des Beziehungsdreiecks) zu tun! Und die Versöhnung nach einem Streit kann entsprechende leidenschaftliche Gefühle hervorlocken. Aber das Streiten darf nicht zu bösartig und verletzend werden. Vor allem muss es dazu dienen, Differenzen zu klären, um dann wieder zusammenzufinden. Gottman (1994) hat vier sogenannte *apokalyptischen Reiter* beschrieben, die den Tod einer Beziehung ankündigen:

(1) *Verächtlichkeit* (persönliche Abwertungen, die z.B. das Aussehen oder charakterliche Merkmale betreffen)
(2) Gezielte *Verletzungen* der anderen Person (Beleidigungen bis hin zu Tätlichkeiten)
(3) *Leugnen des Problems* bzw. des eigenen Anteils daran (»Das ist doch nur deine Eifersucht«)
(4) *Dichtmachen* (z.B. alles rationalisieren, hartnäckiges Anschweigen, die andere Person stehen lassen usw.)

Die ersten beiden Punkte bezeichnen wir als die dominanten Bewältigungsmodi (Kampfmodus), die beiden letzten sind distanzierte Beschützer (vermeidende Modi). Diese Modi belasten die Beziehung langfristig. Wie wir schon gesehen haben, brauchen beide Seiten zur Lösung ihre Erwachsenenmodi, die wieder Zugang besonders zu den jeweiligen verletzbaren Kindmodi finden. Denn auch die Leidenschaft kommt von den Kindmodi!

Alltagsstress

So banal es auch klingen mag – Alltagsstress ist DER Beziehungskiller schlechthin. Guy Bodenmann, ein weiterer bekannter Paarforscher, sieht im Alltagsstress eine Hauptursache für das Scheitern von Beziehungen. Er entwickelte ein Modell, in dem er genaustens beschrieb, welche Veränderungen innerhalb der partnerschaftlichen Beziehung aufgrund von dauerhaft hohem Alltagsstress und mangelnden Bewältigungsmechanismen eintreten: Paare im Dauerstress verbringen weniger Zeit und kommunizieren weniger miteinander, vor allem kommunizieren sie nicht mehr Positives. Kein Wunder, denn Dauerstress führt dazu, dass auch wenig Positives gespürt und erlebt werden kann. Stattdessen fühlen sich beide ausgebrannt und es kommt zur psychischen und körperlichen Erschöpfung. All diese Entwicklungen führen zu einer allgemeinen Entfremdung des Paares und zu einem Anstieg der Beziehungsunzufriedenheit.

Äußere Krisen bzw. Schwellensituationen. Es gibt äußere Veränderungen bzw. Rollenübergänge im Leben, die typischerweise Krisen auslösen, die dann von einem Paar aktiv bewältigt werden müssen. Jede große Veränderung macht Anpassungsdruck und erfordert ein neues Ausloten der Beziehungsbalance. Das sind vor allem:

- *Zusammenziehen*: Wo man sich vorher aus dem Weg gehen konnte, werden auf einmal Kompromisse notwendig. Den Alltag so eng miteinander zu teilen heißt, sich noch einmal auf ganz andere Weise kennenzulernen.
- *Geburt des ersten Kindes* und die damit verbundenen Belastungen, Erwartungen und Enttäuschungen: Aus zweisam wird dreisam, was eine komplette Neuordnung erfordert (weil dann der Mann – verkürzt gesagt – plötzlich die Frau mit dem Kind teilen muss). Symbolisch könnte man sagen: Er konkurriert (chancenlos) um die Brust.
- Der *Bau eines Eigenheims*: Der Volksmund sagt: »Wenn du dich scheiden lassen willst, baue ein Haus.« Was Freude bringen soll, wird über längere Zeit zu einer erheblichen Belastung.
- Die *Kinder gehen aus dem Haus*: Beide müssen sich als Paar neu finden und der überwiegend erziehende Elternteil braucht eine neue Aufgabe. Das macht erst einmal verletzbar.
- Die überwiegend kindererziehende Person nimmt ihren *Beruf* wieder auf: Das macht unabhängig, selbstbewusst und ermöglicht eine neue Rolle und erfordert gleichzeitig neue Absprachen.
- Die Person mit dem größeren Verdienst *verliert die Arbeit* oder geht in *Rente*: Die alte Rolle ist verloren gegangen. Das verunsichert und nimmt das Selbstbewusstsein.
- Eine oder einer der beiden *erkrankt schwer*: Das verlangt neue Aufgabenverteilungen und belastet alle.
- Eine *Angehörige* oder ein *Angehöriger erkrankt* oder wird gebrechlich: Wieviel Zeit darf mit dieser Person verbracht werden? Kann sie gar in den Haushalt aufgenommen werden?
- Eine Frau nähert sich der Menopause: Die biologische Uhr tickt. Das Thema *Kinderwunsch* tritt verstärkt und mit Zeit-

druck in den Raum. Wie geht das Paar damit um? Mehr dazu können Sie in Abschnitt 5.4 nachlesen.
- Umgekehrt: Es kommt zu einer *ungewollten Schwangerschaft*. Was tun?
- Ein *Kind erkrankt* oder wird behindert geboren: Die damit verbundenen Aufgaben und Belastungen verändern das Gleichgewicht in der Beziehung fundamental.

Sie sehen, es kann vieles im Leben passieren, was die Beziehung belasten oder auch herausfordern kann. Letztlich ist es entscheidend, wie wir mit diesen Belastungen umgehen. Und das wirft uns immer wieder auf die in diesem Buch geschilderten Grundmuster im Umgang miteinander zurück. Egal, was letztlich das konkrete Problem ist. Von daher wollen wir auch nicht auf die Themen im Einzelnen eingehen, weil die Herausforderung für das Paar sich immer in den aktivierten Modi und unserem Umgang damit zeigt. Der daraus resultierende *Moduszirkel* ist die Konstante bei allen Problemen. Dennoch wollen wir jetzt noch ein paar Gedanken zu speziellen Themen einbringen.

Seitensprung. Sie werden vielleicht in dieser Aufzählung das »aufgedeckte außereheliche Verhältnis« vermissen. Stimmt, das belastet eine Beziehung auch. Bei den oben genannten Punkten kommen die Belastungen objektiv von außen bzw. ergeben sich im Laufe des Lebens. Beim Umgang mit einem Verhältnis kommt es stärker darauf an, wie das Paar mit dieser sozusagen hausgemachten Krise umgeht. Dabei hilft es, diese Krise nicht nur negativ zu sehen: Eine durch ein Verhältnis ausgelöste Krise kann eine konfliktvermeidende, aber schleichend instabil gewordene Partnerschaft beleben, wenn das Problem von *beiden* Seiten angenommen wird (und Sie nicht die apokalyptischen Reiter einziehen lassen). Eine hilfreiche Frage ist: Wenn wir am Lebensabend auf diese Situation hier zurückblicken: Wozu könnte diese belastende Aufgabe gut gewesen sein? Oder: Was können wir aus dieser Situation lernen? Das klingt zugegebenermaßen sehr einfach und soll nicht verschleiern, dass derartige Krisen jede Partnerschaft stark erschüttern und es alles andere als leicht ist, den Boden unter den Füßen zu behalten. Der dadurch ausgelöste krisenhafte Prozess kann Monate dauern. Wenn Sie »den Stier bei den Hörnern packen« und in intensiven Gesprächen die Hintergründe auf *beiden Seiten* ergründen, können Sie die Krise als Chance der Entwicklung nutzen anstatt in der Krise steckenzubleiben. Daher gehen wir auf dieses wichtige Thema im Abschnitt 5.2 ein.

Affären sind definitiv kein Grund, sich reflexartig zu trennen. Gelingt einem Paar ein wirkliches Wieder-Anknüpfen, kann die Liebe viele Wunden heilen.

Psychische Störungen. Das gilt sogar für psychische Störungen bei einer Person. Wenn die gesündere Person die andere mit ihren »Macken« akzeptiert und beide daran arbeiten, können z. B. die erwähnten Bindungsstörungen und daraus resultierende Verhaltensmuster heilen. Hinweise dazu finden Sie in entsprechenden Ratgebern (z. B. Roediger, 2015). Das geht, weil wir in einer Liebesbeziehung (ebenso wie übrigens in einer intensiven Psychotherapie) genauso emotional beteiligt sind wie damals in der Kindheit, als unsere Schemata angelegt wurden. Und eine ebenso intensive Beziehung wie die zu den Bezugspersonen in der Kindheit kann die aktivierten Schemata zum Guten verändern. Etwas salopp gesagt sind gute Beziehungen ein »zweiter Bildungsweg«, Liebe zu lernen (und dabei seelisch zu gesunden).

Einfache Probleme. Neben diesen dramatischen Veränderungen, die mit hohem Anpassungsdruck und damit auch Stress einhergehen, können viel banalere Probleme auf Dauer nerven und die Beziehung untergraben. Dazu gehören z. B. aufdringliche Schwiegereltern, mangelnde Abgrenzung von den eigenen Kindern, Bevorzugung von Außenaktivitäten wie Arbeit, Sport, Hobbys oder Freunden gegenüber der Partnerschaft. Der Psychoanalytiker Erik Erickson (1959/1966/1973) hat beschrieben, wie derartige Themen von uns allen im Laufe unseres Lebens gelöst werden müssen, indem wir dazu Stellung beziehen und uns abgrenzen. Es gehört zur Ausbildung der Identität eines Paares, für diese Aufgaben bewusst gemeinsame Antworten zu finden. Ungelöste Spannungsfelder bilden Nester für Schwelbrände, aus denen später Partnerschaftskrisen entstehen können.

3.4 Wie entwickeln sich Partnerschaften?

Wie jede andere soziale Beziehung verläuft auch eine Partnerschaft in typischen Phasen. Der Paartherapeut Hans Jellouschek (2010) vergleicht die Entwicklung eines Paares im Lebenslauf mit dem Kreislauf des Jahres:

- Im Frühling *erblüht* die Partnerschaft. Man wird ein Paar und sonnt sich in der Intensität der Gefühle.
- Im Sommer *reift* sie und trägt Früchte (z. B. Kinder). Man gründet eine Familie und versucht, trotzdem auch ein Paar zu bleiben.
- Im Herbst wird *geerntet*. Die Felder sind leer (die Kinder aus dem Haus). Das Paar muss wieder ein Paar werden.
- Im Winter bereitet sich das Paar gemeinsam auf den *Lebensabend* vor.

Um ein Paar zu bleiben, muss sich das Paar ständig verändern und neu (er-)finden. Die Übergänge von der einen in die nächste Phase verlaufen dabei besonders krisenhaft. Eine hilfreiche Frage in einer solchen (natürlichen) Krise ist dann: Zu welchem Entwicklungsschritt fordert uns diese Krise auf? Dieser lösungsorientierte Blick, die Krise als Chance zu verstehen, ist ermutigender, als in jeder Krise ein Menetekel zu sehen, dass etwas falsch läuft oder man eben nicht zusammenpasst. Kein Paar passt vollständig zusammen. Alle müssen sich (mehr oder weniger) zusammenraufen. Angeblich setzt sich das chinesische Schriftzeichen für »Krise« aus den beiden Zeichen für »Gefahr« und »Chance« zusammen. Würde ja passen! Man kann auch keinen noch so schönen Zustand festhalten. Das Leben geht immer weiter. Das meint das Sprichwort: Man kann nicht zweimal in denselben Fluss steigen. Es gibt kein Zurück. Lösungen gibt es nur durch Weiterentwicklung.

Wir halten fest:

Partnerschaften verlaufen in typischen Phasen, deren jeweiligen Herausforderungen wir uns stellen müssen.

Entwicklungsmöglichkeiten

Jenseits der Frage nach den inneren Entwicklungsphasen in einer Partnerschaft kann man auch darauf schauen, was am Ende einer Krise herauskommt. Da gibt es grundsätzlich drei Möglichkeiten:

(1) Die Beziehung *entwickelt* sich positiv weiter. Man wächst immer mehr zusammen.
(2) Die Beziehung *stabilisiert* sich (auf unterschiedlichem Niveau).
(3) Das Paar *trennt* sich (mehr oder weniger vollständig).

Die Ergänzungen in Klammern deuten an, dass diese Einteilung nicht ganz so simpel ist, wie sie auf den ersten Blick scheint. Am klarsten erscheint noch der erste Punkt:

(1) Die Beziehung entwickelt sich weiter. Als Bild für Gegensätze, die etwas Neues ermöglichen, kann man die Verbindung von Feuer und Wasser in einer Dampfmaschine betrachten: Eigentlich vertragen sich Feuer und Wasser nicht so gut, aber wenn man es geschickt anstellt, kann man ordentlich »Dampf machen« und damit einiges bewegen! In einer guten Beziehung bejahen beide Seiten ihre Gegensätze, sehen in Differenzen einen Ansporn zu kritischen Auseinandersetzungen und die Chance zu wachsen. Klingt etwas idealistisch, kann aber funktionieren. Dafür steht der Satz: Gegensätze ziehen sich an. Besonders wenn beide häufig im Erwachsenenmodus sind. Ohne Respekt vor dem Anderssein des Gegenübers und einer gewissen Achtsamkeit (mehr dazu in Abschn. 4.4) gelingt das allerdings nicht. Dazu müssen beide an sich selbst arbeiten (s. Abschn. 4.3). Wenn es zu eng wird, müssen sie eben auf Abstand gehen. Eine gute Regulation von *Nähe* und *Distanz* bzw. gemeinsamen und getrennten Aktivitäten ist ein wichtiges Regulativ in Beziehungen. Wenn das gelingt, bereichert das beide Seiten. So wünscht man es sich.

Über eine gute Regulation von Nähe und Distanz kann man vielen Konflikten die Spitzen nehmen.

(2) Die Beziehung stagniert (auf unterschiedlichem Niveau). Unsere Erfahrungen in der Arbeit mit Paaren und der Blick in unsere Umgebung zeigen, dass das tatsächlich eine sehr häufige Lösung ist. Zudem ist es realistisch, dass sich bei Paaren im Laufe des Lebens Phasen abwechseln, in denen die Beziehung stagniert und sich nicht weiterentwickelt und Phasen, die mehr von Bewegung gekennzeichnet sind. Stagnation bedeutet in dem Sinne keine Endstation. Was wir mit Stagnation meinen, ist die Situation von zwei Personen, die sich beide im Vermeidungsmodus befinden. Sozusagen in einer Pattsituation. In diesem Modus wird nicht mehr angesprochen, was man sich wünscht, wenig erwartet und eher nebeneinander gelebt als bewusst einander zugewandt. Diese Situation kann eher ärgerlich oder auch eher resigniert-enttäuscht erlebt werden. Andere wiederum erleben Stagnation als unproblematisch und können damit leben, dass eine gewisse Distanz besteht und dafür Ruhe und Frieden herrscht. Je nachdem, wie bewusst ein Paar seine Situation regelt, kann das durchaus das kleinere Übel sein. Die Übergänge zur ersten (Entwicklung) und dritten Möglichkeit (Trennung) sind dabei viel fließender, als man zunächst vermutet. Außerdem kann sich die Situation auch wieder ändern, wenn sich z. B. die Lebensumstände verändern. Zudem ist es nicht einfach, zwischen der gesunden Akzeptanz von Nicht-Veränderbarem und ungünstiger Stagnation zu unterscheiden. Manchmal kann eine Stagnation auch ein vernünftiges Loslassen von Nicht-Lösbarem bedeuten. Zur Unterscheidung hilft die Frage: »Bringe ich die für mich beziehungsrelevanten Themen noch auf den Tisch oder gehe ich allem aus dem Weg und habe aufgegeben?«

Solange ein gewisses Wohlwollen herrscht, können Phasen der Stagnation oder des Nebeneinanderlebens gut bewältigt werden, z. B. wenn man kleine Kinder hat. Es können auch wieder bessere Zeiten kommen.

(3) Das Paar trennt sich (mehr oder weniger vollständig). Eine Trennung kann auch innerlich erfolgen, selbst wenn beide unter einem gemeinsamen Dach zusammenwohnen, evtl. mit einer »Trennung von Tisch und Bett«. Eigentlich meinen wir in diesem Absatz aber die äußerliche Trennung des Paares. Nicht unbedingt verbunden mit einer Scheidung, aber doch mit einer weitgehenden Trennung des Lebensvollzugs. Das stößt zumindest dann an Grenzen, wenn es gemeinsame Kinder gibt.

Auch wenn man sich als Paar trennt, bleibt man lebenslang als Eltern verbunden.

Gemeinsame Kinder verlangen eine Unmenge an Absprachen und Entscheidungen. Das stellt getrennte Paare auf eine schwere Probe und bietet jede Menge Gelegenheiten für destruktive Scharmützel. Gerade deshalb ist es im Falle einer Trennung wichtig, sich möglichst im Erwachsenenmodus zu trennen und nicht als »zankende Gassenkinder«. Diesem Thema haben wir daher einen eigenen Abschnitt (8.2) gewidmet.

Trennungen haben einen hohen Preis. Damit meinen wir nicht nur die Kosten einer Scheidung und die finanziellen Folgen, sondern den Verlust von Freunden (die sich doch mehr oder weniger für die eine oder andere Seite entscheiden) und den Verlust des Schatzes an gemeinsamen Lebenserinnerungen. Es verwundert daher nicht, dass sich (neben der hohen Scheidungsrate) manche Paare für eine innere Trennung im Sinne der zweiten Lösung entscheiden. Man kann sich die Frage stellen, wie viele Paare überhaupt noch die erste Lösung schaffen!

3.5 Welche Paare haben eine gute Prognose?

Das ist natürlich eine sehr spannende Frage! Wer wollte das zu Beginn einer Partnerschaft nicht gerne wissen? Es gibt tatsächlich ein paar wissenschaftlich fundierte Hinweise und manches haben wir im ersten Kapitel bereits gesagt. Es geht letztlich um folgende Aspekte:

- Eine gute Balance von verbindend-symmetrischen und ergänzend-komplementären Eigenschaften. Es stimmt eben beides: »Gleich und gleich gesellt sich gern« *und* »Gegensätze ziehen sich an«. Die Mischung macht's!
- Paare, die eine grundsätzliche wohlwollende Haltung einander gegenüber haben und – auch während oder nach einem Konflikt – die emotionalen Anknüpfungsmomente wahrnehmen, haben eine gute Prognose.
- Beide Seiten müssen verstehen, dass Liebe (im Gegensatz zur Verliebtheit) kein Zustand, sondern eine Errungenschaft ist. Verliebtheit bekommt man geschenkt, Liebe muss man sich als Paar erarbeiten. Und zwar »lebenslänglich«.
- Partnerschaften sind nicht stabil. Die Lebensumstände ändern sich. Beziehungen müssen entsprechend im Laufe des Lebens immer wieder »nachjustiert« werden. Dabei müssen *beide* Seiten bereit sein, sich zu verändern (s. die Phasen im vorherigen Abschnitt) und Herausforderungen als Entwicklungsmöglichkeit begreifen.
- Die Basis für eine gute Beziehung ist, dass man das Gegenüber, für das man sich entschieden hat, im Grunde erst einmal so akzeptiert, wie es ist (sonst hätte man sich gleich eine andere Person aussuchen können). Arnold Retzer (2015) bezeichnet die Fähigkeit, über die Macken des anderen hinwegzusehen, als *resignative Reife*. Anstatt über jede dieser Macken einen Streit zu führen und dadurch die schönen Momente des Lebens zu verpassen, schlägt er resigniert-reifen Menschen vor: »Klappe halten und aufs Meer schauen …«

Fernbeziehungen. Durch die zunehmende Mobilität gehen immer mehr Menschen eine Partnerschaft auf Distanz ein. Dann ist ein Zusammensein in der Regel nur am Wochenende bzw. im Urlaub möglich. »Liebe nach Fahrplan« ist nicht jedermanns Sache. Online-Kontakte zwischendurch mögen da etwas helfen, aber das Grundproblem bleibt. Es ist eine besondere Herausforderung an unsere Bindungsfähigkeit, längere Zeit emotionale Nähe über Distanz zu erhalten. Das verlangt sehr intensive und offene Begegnungen im Rahmen der Möglichkeiten in dem Sinne, wie wir das hier in diesem Buch zu beschreiben versuchen. Es ist erstaunlich, wie viele Menschen das tatsächlich auch über längere Zeit schaffen.

Das Beziehungsarrangement. Günstiger ist es, wenn die Distanz nicht durch eine räumliche Entfernung vorgegeben, sondern situativ gewählt werden kann, indem man einfach Dinge getrennt macht. Manche Paare bevorzugen es, am selben Ort getrennte Wohnungen zu behalten (oder zumindest getrennte Zimmer in derselben Wohnung), um bei Bedarf auf Abstand gehen zu können. Das muss überhaupt kein Zeichen einer schlechten Beziehung sein. Getrennte Schlafzimmer übrigens auch nicht! Es ist einfach so, dass Menschen (nicht nur Männer, sondern auch Frauen!) mit zunehmendem Alter stärker schnarchen. Das muss man sich nicht antun! Also:

Jedes Paar kann und muss Nähe und Distanz individuell und flexibel regulieren. Da gibt es keine Norm.

Schauen wir noch einmal auf den *zweiten Punkt* in unserer Liste oben: Dass der Zustand der Verliebtheit eigentlich kein ernsthaft anzustrebender sein kann, wurde im vorherigen Abschnitt schon ausgeführt. Kurze Momente der Verliebtheit kann es aber auch bei reiferen Partnerschaften immer wieder im Rahmen der in Abschnitt 3.2 beschriebenen Glücksmomente geben. Für die Prognose einer Beziehung ist es aber viel wichtiger, ob es dem Paar gelingt, gemeinsam an einem liebevollen Umgang miteinander zu arbeiten. Denn das ist die Nahrung für die emotional tragende, mittlere Ebene in Abbildung 3.2. Erich Fromm (1956) hat das in seinem Buch *Die Kunst des Liebens* ziemlich gut auf den Punkt gebracht: Liebe ist keine Frage des richtigen *Objektes* (sprich der Beziehungsperson), sondern eine *Fähigkeit*, an der man arbeiten kann und muss. Wir wollen es mal etwas provokativer formulieren: Wie bewusst haben Sie sich Ihren aktuellen Partner bzw. Ihre Partnerin wirklich ausgesucht? Hätten Sie nicht auch bei einem anderen Menschen »landen« können? Möglicherweise wäre Ihr

Leben dann auch ganz anders verlaufen. Es ist gut, dass man sich manche Fragen nicht ernsthaft stellen muss! Rückblickend betrachtet ist da eine Menge Zufall im Spiel (ähnlich übrigens wie bei der zweiten großen Entscheidung im Leben: der Berufswahl). Heinrich Heine (1851/1997) formulierte das so:

Fliegt dir das Glück einmal vorbei,
so fass' es am Zipfel!
Auch rat ich dir, baue dein Hüttchen im Tal,
und nicht auf dem Gipfel.

Internet-Partnersuche. Wir möchten an dieser Stelle noch ein paar kritische Kommentare zum Thema *Partnersuche im Internet* machen. Zuerst einen positiven: Es ist eine Riesenchance, über das Internet auf eine große Anzahl möglicher Beziehungspersonen zugreifen zu können. Für viele Menschen, die z. B. den Wohnort wechseln mussten und am neuen Ort nicht auf ein gewachsenes soziales Netz zurückgreifen können, ist das eine große Hilfe. Aber wie Goethes Zauberlehrling muss man die Geister auch wieder loswerden. Der Versuch, über das Internet eine ideale Beziehungsperson zu finden, bringt unweigerlich auch die Qual der Wahl mit sich. So ähnlich wie bei einem übergroßen Sortiment in einem Supermarkt. Tatsächlich fällt es uns leichter, zwischen nur wenigen Alternativen auszuwählen. Eine zu große Auswahl kann sich ungeheuer lähmend auswirken. Letztlich muss man sich irgendwie entscheiden, ins kalte Wasser springen und es einfach versuchen. Aus unseren Therapien wissen wir, dass die Suche nach immer neuen und vermeintlich besseren Partnern oder Partnerinnen Züge einer Sucht bekommen kann. Die Kontakte werden immer oberflächlicher, die Bereitschaft, sich wirklich einzulassen, flaut immer mehr ab. Das ist wie beim Zappen am Fernseher: Mal sehen, ob nicht irgendwo noch was Besseres läuft! Am Ende hat man gar nichts gesehen. Die von den Partnerschaftsbörsen angepriesene computergestützte Suche nach einer Person mit einem passenden Profil ist auch schlechter als ihr Ruf: Ein langjährig glücklich verheiratetes Therapeutenpaar füllte jeweils ihr Profil aus. Das

Dumme ist: Der Computer hätte die beiden nie zusammengeführt, weil es viel zu wenig Übereinstimmung gab. Es geht eben nicht (nur) um das passende Objekt.

Liebe ist keine Frage des richtigen »Objektes«, sondern eine zu erlernende und zu übende Fähigkeit.

Auf den *letzten Punkt* der obigen Aufzählung wollen wir wegen seiner besonderen Bedeutung etwas ausführlicher eingehen. Zunächst allgemein, im nächsten Kapitel dann noch etwas genauer. Insgeheim sollen ja viele Menschen in eine Beziehung gehen mit dem geheimen Vorsatz: Den oder die werde ich mir schon noch hinbiegen! Damit gehen sie offen oder verdeckt in eine dominante Rolle. Das kann der Anfang eines Moduszirkels sein, in dem Sie Ihr Gegenüber mehr und mehr in den Rückzug bzw. die Vermeidung treiben. Gottman (1994) beobachtete, dass fünf Jahre nach der Eheschließung 80 Prozent der Paare mit dieser Konstellation getrennt waren. Solche Paare sind übrigens auch in der Paarberatung am häufigsten anzutreffen. Meist kommen sie auf Wunsch der aktiven bzw. mehr oder weniger dominanten Seite (das sind häufiger die Frauen). Die Therapie läuft dann – verkürzt gesagt – nach einem Gedicht von Eugen Roth (1983):

Ein Mensch erhofft sich heimlich still,
Daß er einst das kriegt, was er will.
Bis er dann doch dem Wahn erliegt
Und schließlich das will, was er kriegt.

Kein Mensch erträgt auf Dauer, wenn immer an ihm herumgenörgelt wird. Selbst wenn er es aus seiner Primärfamilie so kennt und sich daher aufgrund seiner Beziehungschemie von einem ähnlich strukturierten Menschen zunächst angezogen fühlt. Entsprechend der Modus-Konstellationen in Tabelle 2.1 bleibt die kritisierte Person im Unterordnungsmodus ihrer Kindheit. Dann wird sie sich nicht weiterentwickeln. Oder sie beginnt sich zu wehren und rutscht in eine Kampf-Kampf-Situation. Das hält kein Paar lange aus. So kann – wie in Abschnitt 3.4 beschrieben –

eine zähe (und letztlich auch trennungsgefährdete) Kampf-Vermeidungs-Konstellation entstehen.

Die Alternative ist, dass die nörgelnde Person sich frustriert zurückzieht und beide in einem Vermeidungsmodus enden. Dann wird von den Beziehungskomponenten *Vertrautheit* und *Leidenschaft* wenig übrigbleiben. Auch wenn die Beziehung nach außen hin bestehen bleiben mag, ist sie innerlich vom Absterben bedroht. Besser ist, die Nörgelnden gehen in eine innere Auseinandersetzung mit ihren Vorstellungen und passen diese der äußeren Welt an, und nicht die äußere Welt ihren Vorstellungen. Oder wie es der Therapeut Serge Sulz (zwar etwas komplizierter als oben Arnold Retzer, aber dennoch treffend) formuliert: »Um dieses Glück erfahren zu können, müssen ich und mein Partner – jeder für sich – die Fähigkeit erwerben, sich von einem Teil im anderen, der sein Unglück ausmacht, zu lösen. Ihn nicht mehr zwingen zu wollen, sich zu ändern, sondern ihn einfach so sein zu lassen, wie er ist. Und sich mit dem Rest zufrieden zu geben, der anderen Hälfte, die vielleicht ausreichend Glück und Zufriedenheit bieten kann« (Sulz, 2004, S. 131). Das wäre eine Lösung im Sinne des Erwachsenenmodus. Denn:

Es ist leichter, die eigenen Erwartungen zu verändern als einen anderen Menschen.

3.6 Die Balance von Veränderung und Akzeptanz

Man sollte sich also in einer Partnerschaft gut überlegen, welche Eigenschaften an der anderen Person einen so sehr stören, dass man ihretwegen in einen Kreuzzug ziehen möchte. Das Ehepaar Gottman (1999) unterscheidet zwischen lösbaren und unlösbaren (bzw. anhaltenden) Problemen. Lösbare Differenzen sollten Sie angehen, z. B. in konstruktiven Paargesprächen. Bei anhaltenden Problemen ist eine Veränderung kurzfristig schwer zu erreichen. Verzeihen Sie Ihrem Gegenüber kleine Schwächen und regeln Sie das Problem lieber über eine gesunde Distanz. Diese polare Einteilung der Gottmans hat aber aus unserer Sicht einen Haken: Wenn die anhaltenden und zunächst vielleicht unveränderbaren Probleme Ausdruck von schemabedingten Bewältigungsreaktionen sind, dann könnte man durch eine Therapie (allein oder als Paar) evtl. doch etwas daran ändern und aus einem scheinbar unveränderbaren ein lösbares Problem machen. Dazu mehr in Kapitel 8.

Wir möchten an dieser Stelle etwas ausholen und auf einen anderen, allgemeineren Aspekt hinweisen: Wir werden im westlichen Kulturkreis ganz selbstverständlich dahingehend sozialisiert, dass man etwas verändern kann und soll, wenn man nicht zufrieden ist. Das geht schon in der Schöpfungsgeschichte der Bibel mit der Aufforderung an Adam los: »Mache dir die Welt untertan!« Nicht zuletzt in der Haltung, Dinge immer besser zu machen, liegt allerdings auch der Fortschritt begründet, von dem wir alle profitieren. Wenn wir ein Ziel erreicht haben, sind wir zufrieden (zumindest für einen Moment). Die Welt ist dann so, wie wir sie uns wünschen. Das gute Gefühl, das wir dann haben, verdanken wir einem weiteren in unserem Gehirn angelegten biologischen System, dem sogenannten *Belohnungssystem*. Das reagiert am stärksten, wenn ein Erlebnis besser ist, als wir es erwartet haben. Es ist also dieses System, das uns immer weitertreibt, unter Umständen bis in eine Sucht.

Die Freude, ein Ziel erreicht zu haben, hält leider nur kurz an.

Es gibt aber auch einen ganz anderen Weg zur Zufriedenheit, als die Welt den eigenen Vorstellungen und Wünschen anzupassen. Der kommt aus Asien und die Experten für diesen Weg sind die Buddhisten. Die buddhistische Philosophie lehrt das genaue Gegenteil: »Unser Leid kommt vom Begehren! Weil wir die Welt anders haben wollen als sie ist, leiden wir.« Wenn wir alle Wünsche als vorübergehende seelische Erscheinungen ohne Bedeutung betrachten und loslassen, sind wir zufrieden. Alles ist gut, so wie es ist. Diese Haltung nennt man *radikale Akzeptanz* (Dalai Lama, 1999). Durch sie trickst unser Bewusstsein unser Belohnungssystem sozusagen »von oben« aus. Das funktioniert wirklich, muss man allerdings üben. Der Vorteil ist, dass am Ende – wie auch bei der Veränderungshaltung – Wunsch und Wirklichkeit übereinstimmen, wenn wir die Wünsche ändern statt der Wirklichkeit (s. Abb. 3.4). Wenn es uns nicht biologisch gegen den Strich gehen würde, könnte man sagen: Großartige Idee! Das bedeutet aber, die Vertreibung aus dem Paradies der unerfüllten Kindheitsträume endgültig zu akzeptieren. Das tut zunächst weh. Wir werden aber mit zunehmendem Lebensalter immer häufiger in Situationen kommen, in denen wir an Grenzen stoßen und schmerzhafte Einschränkungen oder Verluste hinnehmen müssen. Enttäuschungen, Niederlagen und Schmerz gehören zum Leben. Wenn wir üben, unsere Vorstellungen loszulassen und nicht gegen den Schmerz oder traurige Gefühle ankämpfen, werden wir »weicher«, weniger angespannt und kämpferisch, aber das Leben geht trotzdem weiter. Wir gehen dann etwas mehr vom roten auf das blaue Bein. Das ist auch für unsere Mitmenschen angenehmer und dadurch wird das Zusammenleben insgesamt friedlicher. Das möchten wir an dieser Stelle einfach einmal zu bedenken geben. Wir halten fest:

Zufriedenheit ist nicht nur von der äußeren Situation, sondern auch von der inneren Einstellung abhängig.

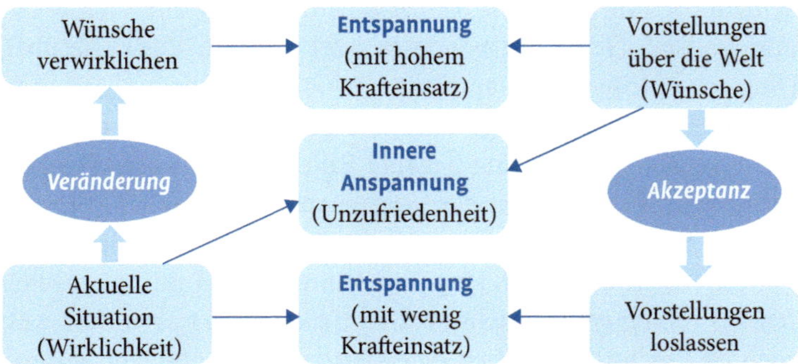

Abbildung 3.4 Wege zur inneren Entspannung

Nun sind wir als dieses Buch Schreibende von dem heilsam-ausgleichenden Potenzial des Buddhismus auch durch unsere eigenen Erfahrungen durchaus überzeugt, aber doch realistisch genug, um zu wissen, dass wir Sie als Leser oder Leserin nicht aus dem Stand zum Buddhismus bekehren wollen oder können. Dennoch denken wir mit allem Ernst, dass es enorm heilsam ist, systematisch eine *gesunde innere Distanz* zum eigenen emotionalen Erleben, den eigenen Erwartungen und den daraus resultierenden Gedanken aufzubauen. Nicht umsonst steht diese Haltung auch im Zentrum einer ganzen Reihe von modernen Ansätzen in der Psychotherapie. Das gilt zumindest für die Kämpfenden unter uns. Die Unterordner und Vermeider sind hier weniger gemeint! In Abschnitt 4.4 werden wir aus unseren eigenen Erfahrungen Anregungen geben, wie das praktisch gelingen kann. An dieser Stelle ist uns wichtig, Sie für diese Thematik überhaupt erst einmal zu sensibilisieren, aus der Veränderungs- oder »Bigger-better-faster-more«-Falle auszusteigen. Und das nicht nur auf Ihre Beziehung bezogen, sondern ganz allgemein.

Falls Sie etwas tiefer in diese Thematik einsteigen möchten, empfehlen wir Ihnen, sich ein ganz kurzes YouTube-Video anzuschauen (https://www.youtube.com/watch?v=9YRjX3A_8cM). Die Botschaft wirkt schlicht, aber besonders der dritte Schritt, nämlich sich keine weiteren Gedanken über eine Situation zu machen, die man nicht ändern kann, ist wirklich enorm wichtig. Bedenken Sie, wie viele Zeit Sie (und natürlich wir alle) damit zubringen, sich Gedanken oder sich oder anderen Vorwürfe über Dinge zu machen, die man nicht (mehr) ändern kann. Und auch der erste Schritt, sich Sorgen über Dinge zu machen, die noch gar nicht aktuell sind, ist eine beliebte Falle, die uns unser Denken gerne stellt. In Gedanken der Vergangenheit nachzuhängen oder in die Zukunft voraus zu eilen ist der Ausgangspunkt vieler zwischenmenschlicher Probleme und kann sich bis hin zu psychischen Problemen auswachsen. Das *Gelassenheitsgebet*, dass z. B. auch zu Beginn der Treffen der Anonymen Alkoholiker gesprochen wird, bringt das ebenfalls auf den Punkt. Wer auch immer damit angesprochen wird. Es kann ja durchaus Ihr eigener Erwachsenenmodus sein.

Gelassenheitsgebet

Gib mir die *Kraft*, die Dinge zu ändern, die ich ändern kann.
Gib mir die *Gelassenheit*, die Dinge hinzunehmen, die ich nicht ändern kann.
Gib mir die *Weisheit*, das eine vom anderen zu unterscheiden.

Die *Kraft* verdanken wir dem roten Bein, die *Gelassenheit* dem blauen, und die *Weisheit* ist die situationsangemessene Balance dazwischen.

Aber mit irgendetwas müssen wir unseren angespannten und manchmal sogar gierigen Kindmodus ja beschäftigen, wie unsere ungeduldigen realen Kinder auch. Was ist denn die biologische Gegenbewegung dazu, das Belohnungssystem durch immer stärkere Reize zu stimulieren? Es ist die *Sensibilisierung*. Das heißt konkret: nicht das Radio lauter drehen, sondern genauer hinzuhören. Oder ganz allgemein: bewusster wahrzunehmen. Wahrnehmen setzt sich aus zwei Teilen zusammen: zum einen, sich dem, was auf die Sinne wirkt, wirklich bewusst hinzugeben. Zum anderen, das Wahrgenommene zu benennen und einzuordnen. Auf diesem Weg bauen wir das in Abschnitt 1.1 beschriebene Bild der Welt in uns auf. Davon, wie genau wir hinschauen und einsortieren, hängt ab, wie reich bzw. differenziert unsere Innenwelt ist. Bezogen auf das Smartphone-Beispiel in Kapitel 1 bedeutet das, sich auf die andere Seite des Smartphones zu begeben. Das ist natürlich etwas anstrengend, aber unser Erleben und unsere Welt wird dadurch bunter. Mal Hand aufs Herz: Wie viele Arten von Bäumen können Sie unterscheiden? Wie gut Sie Bäume voneinander unterscheiden können, hängt davon ab, wie genau Sie diese angeschaut und sich mit ihnen beschäftigt haben. Wer genauer hinschaut, hat eine differenziertere, reichere Innenwelt. Sie finden das nicht wichtig? Aber Ihr Gegenüber findet es vielleicht wichtig, dass Sie bemerken, wenn er oder sie etwas Besonderes angezogen oder gemacht hat. Den anderen wahrnehmen und das Zurückmelden bereichert uns *und* den anderen. Geteilte Freude ist doppelte Freude. Achtsamkeit und Freude an dem, was da ist (was eine weniger radikale und alltagsnähere Charakterisierung von Akzeptanz wäre), sind ein guter Dünger für eine gute Partnerschaft!

In einer Beziehung wird es darum gehen, eine gute Balance zwischen Veränderung und Akzeptanz zu schaffen.

4 Das praktische Vorgehen

4.1 Warum bei der Heirat ein Holzbalken durchgesägt wird

Kennen Sie dieses Ritual? Bei einer Hochzeit bekommt ein Paar eine große Bogensäge, um damit einen dicken Stamm durchzusägen. Ehrlich gesagt: Wir wissen auch nicht, wie dieses Ritual entstanden ist. Aber wir haben eine Idee, was der tiefere Sinn sein könnte. Klar: Das Ganze klappt nur, wenn beide gut aufeinander eingehen und versuchen, in einen gemeinsamen Rhythmus zu kommen, damit die Säge sich nicht verhakt. Und das, während alle zuschauen! Kein schlechtes Symbol für eine gute partnerschaftliche Zusammenarbeit. Wir wagen zu behaupten: Wenn man von dieser Situation ein Video drehen würde, könnte das einiges darüber aussagen, wie gut die Ehe vermutlich verlaufen wird. Das wäre mal eine interessante wissenschaftliche Untersuchung!

Mit Bezug zum Moduszirkel-Memo in Abschnitt 2.8 kann man sagen: Hier braucht es zwei Menschen im Erwachsenenmodus. Uns gefällt das Bild mit dem Sägen noch aus einem weiteren Grund besonders gut: Was muss man denn machen, wenn man sich »versägt« hat (was ja im Leben immer wieder passieren wird)? Zuerst muss man aufhören zu sägen. Weitersägen und das Ding noch irgendwie hinbiegen, das klappt nicht. Man bricht höchstens das Sägeblatt ab. Man muss ganz neu ansetzen und die Säge geduldig und sauber ausrichten. Dann kann man ganz vorsichtig wieder anfangen zu sägen. Und zuletzt muss man während des ganzen Sägens gut aufpassen, dass man auf Kurs bleibt. Ist das nicht eine schöne Metapher, wie Paare miteinander umgehen sollten? Wenn es Streit gibt (d. h., sich die Säge verklemmt), helfen die gleichen vier Schritte:

(1) Sofort den Streit unterbrechen und Abstand nehmen. »Weitersägen« führt unbarmherzig in die falsche Richtung und macht das Problem nur größer.
(2) Aus dem Abstand (am besten jeder für sich) die Säge neu ausrichten. Das heißt, die Situation aus einem gewissen inneren Abstand aus dem Erwachsenenmodus heraus betrachten, zurück in die innere Mitte finden und sich auf die eigentlichen Werte und Ziele besinnen.
(3) Vorsichtig aufeinander zugehen und wieder anknüpfen. Dabei nicht zu viel »Gas geben« (impulsiver Kindmodus) und nicht belehren (innere Kritiker), sondern im Erwachsenenmodus handeln und die Kommunikationsregeln aus dem Abschnitt 4.6 beachten.
(4) Beim »Weitersägen« sich ruhig immer wieder einmal fragen, wie das eigene Verhalten aus den Augen der anderen (der Hochzeitsgäste) betrachtet wirkt. Das hilft, die Säge sauber zu führen.

Bei allen Menschen kommen früher oder später die alten Muster und Schemata durch. Wir müssen also lebenslänglich achtsam bleiben, wann unsere Schemata anspringen, um dann aussteigen zu können. Je besser uns das gelingt, umso konstruktiver wird die Partnerschaft verlaufen.

4.2 Erste Hilfe, wenn es »knallt«. Was ist im Streitfall zu tun?

Wie gesagt: Auch in den besten Beziehungen gibt es Streit. Das ist überhaupt kein schlechtes Zeichen. Im Gegenteil: Bei Paaren, die sich nie streiten, stellt sich die Frage, ob es da überhaupt noch Leidenschaft und Nähe gibt. Es geht darum, eine gute Streitkultur zu entwickeln. Dabei können ein paar Regeln hilfreich sein. Wir können uns dabei an den vier Schritten der Säge-Metapher oben orientieren:

(1) Den Streit möglichst schnell unterbrechen und getrennte Räume aufsuchen

Wenn wir uns intensiv streiten, dominieren die automatisierten Prozesse in unserem Gehirn unser Erleben und Verhalten. Insbesondere, wenn der Sympathikus und damit auch das Alarmsystem in uns stark aktiviert sind (auf Deutsch: wenn wir uns richtig aufregen), sind unsere Wahrnehmung und Informationsverarbeitung im Gehirn sehr stark eingeengt. Wut will wüten. Wir sind im Grunde nicht richtig »bei uns«, zumindest sind wir nicht im Erwachsenenmodus. Daniel Goleman (1995) nennt diesen Zustand treffend *emotional hijacking*: Die Gefühle kapern den Verstand. Das kann so weit gehen, dass wir aus der Wut heraus Dinge sagen, an die wir uns nachher nicht mehr erinnern können. Wenn wir gestresst sind, wird die Merkfähigkeit im Gehirn blockiert. So entstehen auch die Gedächtnislücken bei einem Schock. Im Streit sind wir unter Stress. Wir sind in einer Art Krieg. Man hört gar nicht mehr zu und wartet nur darauf, wann man den nächsten Schuss abfeuern kann. Nachher tut es uns dann leid. Aber: Gesagt ist gesagt. Die Kugel ist aus dem Lauf und kann nicht mehr zurückgeholt werden. Die Wunden sind geschlagen. Daher ist es besser, den Schaden zu begrenzen und auf jeden Fall aus dem Sog der Emotionen auszusteigen und das »Blutvergießen« zu beenden. Es geht um eine Art »Waffenstillstand« ohne jede Vorbedingung, bevor man sich wieder zu Verhandlungen trifft.

Konkret: Wer zuerst bemerkt, dass man als Paar in einen Schlagabtausch hineinrutscht, zieht die Notbremse. Das sollte ohne viele Worte und sachlich geschehen. Entweder durch ein vorher vereinbartes Zeichen (z. B. das »T« als Time-out- bzw. Pausenzeichen wie beim Sport) oder durch einen Satz wie: »Ich glaube, das bringt jetzt nichts mehr – wir sind in einem Moduszirkel. Lass uns jetzt erst einmal abbrechen.«

Damit die andere Person diese Unterbrechung und den nachfolgenden Time-out akzeptieren kann, gehört als zweite Komponente dazu, dass die unterbrechende Person klar und verbindlich sagt, wann sie bereit ist, den Alltag wieder – ohne weitere Diskussion – fortzusetzen. Diese Balance von (roter) Unterbrechung und (blauem) Fortsetzungsangebot ist wichtig, damit der Time-out auch klappt. Dann gehen beide ohne weitere Kommentare (auch wenn es schwerfällt) in getrennte Räume. Es ist wichtig, von der anderen Person nichts mehr zu hören oder zu sehen. Nur so kommen wir aus der Schemaaktivierung heraus und können den Übergang in den Erwachsenenmodus schaffen.

Beispiel

Susanne schafft es hervorragend, durch gepresstes Atmen mit zwischenzeitigem Stöhnen, garniert mit bösen Blicken und Kopfschütteln, Peter ihren Unmut auch ohne Worte mitzuteilen. Das drückt natürlich immer weiter auf seinen Knöpfen herum. Wenn er sich dann ohne vorherige Absprache zurückzieht, triggert dies Susannes Verlassenheitsschema aufs Neue, und aus der Wut heraus bezeichnet sie ihn als »Feigling«. Die Absprache erlaubt ihm, sich legitimiert und ohne Schuldgefühle zu trennen, und gibt ihr die Sicherheit, dass Peter zurückkommt. Auf diese Weise können sich beide zunächst einmal beruhigen und sich ein Bild von dem machen, was überhaupt los ist.

(2) Innerlich Abstand nehmen und in den Erwachsenenmodus wechseln

Für den Wechsel in den Erwachsenenmodus ist es hilfreich, die Umgebungsreize zu verändern. In einen anderen Raum zu gehen oder das berühmte »einmal um den Block laufen« sind dafür gute Beispiele. Dann können das Alarmsystem und der Sympathikus wieder runterfahren (auf Deutsch: Wir regen uns wieder ab). Wir empfehlen, sich dort auch nicht hinzusetzen, sondern stehenzubleiben. Im Stehen sind die Gedanken oft beweglicher als im Sitzen. Veränderte Sinnesreize fördern andere Gedanken. Es kann helfen, sich die Situation (und vor allem einen selbst) wie von außen, durch eine Kamera bzw. wie in einem Film vorzustellen. Stellen Sie ruhig zwei Stühle in dem Raum für sich und Ihr Gegenüber auf und vergegenwärtigen Sie sich, in welche Rolle Sie beide gerade gegangen sind bzw. auf welchem Bein Sie standen. Das macht deutlich, dass es zwei gleichberechtigte Blickwinkel auf die Situation gibt. Sie können sich auch gerne noch einmal an die Smartphone-Metapher aus Kapitel 1 erinnern. Ist etwas Abstand da, hilft es, mit sich selbst zu reden, so wie es ein guter Freund oder eine gute Freundin tun würde, um wieder in die innere Mitte zu kommen. Lassen Sie den Streit für einen Moment los und überlegen sich, warum Sie diese Beziehung einmal angefangen haben und wofür Sie auch heute noch gut sein kann und soll. Vor allem: Unternehmen Sie zunächst nichts weiter in der Sache, sondern warten Sie ab, bis die Gefühle wieder runterreguliert sind. Manchen hilft es, sich erst einmal mit neutralen Tätigkeiten wie Wohnung aufräumen, Joggen oder evtl. auch etwas arbeiten zu beschäftigen und dadurch andere Muster im Kopf zu aktivieren.

Wichtig ist auf jeden Fall – und ohne Vorbedingungen –, erst einmal aus dem Streitzirkel auszusteigen.

Wenn Sie wieder einen einigermaßen klaren Kopf haben, können Sie ein Moduszirkel-Memo zur Hand nehmen und den Ablauf anhand der Zeilen schrittweise durchgehen. Das hilft Ihnen, Ihre Gedanken zu sortieren. Hilfreiche systematische Fragen sind:

(1) In welche Rolle (Bewältigungsmodus) bin ich gegangen?
(2) Was ist mein Gefühl?
(3) Auf welchem Bein stehe ich?
(4) Wohin will ich in dieser Beziehung?
(5) Wie komme ich auf das andere Bein?
(6) Wie kann ich jetzt wieder anknüpfen?
(7) Was brauche ich dafür und was kann ich selbst tun?

Außerdem lenkt das Formblatt Sie gezielt dahin, die Situation auch aus den Augen Ihres Partners bzw. Ihrer Partnerin zu betrachten. Das erweitert Ihren Blick auf den Ablauf und legt eine gute Basis, wieder sachlich ins Gespräch zu kommen. Besonders wenn das Gegenüber parallel dazu auf das eigene Blatt geschaut hat. Später vielleicht sogar gemeinsam auf die Blätter zu schauen bewirkt eine ganz andere Atmosphäre als der direkte Blick in die Augen. Das versachlicht die Situation und aktiviert eher eine Art Arbeitshaltung. Das ist für die Wiederbegegnung – sollten Sie tendenziell noch auf dem roten Bein stehen – nur hilfreich! Ist der Ärger hingegen bereits verflogen, kann der Blick in die Augen des Gegenübers das emotionale Anknüpfen erleichtern.

Im Parasympathikus kommt man leichter von »Ich« zum »Wir« und damit zur Wiederannäherung.

(3) Ruhig als Erste(r) wieder sachlich-liebevoll auf die andere Person zugehen

Wenn die vereinbarte Zeit herum ist, setzen Sie ohne weitere Diskussion Ihren Alltag fort. Es hilft, sich dabei so zu verhalten, wie Sie sich netten anderen Menschen gegenüber verhalten, also z. B. Freunden und Freundinnen, Arbeitskollegen und -kolleginnen oder Nachbarn. Mit denen gehen wir auch freundlich-kooperativ um und behandeln diese oft freundlicher als unsere engen Angehörigen. Sie können das also. Warum dann nicht auch mit Ihrer Partnerin oder Ihrem Partner? Es ist ein Problem, dass wir in engen Beziehungen zu neigen, die Grenzen zur anderen Person zu überschreiten. In gewisser Weise »verrohen« wir schnell im Umgang gerade mit den Menschen, die uns (eigentlich) am nächsten stehen.

Wenn Sie sich wieder »eingekriegt« haben, legen Sie bitte keinen falschen Stolz an den Tag und warten darauf, dass die andere Seite den ersten Schritt machen möge. Wenn beide so denken, kann es dauern. Nein – überwinden Sie Ihren Stolz und machen Sie den ersten Schritt. Es ist ein Akt der Liebe und Ihr Partner bzw. Ihre Partnerin wird es Ihnen danken! Das ist der »Stoff«, aus dem die emotionale Wiederannäherung gemacht ist. Wenn das Gegenüber noch nicht bereit sein sollte, reagieren Sie gelassen und geben ihm oder ihr mehr Zeit. Es ist tatsächlich sicherer, sich mit der Wiederannährung Zeit zu lassen. Es ist sehr verletzend, wenn man sich aufgerafft hat, auf das Gegenüber zuzugehen und dann auf Abweisung stößt. Das kann einen sehr stark wieder auf das rote Bein zurückwerfen und zu einem enttäuscht-ärgerlichen Rückzug verleiten. Auch hier hilft Geduld weiter. Eine rote Ampel wird auch nicht schneller grün, wenn man ungeduldig mit dem Gaspedal spielt. Susanne und Peter haben eine ganz originelle Idee entwickelt, den »Beziehungsverkehr« zu regeln: die Beziehungsampel.

Beispiel

Peter hat für jeden eine Ampel gebastelt mit einem grünen, gelben und roten Feld, die beide an ihre Tür hängen. Eine dicke Büroklammer zeigt an, in welcher Stimmung sie sich gerade befinden: Rot heißt: Ich will meine Ruhe. Gelb: Ich brauche noch etwas Zeit. Grün: Du kannst dich ruhig hereintrauen. Das gibt beiden Sicherheit.

Wenn die Ampel auf Grün steht, ist der Weg wieder frei. Oder warten Sie auf eine günstige Gelegenheit. Die alten Griechen nannten das Kairos – »die Gunst der Stunde nutzen« würde man heute vielleicht sagen. Gerne im Rahmen einer Alltagssituation, zum Beispiel dem Frühstück. Sagen Sie fast beiläufig: »Du, das tut mir leid mit gestern Abend, das habe ich nicht so gemeint.« Wenn Sie etwas Glück haben, wird Ihr Gegenüber mit einem ebenso beiläufigen »War nicht so schlimm, habe ich schon fast wieder vergessen« antworten und damit ist das Eis gebrochen. Der Alltag geht weiter und Sie können die Situation inhaltlich dann im Rahmen Ihres nächsten Paargespräches (s. Abschn. 4.6) in Ruhe gemeinsam nachbesprechen.

Wir raten Ihnen dringend, am Anfang nach den Trennungen zunächst ohne weitere Diskussion den Alltag fortzusetzen. Wenn Sie wieder in den Konflikt einsteigen, der zum Streit geführt hat, besteht die Gefahr, dass die Situation wieder eskaliert. Es ist besser, zunächst einfach »weiterzumachen«. Das stabilisiert die Situation. Es ist wie beim Fahrradfahren: Wenn es wackelig wird, müssen Sie entschlossen in die Pedale treten, dann werden Sie wieder sicherer. Durch die Fortsetzung des Alltags tragen beide etwas zur Stabilisierung der Situation bei und bringen sich von ihrer konstruktiven Seite her ein. Das beruhigt den Gemütszustand.

Wenn Sie in einem Streitzirkel sind, können Sie inhaltlich gar nichts klären. Sie müssen erst den Zirkel unterbrechen und in Ihre Mitte kommen. Das ist die Voraussetzung für spätere inhaltliche Gespräche.

Natürlich müssen Sie irgendwann auch Ihre inhaltlichen Probleme besprechen. Wir raten Ihnen aber, bei den folgenden Gesprächen über kritische Themen nicht zu improvisieren, sondern sich so genau wie möglich an die Kommunikationsregeln zu halten, die wir Ihnen später erklären. Erst die Feuerpause, dann der Waffenstillstand, dann die Friedensgespräche. Ein Schritt baut auf den anderen auf. Auch wenn sich das anfangs etwas künstlich anfühlen mag. Es ist wie beim Sport oder in der Musik: Lernen Sie erst die Technik – improvisieren können Sie später immer noch. Idealerweise haben Sie mit Ihrem Gegenüber bereits zuvor in einem ruhigen Moment über die Kommunikationsregeln gesprochen. Dann ist er oder sie darauf vorbereitet, dass Sie sich so kontrolliert ausdrücken. Ansonsten sollten Sie es ihm oder ihr jetzt mit einfachen Worten erklären, z. B. wie Susanne:

Beispiel

»Okay, wir haben uns gestritten und ich weiß, dass ich auch meinen Teil dazu beigetragen habe. Das tut mir leid. Ich möchte es jetzt besser machen und versuchen, mich besser auszudrücken und dich besser zu verstehen. Das ist mir wirklich wichtig, weil ich dich liebhabe und möchte, dass es uns miteinander gut geht. Ich kann gerne anfangen, dir zu sagen, wie ich die Situation erlebt habe, und möchte dann auch gerne hören, wie du es erlebt hast. Vielleicht können wir dann zusammen eine Lösung finden. Ich fände es toll, wenn wir es schaffen, uns dabei nicht zu unterbrechen. Wollen wir das mal so versuchen?«

Es ist nicht leicht, nach einer aufgeheizten Situation die passenden Worte zu finden, und es gleicht oft einer Gratwanderung zwischen zu starker Anbiederung (Unterordnungsmodus) und defensiver Absicherung (distanzierter Beschützer). Beim Wieder-Anknüpfen dürfen Sie sich von einer anfangs abweisenden Haltung, von Gesten oder Kommentaren Ihres Gegenübers nicht entmutigen oder abschrecken lassen. Es lohnt sich – wie in dem obigen Beispiel – sanft dranzubleiben, den eigenen guten Willen und die gemeinsamen Ziele zu betonen. Besonders in Krisen heißt »Lieben«, zunächst mehr zu geben als man zurückbekommt. Das ist schwer, wenn das Vertrauen gerade erschüttert wurde. Aber Beziehungen leben von dieser Initiative und Opferbereitschaft. Angst oder Stolz sind hier keine guten Ratgeber. Etwas lyrisch ausgedrückt: In der Wärme unseres Herzens können wir den Impuls fühlen, dem oder der anderen zu verzeihen und wieder auf ihn oder sie zuzugehen. Es ist die Kraft der Liebe, die die Wunden heilt. Genauso wie wir unseren Kindern trotz allen Schimpfens immer wieder verzeihen. Sonst könnten sie nicht wachsen. Im positiven Fall wird es nicht lange dauern, bis Ihre Partnerin oder Ihr Partner nachzieht. Unsere Erwachsenenmodi bereiten den Boden, dass wir uns wieder im glücklichen (oder zumindest zufriedenen) Kindmodus fühlen können. Die Freude ist dann der Lohn für den Mut, die Initiative ergriffen zu haben. Hier passt wieder die Tanz-Metapher: Auch beim Tanzen muss eine Seite den ersten Schritt machen. Wenn die andere Person rasch mitmacht, entsteht Bewegung. Wenn er oder sie einen immer wieder »auflaufen« lässt, ist der Tanz rasch zu Ende.

(4) So gut wie möglich Achtsamkeit bzw. Geistesgegenwart üben

Den Kopf über den emotionalen Wogen zu halten setzt voraus, dass Sie sich mit einem Teil Ihrer Aufmerksamkeit immer selbst über die Schulter schauen. Sobald Sie sich »gehen lassen«, werden Sie in den Sog der Schemaaktivierungen geraten und das Unheil wird seinen Lauf nehmen. Es gibt also schlicht keine Alternative, als sich in Achtsamkeit bzw. Geistesgegenwart zu üben, wenn Sie nicht der *Schema-Chemie* anheimfallen wollen. Sie wissen ja schon, dass wir gerne auf Parallelen zum Autofahren zurückgreifen. Da ist es ähnlich: Wenn Sie immer nur auf die Vorderlichter des vor Ihnen fahrenden Fahrzeugs schauen, werden Sie von der Situation überraschst. Wenn Sie Ihren Blick – evtl. an diesem Fahrzeug vorbei – etwas weiter nach vorne lenken, werden Sie sehen, wenn die Fahrzeuge davor bremsen und haben mehr Zeit zu reagieren. Wie Sie weiter am Abstand zu Ihren Emotionen und Gedanken arbeiten können, werden wir im nächsten Kapitel ausführen. In der Phase der Wiederannäherung nach einem Streit ist die Haut noch wund und ein sanftes Vorgehen gefragt. Von daher:

Machen Sie vor allem langsam! Einen kleinen Schritt sicher zu gehen ist besser, als einen Sprung zu wagen und auszurutschen.

Hier zur Übersicht noch einmal die Schritte (nach einem Streit) auf einen Blick:

(1) Moduszirkel unterbrechen und räumlich trennen – egal wie! (sogenannter Timeout).
(2) innerlich Abstand nehmen, Außenperspektive, evtl. Moduszirkel-Memo ausfüllen, in die innere Balance kommen
(3) zunächst den Alltag ohne Diskussion fortsetzen, das stabilisiert die Situation.
(4) nach den Regeln des konstruktiven Paargesprächs kritische Themen vorsichtig angehen
(5) regelmäßige Paargespräche vereinbaren

Das Eis ist noch dünn und brüchig. Ein falsches Wort und die Emotionen lodern wieder auf. Wenn Sie zum Kämpfen neigen und merken, dass Ihr Gegenüber noch nicht bereit ist oder bereits wieder verletzt, halten Sie an, entschuldigen Sie sich, gehen Sie einen Schritt zurück. Gerade wenn Sie in Konfliktsituationen grundsätzlich zum Kämpfen neigen, können Sie einmal versuchen, sich auch dann zu entschuldigen, wenn Sie sich im Recht fühlen. Hier geht es nämlich nicht ums Recht, sondern um die Geste. In der Kommunikationstheorie nennt man das eine *One-down-Position*: Sie machen sich bewusst »klein«, um dem Gegenüber zu signalisieren: Ich will nicht kämpfen! Ich respektiere dich. Ich suche auch die Fehler auf meiner Seite! Natürlich sollen Sie nicht heucheln. Das bewirkt das Gegenteil. Aber wenn Ihr Gegenüber von Ihnen gewohnheitsmäßig einen weiteren Angriff erwartet, wirkt diese

Geste sehr versöhnlich und ruft normalerweise Wohlwollen und eine Annäherungstendenz hervor.

Aus vernünftigen Gründen eine gewisse Verletzbarkeit zu zeigen ist keine Unterordnung, sondern nutzt unsere biologisch angelegten prosozialen Eigenschaften.

Diese Reaktion ist übrigens kein Zufall, sondern als Verhaltensprogramm in uns angelegt. Erinnern Sie sich an das Still-face-Video? Die meisten Menschen reagieren auf die ängstlich-unsichere Reaktion des Kindes auf das veränderte Gesicht der Mutter mit Mitgefühl für das Kind. Noch stärker am Ende, wenn das Kind sich verzweifelt windet. Selbst die coolsten Männer können da kaum anders, als Ärger auf die Mutter und Mitgefühl mit dem Kind zu empfinden. Mitgefühl und Hilfsbereitschaft sind der »soziale Klebstoff«, der soziale Gruppen zusammenhält. Wir sind vermutlich alle Nachfahren von guten Gruppenbildnern, denn die selbstbezogenen Einzelgänger sind ausgestorben, während die Bindungsorientierten überlebten. Das ist genau das, was wir in dieser Phase wollen und brauchen. Also springen Sie über Ihren Schatten und machen Sie diese Geste! Das gilt natürlich nicht für Menschen, die grundsätzlich ihr Licht unter den Scheffel stellen. Für die gilt: »Du hast nichts zu verlieren: Trau dich, auf dein Gegenüber zuzugehen und deine Wünsche zu äußern!«

Wenn die Säge noch klemmt, drücken Sie nicht weiter. Verstummen Sie aber auch nicht, sondern sprechen Sie die noch vorhandene Irritation ganz sachlich und wohlwollend an, wie hier Peter:

Beispiel

»Ich merke, wir kommen da jetzt noch nicht zusammen. Das finde ich schade. Aber bevor wir uns streiten, lass uns lieber noch etwas warten und später drüber sprechen.«

Versuchen Sie, nichts zu erzwingen. Holen Sie den Apfel nicht vom Baum, bevor er reif ist. Er wird Ihnen wenig später von selbst in die Hand fallen. Geduld ist wichtig, Timing (fast) alles. Beruhigen Sie sich lieber in einem inneren Dialog selbst (dazu mehr in Abschnitt 4.5). Und bitte, gehen Sie darauf ein, wenn man Ihnen ein Gesprächsangebot macht, sei es auch noch so unbeholfen.

Sehen Sie gute Absicht im Handeln des bzw. der anderen und nicht die Fehler in der »Form«!

Weil diese innere Haltung für eine gute Beziehung so wichtig ist, werden wir im folgenden Kapitel darauf genauer eingehen. Für den ersten Moment haben Sie mit einer gelungenen Wiederannäherung die gröbsten Brocken aus dem Weg geräumt und der Alltag kann erst einmal einigermaßen normal weitergehen. Gelingt Ihnen das nicht, nehmen Sie die emotionale Belastung und Unsicherheit z. B. mit zur Arbeit. Dort wird sich das negativ auswirken. Sie geraten dann rasch in einen Teufelskreis der Anspannung, privat und bei der Arbeit. Wenn Sie einigermaßen achtsam bleiben, können Sie sich das ersparen. In Achtsamkeit zu »investieren« ist also durchaus effektiv.

4.3 Der Balken im eigenen Auge. Was wir selbst zu einer guten Beziehung beitragen können und müssen

Natürlich geht es schneller, wenn man einen Tunnel von beiden Seiten gräbt (und sich dann auch noch in der Mitte trifft). Warten Sie aber mit der Verbesserung Ihrer Beziehung nicht, bis sich Ihr Gegenüber bereit erklärt, von der anderen Seite aus etwas zu tun. Das kann dauern! Im ersten Schritt können aber auch Sie alleine viel zu einer Verbesserung der Situation beitragen. In der Systemtheorie gilt das Gesetz: Wenn sich ein Teil verändert, muss auch der andere Teil reagieren. Sie können sich das vorstellen wie beim Abschleppen eines Autos: Entweder (1) das vordere Auto schafft es, das andere mitzuziehen, (2) das hintere bremst so stark, dass es das vordere abwürgt, oder (3) das Abschleppseil reißt (das wäre die Trennung). Wir haben diese Möglichkeiten schon im Abschnitt 3.4 kennengelernt.

Auf die konkreten Übungen gehen wir im sechsten Kapitel ein. Hier geht es uns zunächst darum, einige grundlegende Aspekte einer konstruktiven Partnerschaft zu klären. Wir reden damit von der unteren, tragenden Ebene der Einstellungen und Werte in Abbildung 3.2. Tragfähige Einstellungen legen die (geistige) Basis für eine gute Beziehung. An manchen Stellen kommt uns dabei das in Abschnitt 1.1 beschriebene, biologisch angelegte Bindungssystem zur Hilfe. An anderen Stellen arbeitet der Zeitgeist dem entgegen. Es bedarf also heute einer aktiven Überprüfung der eigenen Normen und Werte aus freien Stücken, da uns die äußeren sozialen Normen immer weniger binden. Diese Freiheit muss mit einer selbst gewählten Verantwortlichkeit ausbalanciert werden, wenn unsere soziale Kultur nicht verloren gehen soll.

Ein wichtiger Aspekt ist die grundsätzliche Bereitschaft, mehr zu geben, als zu nehmen.

Hier scheint es geschlechtsspezifische Unterschiede zu geben. Ob biologisch angelegt oder erziehungsbedingt, sei einmal dahingestellt. Bis heute scheinen Männer stärker auf Selbstbehauptung und -verwirklichung ausgerichtet zu sein und Frauen vergleichsweise stärker auf das Gemeinwohl und Bindung. Etwas prägnanter: Männer leben stärker im *Ich*, Frauen im *Wir* – vielleicht schon der Kinder wegen. Männer tendieren damit in Abbildung 2.2 eher zum Pol der Selbstbehauptung, Frauen zum Sozialisieren. Es braucht aber beides!

Das klingt banal, ist aber durchaus nicht selbstverständlich. Die Frage ist heute oft: Was habe ICH davon, wenn ich das tue?

Beispiel

In eklatanter Weise hat der Erstautor das als Praktikant in der Psychiatrie erlebt, als ein jugendlicher Patient im Rahmen der Arbeitstherapie im Garten arbeiten sollte und sagte: »Warum soll ich das Beet umgraben? Bis da was wächst, bin ich schon lange nicht mehr hier!«

Klingt nachvollziehbar. Aber mit dieser Einstellung wäre keine der heute von uns so bewunderten mittelalterlichen Kirchen gebaut worden. Keiner der planenden Baumeister hat »seine« Kirche jemals auch nur halbfertig gesehen! Die Bereitschaft, etwas für die Gemeinschaft zu tun, von dem man nicht (unmittelbar) profitiert, ist absolut staatstragend. Das Abnehmen dieser Bereitschaft führt zum Zerfall unserer sozialen Sicherungssysteme und zum Erkalten des sozialen und politischen Klimas. Das gilt im Großen wie im Kleinen, also auch für die Partnerschaft. Ein weiterer zentraler Punkt ist das Interesse am anderen Menschen, vor allem auch an seiner Geschichte. Niemand kommt als Bosnickel (d.h. als vorsätzlich böser Mensch) auf die Welt! Da gab es kleine und große Entbehrungen und Verwundungen. Lassen Sie sich an einem ruhigen Abend die Lebensgeschichte Ihrer Partnerin bzw. Ihres Partners ruhig detailliert erzählen (s.a. die Übungen in Kapitel 6). Vielleicht gibt es noch alte Fotoalben, die das Erzählte veranschaulichen. Besuche bei den Schwiegereltern geben oft noch einen Nachgeschmack der Atmosphäre, in der Ihre Partnerin bzw. Ihr Partner jahrelang aufgewachsen ist. Wenn Sie sich das nächste Mal über sie oder ihn ärgern, denken Sie an die Biografie und blenden vor Ihrem inneren Auge ein Foto aus seiner Kindheit über sein oder ihr schimpfendes Gesicht. Schauen Sie von der Oberfläche in die Tiefe seiner Geschichte. Sehen Sie das verletzbare Kind von damals hinter der dominant-streitbaren Person von heute. Dann fällt es Ihnen leichter, ruhig im Modus des gesunden Erwachsenen zu bleiben. Übrigens: Auch Frauen können (offen oder verdeckt) sehr dominant sein! Sie kämpfen häufig nur weniger plump: Während Männer mit dem Säbel fechten, nehmen sie das Florett. Das wirkt deutlich eleganter.

Diese Fähigkeit, an dem aktuellen Bewältigungsmodus vorbei auf den dahinterstehenden Kindmodus schauen zu können, ist zentral für eine gelingende Partnerschaft.

Auf Gemeinheiten verzichten. Mehr auf die Gegenwart bezogen können Sie es Ihrem Gegenüber leichter machen, wenn Sie darauf verzichten, auf wunden Punkten herumzudrücken. Natürlich wissen Sie ganz genau, wo Sie ihm oder ihr ganz nebenbei und flüchtig ordentlich einen reinwürgen können. Liebe heißt, darauf großzügig zu verzichten. Also schlucken Sie Sätze wie: »Du wirst immer mehr wie dein Vater« oder »Deine Mutter kann auch nicht kochen« oder gar »Na ja, weil du es im Bett nicht wirklich bringst, hat dich ja auch Bettina schon verlassen« einfach runter, auch wenn sie auf der Zunge jucken! Brüllen Sie bitte nicht rum, wenn Sie wissen, dass Ihr Partner oder Ihre Partnerin als Kind angeschrien (oder sogar geschlagen) wurde. Vermeiden Sie ggf. auch bestimmte Reizworte oder Gesten.

Bekannte Krisensituationen. Neben dem Verzicht auf gezielte Gemeinheiten ist der geschickte Umgang mit bekannten Krisensituationen wichtig. Klassiker sind gemeinsame Autofahrten bei unterschiedlichem Fahrstil, die Zeit, kurz bevor man zusammen weggeht und die eine Person schon fertig ist und warten muss, Besuche der Schwiegereltern (wenn alles perfekt präsentiert werden soll und besonders Kinder gerne aus der Rolle fallen) oder Kurzreisen in benachbarte Hauptstädte, bei denen alles optimal laufen soll (um die Scharten vergangener Sünden auszuwetzen). In allen diesen Situationen gilt: Weniger ist mehr!

Gehen Sie vom Gas, stehen Sie zu Ihren Schwächen. Good is good enough!

Nach dem, was Sie besser lassen sollten, hier noch ein paar Anregungen, was Sie positiv tun können, um sich in eine günstige innere Haltung zu bringen.

- Machen Sie sich eine Liste von positiven Eigenschaften, die Sie an Ihrem Gegenüber schätzen. Erinnern Sie sich selbst immer wieder daran. In vielen Partnerschaften wandert der Blick »von selbst« nach und nach immer mehr zu den Dingen, die uns am anderen stören. Die Erinnerungen an gute Momente fördern den liebevollen Blick auf den anderen und dadurch auch die Haltung im Falle des Konflikts.

- Unterstellen Sie Ihrem Gegenüber grundsätzlich »gute« im Sinne von »menschlich nachvollziehbare« Motive anstatt »bösartige« Absichten. Die Forschung hat klar belegt, dass Paare, die auch im Konfliktfall davon ausgehen, dass die andere Person grundsätzlich nicht gegen mich ist oder ihr Verhalten sich gegen mich wendet, viel schneller Konflikte lösen können und insgesamt glücklicher sind. Sätze wie: »Ja, das sagst du jetzt, aber ich weiß doch, wie du tickst …« resultieren aus einer grundsätzlich misstrauischen Haltung und führen nicht zu Verbesserung der Situation.
- Setzen Sie sich in Ruhe hin und lassen ein positives Bild vom Anfang Ihrer Beziehung vor Ihrem inneren Auge entstehen. Am besten aus der Phase der Verliebtheit. Gehen Sie ganz in diesen »Film« hinein und nehmen das dabei entstehende Gefühl wahr. Nehmen Sie evtl. Fotos aus dieser Zeit zur Hand. Ja, die Gefühle sind im Untergrund noch lebendig! Diese Gefühle zeigen Ihnen das Potenzial Ihrer Beziehung. Was damals möglich war, ist im Prinzip auch heute noch möglich, auch wenn beide älter geworden sind. Bleiben Sie mit diesem Gefühl in Kontakt, während Sie nun ganz langsam das Bild einer aktuellen Konfliktsituation darüber blenden. Aber so langsam, dass das Gefühl nicht kippt. Versuchen Sie nun, sich aus diesem warm-liebevollen Gefühl eine Lösung für den Konflikt vorzustellen.
- Wenn Sie der oder die andere mal wieder nervt, gehen Sie in Gedanken alle Männer oder Frauen durch, die Sie kennen. Prüfen Sie nun, mit welcher dieser konkreten Personen Sie wirklich lieber zusammen wären. Aber mit allen Konsequenzen! Da bleiben meist nicht so viele übrig. Das kann den kritischen Blick auf Ihren Partner bzw. die Partnerin etwas mildern.
- Machen Sie sich Gedanken darüber, welche Punkte, die Sie in der Beziehung stören, für Sie wirklich relevant sind. Im nächsten Paargespräch sprechen Sie dann einen dieser Punkte an. Schwierige Themen nicht alle auf einmal und vor allem nicht während der Eskalation, sondern stattdessen in Ruhe und unvermischt mit anderen Themen anzusprechen, macht viel aus.

- Sie können es auch andersherum angehen: Machen Sie die Augen zu und stellen Sie sich ganz plastisch wie in einem Film eine Situation vor, die Sie mit Ihrer Partnerin bzw. Ihrem Partner in naher Zukunft erleben möchten, um glücklich zu sein. Und dann überlegen Sie, was dem konkret im Wege steht. Diese Hindernisse versuchen Sie dann gemeinsam im nächsten Paargespräch aus dem Weg zu räumen.
- Wenn Sie unzufrieden sind, machen Sie sich nicht zu stark von der anderen Person abhängig. Prüfen Sie, was Sie selbst tun können, um sich besser zu fühlen. Im Falle einer Trennung wären Sie sowieso auf sich selbst zurückgeworfen. Nehmen Sie also gleich Ihr Glück in die Hand. Wenn Ihr Partner bzw. Ihre Partnerin zu einer Aktivität, die Ihnen wichtig ist, keine Lust hat, bleiben Sie nicht zu Hause, sondern gehen Sie allein. Wenn Sie entspannt oder bereichert nach Hause kommen, fühlen Sie sich in Ihrer Partnerschaft schon weniger gelähmt. Wenn Sie ihm dann noch vorschwärmen, wie schön es war, kommt er oder sie beim nächsten Mal vielleicht sogar mit.

Fazit

Machen Sie sich nicht von anderen abhängig – nehmen Sie Ihr Glück selbst in die Hand!

4.4 Achtsamkeit ist nicht alles, aber ohne Achtsamkeit ist alles nichts

Wir haben so oft von der Bedeutung der Achtsamkeit besprochen, dass wir uns jetzt verpflichtet fühlen, Ihnen aufzuzeigen, wie Sie Achtsamkeit konkret und langfristig in Ihrem Alltag integrieren können. Genau da liegt nämlich der Hase im Pfeffer. Eigentlich finden alle Achtsamkeit »irgendwie gut« und manche kommen begeistert von entsprechenden Wochenend-Workshops zurück. Aber nach ein paar Tagen im Alltag ist alles wieder beim Alten.

Wie durchgängig in diesem Buch wollen wir Ihnen auch hier nicht die Sterne vom Himmel holen, sondern ganz kleine, aber realistisch umsetzbare Vorschläge machen, die wir übrigens auch selbst erfolgreich ausprobiert haben. Wir sind uns bewusst, dass wir damit über das hinausgehen, was in der klassisch-buddhistischen Achtsamkeitspraxis vermittelt wird. Wir versuchen dadurch, Ihren Erwachsenenmodus im Sinne einer guten Mischung aus Akzeptanz und Veränderung im westlichen Alltag zu unterstützen. Grundsätzlich sind es drei Fähigkeiten, die Sie (analog der Gangwechsel-Metapher aus Abschnitt 2.2) üben können:

(1) eine offene und ehrliche *Selbstwahrnehmung*
(2) in die innere *Balance* kommen und sich selbst beruhigen
(3) entschlossen das *tun*, was einem wirklich wichtig ist

Offene Selbstwahrnehmung. Mit dem ersten Schritt stimmen wir noch weitgehend mit der üblichen Achtsamkeitshaltung überein. Im Buddhismus werden formelle und informelle Achtsamkeitsübungen unterschieden. Formelle Übungen sind die eigentlichen Meditationen, meist im Sitzen oder Gehen ausgeübt. Dies verlangt aber einen Rückzug vom Alltag. Man könnte auch sagen: Sie »kosten Zeit«. Genau die meinen die meisten von uns ja gerade nicht zu haben. Anstatt mit Ihnen darüber zu diskutieren, woran das liegt, bieten wir Ihnen lieber die informellen Achtsamkeitsübungen an. Die haben im mittelalterlichen China nämlich die Bauern gemacht. Auch damals hatten nur die Adligen die Muße, formelle Achtsamkeitsübungen zu machen. Informelle Achtsamkeitsübungen kann man sozusagen nebenbei machen, genau genommen in den Alltag eingestreut, sodass sie keine Zeit kosten. Wir wollen Ihnen mehrere Vorschläge machen, die Sie selbstverständlich miteinander kombinieren können.

- Nehmen Sie sich einen festen Punkt, an dem Sie mehrmals am Tag vorbeigehen, z. B. Ihre Haustür oder den Büroeingang. Wenn Sie an dieser Stelle vorbeigehen (z. B. beim Drücken der Türklinke), nehmen Sie Ihre momentane Anspannung wahr und lenken Sie Ihre Aufmerksamkeit kurz auf Ihren Atem in Ihrem Bauch. Versuchen Sie, beim Weitergehen in den Bauch zu atmen und innerlich für ein paar Sekunden loszulassen. Immer wenn Sie einen langen Gang gehen oder Treppen steigen, eilen Sie mit Ihren Gedanken nicht voraus, sondern nutzen Sie diese Übergangszeit, um bei sich zu sein: Spüren Sie Ihre momentane Anspannung, nehmen Sie wahr, was Sie gerade denken, machen Sie ein paar tiefe Atemzüge und lassen Sie innerlich los, so gut es geht. Wenn Sie bemerken, dass Sie schnell gehen, gehen Sie etwas langsamer. Wenn Ihre Gesichtszüge angespannt sind, lockern Sie sie etwas.

- Wenn Sie merken, dass Sie sich im Alltag anspannen, nehmen Sie sich eine kurze Pause. Gehen Sie auf die Toilette oder setzen Sie sich auf einen Stuhl, entspannen den Körper so gut es geht, lenken Ihre Aufmerksamkeit auf Ihren Atem und lassen alle Gedanken wegziehen, wie Blätter auf einem Fluss abwärts treiben oder Wolken am Himmel wegziehen. Versuchen Sie, Ihre Aufmerksamkeit vom Kopf in den Brustbereich zu lenken. Genauer: auf Ihr Brustbein. Das ist die Stelle, auf die wir zeigen, wenn wir Ich sagen. Das ist Ihr innerer Mittelpunkt in Ihrem Körper. Da ist auch unser Herz! Versuchen Sie, sich dort zu fühlen. Steigen Sie nicht gleich wieder in irgendwelche Gedanken ein, sondern verharren Sie ein paar Minuten an diesem inneren »Urlaubsort«.
- Wenn die Gefühle oder Gedanken sehr stark sind, brauchen Sie einen stärkeren Sinnesreiz, an dem sich Ihre Aufmerksamkeit sozusagen »festhalten« kann. Dann können Sie Ihre Aufmerksamkeit mit aller Kraft auf eine neutrale Wahrnehmung in Ihrer Umgebung lenken. Sie können im Raum, in dem Sie auf eine Prüfung warten, die Lamellen der Deckenlampe oder die Bücher in einem Regal zählen. Sie können laut das Telefonbuch vorlesen (wenn Sie noch eins haben), aber natürlich auch jeden anderen Text. Oder die Ziegelsteinreihen einer Wand oder die Fliesen auf dem Boden. Oder rechnen Sie 100 minus 7 immer weiter herunter. Wenn Sie das auswendig können, fangen Sie bei 103 an, abzuziehen. Wir glauben, Sie haben das Prinzip verstanden. Es geht überhaupt nicht um den Inhalt, sondern nur

darum, die Aufmerksamkeit bei einer neutralen Sache zu halten und sozusagen zu »beschäftigen«, damit sie nicht auf »dumme Gedanken« kommt. So etwa wie nervige bzw. gelangweilte Kinder, die man auf der Urlaubsreise Autos der einen oder anderen Marke zählen lässt.

- Versuchen Sie mit Ihren Gedanken bei der Sache zu sein, die Sie gerade ausüben: Wenn Sie gehen, spüren Sie, wie Sie gehen. Wenn Sie die Geschirrspülmaschine einräumen, nehmen Sie jeden Gegenstand wahr, den Sie in die Hand nehmen. Wenn Sie essen (besonders allein), lassen Sie Ihre Gedanken nicht abschweifen, sondern nehmen Sie wahr, wie das schmeckt und sich im Mund anfühlt, was Sie da gerade essen. Kurz: Versuchen Sie so gut es geht, in der Gegenwart zu sein. Eilen Sie nicht gedanklich in die Zukunft voraus oder bleiben in der Vergangenheit hängen.

Beispiel

Mit unseren Gedanken und unserem Bewusstsein verhält es sich wie zwischen dem Herrchen (oder Frauchen) und dem Hund: Der Hund (die Gedanken) wollen immer vorauseilen (meist zum nächsten Hundehaufen). Dann müssen wir Sie zurückhalten. Umgekehrt wollen sie immer bei dem Hundehaufen stehenbleiben. Dann müssen wir Sie sie (manchmal mit etwas Gewalt) hinter uns herziehen. Man muss die Gedanken wie die Hunde einfach an einer kurzen Leine halten, wenn man nicht abgelenkt werden will.

- Wenn Sie ein paar Minuten auf jemanden (oder einen Bus) warten müssen, schließen Sie die Augen und lauschen. Was genau können Sie hören? Was ist das für ein Geräusch? Welche leisen oder weiter entfernten Geräusche gibt es da noch? Zumindest in der Öffentlichkeit sind Sie umgeben von einer komplexen Geräuscharchitektur. Weiten Sie Ihr Bewusstsein in den Raum hinein. Dehnen Sie sich innerlich aus. Lösen Sie sich für einen Moment aus der inneren Fokussierung und Verkrampfung. Das wirkt entspannend und baut Stress ab und ist eine echte Alternative zum Joggen.

- Wenn sich die Gelegenheit bietet, fühlen Sie z. B., wie die Wärme der Sonnenstrahlen in Ihre Haut eindringt. Spüren Sie für einen Moment den Wind auf Ihrer Haut oder nehmen Sie bewusst wahr, wie sich das Sonnen- oder das Mondlicht im Wasser spiegelt usw. Es gibt viel zu entdecken …

Immer wenn es uns gelingt, mit der Aufmerksamkeit in der Gegenwart zu sein, können wir aus den Schatten der Vergangenheit (bzw. den Schemata) heraustreten. Nur dann ist etwas Neues möglich!

In die innere Balance kommen und sich selbst beruhigen. Durch alle diese Übungen werden Ihnen Ihre momentane Anspannung und die Gefühle und Gedanken, die Sie gerade beschäftigen, bewusster werden. Damit haben Sie die Chance, auch bewusst zu entscheiden, ob Sie sich diesen Gedanken oder Gefühlen hingeben möchten. Wir sind nämlich nicht das Opfer, sondern Herr unserer Gedanken! Zumindest theoretisch. Um nicht missverstanden zu werden: Sie können nicht verhindern, dass spontan irgendwelche Gefühle oder Gedanken in Ihnen auftauchen. Aber Sie können entscheiden, ob Sie sich diesen zuwenden oder sie vorbeiziehen lassen wollen. In einem chinesischen Sprichwort heißt es: »Du kannst nicht verhindern, dass die Vögel der Sorge über deinem Kopf kreisen, aber du kannst verhindern, dass sie Nester in deinen Haaren bauen.« Diese Einflussmöglichkeit wird gemeinhin unterschätzt. Bei den meisten psychischen Krankheiten spielen derartige belastende Gedankenkreise eine zentrale Rolle. Die Verantwortung (um nicht zu sagen, die »Herrschaft«) über die eigenen Gedanken ist ein wichtiger Schritt zur seelischen Gesundheit. Den muss jeder und jede für sich selbst machen. Da kann einem der oder die andere nichts abnehmen.

Sie müssen nicht jeden Gedanken denken, den Ihr Gehirn Ihnen anbietet. Sie essen ja auch nicht alles, was Ihnen jemand auf den Teller legt.

Da wir aber nicht *nicht* denken können, müssen wir unsere Aufmerksamkeit bzw. unsere Gedanken irgendwohin lenken. Bei den formellen Achtsamkeitsübungen wird die Aufmerksamkeit meist auf den Atem oder ein Mantra gelenkt. Eine Anleitung zu einer einfachen meditativ-imaginativen Übung finden Sie unter https://www.schematherapie-frankfurt.de/images/Videos/Tutorial_Videos/Sicherer%20Ort-Meditation.mp4.

Wer mit sich selbst spricht, ist nicht so allein. Im Alltag ist es manchmal leichter, mit sich selbst in einen inneren Dialog zu gehen, so wie ein liebevoller Mensch mit einem sprechen würde, z. B. gute Eltern oder gute Freunde. Dadurch aktivieren wir in uns Netzwerke mit Erinnerungen an hilfreiche Lebenserfahrungen, die uns aus den negativen Stimmungen heraushelfen können. Das ist besser, als den inneren Kritikerstimmen zu erlauben, uns zu beschimpfen. Das ist bei weitem nicht so lebensfremd, wie Sie auf den ersten Blick vielleicht vermuten. Was machen Sie z. B., wenn Sie mal wieder Ihren Autoschlüssel nicht finden? Genau: Die meisten von uns fangen vermutlich spontan an, zunächst mit der Situation zu hadern oder gar sich selbst zu beschimpfen: »Wo hast du den Schlüssel denn schon wieder hingelegt?! Kannst du nicht einmal Ordnung halten?!« Das sind die Stimmen der inneren Kritiker. Häufig sind es genau die Sätze, die früher andere (meist die Eltern) zu uns gesagt haben. Wenn wir diesen Stimmen in uns Raum geben, erhöht das unsere Anspannung und verschlechtert unsere Stimmung. Wir sind dann in einer Schemaaktivierung und rutschen wieder in das Erleben des hilflosen Kindes von damals hinein. Das engt unser Bewusstsein ein und verhindert gerade, dass uns wieder einfällt, wo wir den Schlüssel hingelegt haben.

Wir helfen unseren unbewussten (assoziativen) Gedächtnisprozessen, wenn wir uns erst einmal selbst beruhigen, indem wir uns selbst gut zureden: »Eben hattest du den Schlüssel doch noch! Der kann nicht weit sein. Wo hast du ihn denn zuletzt gehabt – genau, da ist er ja auch noch!« Wer redet da mit wem?

Im Modusmodell redet der Erwachsenenmodus mit dem ängstlichen Kindmodus, um sich selbst zu beruhigen.

Und wo haben Sie das gelernt? Im positiven Fall von wohlwollenden Bezugspersonen. Wir greifen damit auf positive frühere Erfahrungen zurück, die wir verinnerlicht haben. Sozusagen auf hilfreiche Schemata. Damit können wir unsere Gefühle selbst so beruhigen, wie wir früher von anderen beruhigt wurden. Erfreulicherweise funktioniert das auch, wenn wir wenige (oder sogar keine) hilfreichen Erfahrungen gemacht haben. Es ist nur schwerer. Aber grundsätzlich reagiert unsere Stimmung auf die Inhalte unseres Bewusstseins. Wenn wir uns selbst beruhigende Gedanken zusprechen, beruhigt sich unser Gefühl. Genauso, wie wir uns umgekehrt auch selbst verrückt machen können. Die Lenkung unserer Gedanken ist extrem wichtig. Dadurch werden wir von unserem Umfeld unabhängiger. Stoßgebete sind übrigens so etwas Ähnliches, genau genommen ein Zwischenschritt. Nicht wenig Menschen fangen in Situationen großer Not zu beten an. Mit wem sprechen wir dabei? Jenseits der religiösen Interpretation sprechen wir dabei eigentlich auch mit einer inneren Instanz. Und das beruhigt! Man fühlt sich einfach nicht mehr so allein und verlassen.

Entschlossenes Handeln. Wenn wir uns durch die inneren Dialoge neu ausgerichtet haben, müssen wir diese Orientierung aber auch noch beibehalten. Sonst kippen wir wieder zurück in den alten, spontanen Aktivierungszustand. Wie in dem oben erwähnten Beispiel mit dem Fahrradfahren stabilisieren wir uns am ehesten, wenn wir aktiv sind und ohne Wenn und Aber die Dinge tun, die zu tun sind. Am hilfreichsten ist es – wie oben bereits erwähnt –, die Aufmerksamkeit dann auf das zu lenken, was wir gerade sowieso tun. Und eigentlich tun wir fast immer irgendetwas: uns anziehen, frühstücken, irgendwo langlaufen, etwas arbeiten oder zu uns nehmen. Es ist also immer etwas los, das wir achtsam wahrnehmen können. Dazu müssen wir unter Umständen unsere Wahrnehmungen etwas sensibilisieren und die Aufmerksamkeit konsequent bei der aktuellen Wahrnehmung halten. Das fällt leichter, wenn wir im inneren Dialog kommentieren, was wir gerade wahrnehmen oder tun, wie Susanne im folgenden Beispiel.

Beispiel

»Du ziehst jetzt die Hose an, erst das linke Hosenbein, dann das rechte … du gehst zum Kühlschrank und holst die Nuss-Nougat-Creme heraus … du gehst den Weg lang und hörst den Kies unter deinen Füßen knirschen, rechts steht ein rotes Auto … du nimmst jetzt diesen Aktenordner und was steht da? Du füllst dieses Formular aus … du nimmst ein paar Nudeln mit der Gabel auf, sie schmecken nach Ketchup … usw.«

Wir halten damit unsere Bewusstseinsinhalte wie ein Reiter sein Pferd am kurzen Zügel. Sagen Sie bitte nicht, das ginge nicht oder sei nicht normal. Beobachten Sie mal Ihre kleinen Kinder. Die reden auch noch mit sich selbst und stabilisieren damit ihren emotionalen Zustand auf ganz natürliche Weise. Von psychischen Störungen Betroffene müssen das lernen. Wenn Sie sich von negativen Gefühlen oder Gedanken bedrängt fühlen, können auch Sie sich damit helfen. Das ist ein wenig so wie bei dem Baron von Münchhausen, der sich am eigenen Schopf aus dem Sumpf zieht.

Verstummen Sie nicht, wenn es Ihnen die Sprache verschlägt. Versuchen Sie so zu sich zu sprechen, wie Sie es zu Ihrem Kind oder einem lieben Menschen machen würden.

Tipp

Wenn Sie durch erste positive Erfahrungen mit dieser Art der Pflege Ihres Seelen- und Gedankenlebens Lust haben, diesen Weg weiter zu gehen, finden Sie eine fast unübersehbare Literatur zu dem Thema, die Sie in weitergehende Übungen bis hin zur Meditation einführt (z. B. Roediger, 2006). Dieser Weg kann eine starke innere Orientierung geben, die das »Verdämmern« einer früheren religiösen Orientierung ausgleichen und erheblich zu einer emotionalen Stabilisierung beitragen kann.

4.5 Die B-E-A-T-E-Schritte: der Weg zum Glück?

Was verbirgt sich hinter der Buchstabenfolge B-E-A-T-E? Nun, zusammengelesen bedeutet Beate auf lateinisch »die Glückliche«. Der Name ist tatsächlich ein wenig Programm, denn die fünf Schritte, die sich hinter diesen Anfangsbuchstaben verbergen, sollen Ihnen helfen, aus Ihren Schemaaktivierungen auszusteigen, in den Erwachsenenmodus zu wechseln und eine vernünftige Lösung zu finden. Das ist gewissermaßen das Handwerkszeug, das Sie für die Umsetzung der weiteren Schritte brauchen. Die Schritte bedeuten im Einzelnen:

(1) ***B**enennen* meint, sich den momentanen Zustand, in dem Sie sich gerade befinden, bewusst zu machen. Dazu braucht es eine gewisse Achtsamkeit. Wenn jemand Sie fragt: »Warum bist du so wütend?«, und Sie zurückfauchen: »Ich bin doch gar nicht wütend!!«, sind Sie nicht gerade achtsam. Die auftauchenden Affekte in sich wahrnehmen, benennen und bemerken, dass man in einer Schemaaktivierung ist, ist der erste und damit wichtigste Schritt. Damit ist man schon ein klein wenig aus dem Sog der Emotionen ausgestiegen. Das nennen wir *Modusbewusstsein*.

(2) ***E**rkennen* beschreibt den Blick in die eigenen Schubladen. Es lenkt den Blick weg vom Gegenüber auf die eigenen Schemata und innerlich aktivierten Kind- und Innere-Kritiker-Modi. Damit ist dem Streit viel Energie entzogen. Je besser Sie Ihre Schemata und Modi kennen, umso leichter wird Ihnen dieser Schritt fallen.

(3) ***A**nerkennen* hat zwei Aspekte: Zum einen müssen wir zunächst einmal akzeptieren, dass wir diese Schemata haben, anstatt uns darüber zu ärgern und mit unserem Schicksal zu hadern. Das nimmt Druck raus. Zum zweiten müssen wir aber auch anerkennen, dass *wir* die Verantwortung haben, das Beste aus der Situation zu machen, und uns nicht zum hilflosen Opfer unserer Schemata machen. Wir haben eine Wahl! Wir sind frei, es heute besser zu machen als damals. Dazu müssen wir in den Erwachsenenmodus wechseln und uns

überlegen, wo wir hinwollen, was unsere langfristigen Werte und Ziele sind. Das nennen wir *Modusbalance*.

(4) ***Trennen*** bedeutet, die spontanen und auf kurzfristige Ziele ausgerichteten Handlungsimpulse bzw. alten, maladaptiven Bewältigungsmodi loszulassen. Der Verzicht darauf ist nicht leicht, da sich das spontane Verhalten oft zunächst »gut anfühlt«. Da braucht es schon viel Kraft vom Erwachsenenmodus!

(5) ***Einbrennen*** klingt etwas kriegerisch, meint aber: Die neuen Bewältigungsreaktionen müssen intensiv eingeübt werden, bis sie sich nachhaltig in die Nervenzellverbindungen »eingebrannt« haben. Das verlangt viel Ausdauer und Übung. Wir müssen immer wieder den »Schalter« bewusst umlegen von den alten auf die neuen Lösungswege. Das nennen wir *Moduswahl*.

Diese fünf Schritte beschreiben damit den Weg raus aus den alten, schemabedingten Lebensfallen hin zu freieren, bewussteren Entscheidungen. Das ist in Abbildung 4.1 dargestellt (mehr dazu bei

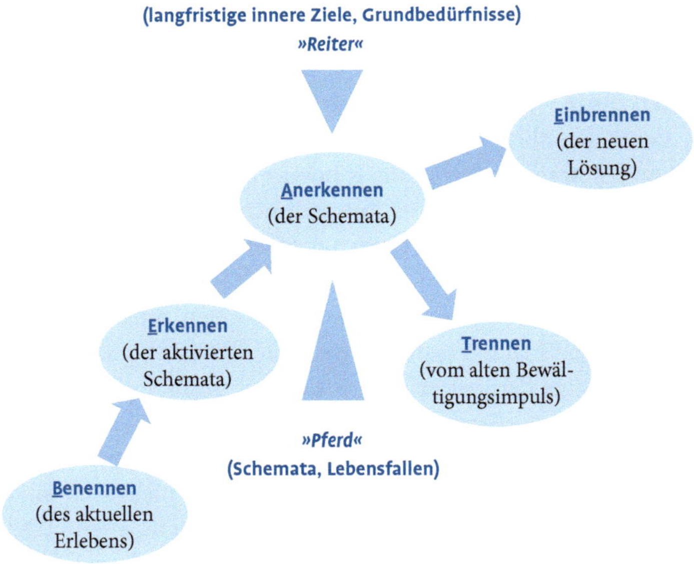

Abbildung 4.1 B-E-A-T-E-Schritte

Roediger, 2015). Der *Reiter* (das Bewusstsein) soll das *Pferd* (die spontane, schemabedingte Aktivierung) im Sinne der selbst gewählten Werte und Ziele führen, um die eigenen Grundbedürfnisse nachhaltig zu befriedigen. Das kann schon ein Weg zu mehr Glück sein. Sie werden im Weiteren immer wieder auf diese Fähigkeit, aus dem Sog der Emotionen aussteigen zu können und im Erwachsenenmodus zu handeln, zurückgreifen müssen. Ohne diesen *Gangwechsel* kommen Sie aus den alten, eingetretenen Pfaden leider nicht heraus. Um sich im Lebensalltag leichter an die fünf Schritte zu erinnern, können Sie Ihre Hand zur Hilfe nehmen und die Schritte buchstäblich an Ihren fünf Fingern abzählen.

4.6 Immer musst du das letzte Wort haben! Wie miteinander reden gelingen kann

Auch wenn Sie gelernt haben, Moduszirkel zu unterbrechen und sich selbst im Erwachsenenmodus zu stabilisieren, müssen Sie immer noch lernen, positiv und effektiv miteinander zu kommunizieren, um nicht wieder in die alten Moduszirkel hineinzurutschen. Wenn Paare in kämpferische Moduszirkel geraten (s. Abschn. 2.5), hat man den Eindruck, es geht gar nicht mehr um Verständnis, sondern um einen Kampf mit Worten. Die Sätze wirken wie Geschosse. Kaum sagt der oder die andere einen Satz, prüfe ich, wo ich sie oder ihn treffen kann, lege das nächste Wort-Geschoss in den Lauf, drücke ab, sobald der oder die andere Luft holt, und beobachte gespannt den Einschlag. Man will nicht verstehen, man will verwunden. Hier der typische »Giftschrank« für einen richtig destruktiven Streit (nach Fabisch & Zarbock, 1999):

- deftige verbale Ausfälligkeiten (»Du dumme Schlampe!«)
- erpresserisch mit der Trennung drohen (»Wenn wir nicht umziehen, lasse ich mich scheiden!«)
- Unterstellungen (»Du hast den Wecker absichtlich nicht gestellt …«)
- aufsammeln und dann rausplatzen (»Du bist jetzt 15-mal zu spät gekommen!«)

- Pauschalvorwürfe mit Verallgemeinerungen machen (»Du denkst *immer* nur an dich; aus dir wird *nie* ein guter Liebhaber!«)
- Schwarz-Weiß-Denken (»Wenn du mich nicht liebst, können wir es gleich lassen.«)

Das Gegenteil davon nennt Marshall Rosenberg (2016) *gewaltfreie Kommunikation*. Die Idee der gewaltfreien Kommunikation ist es, auf Bewertungen komplett zu verzichten und stattdessen über die eigenen Bedürfnisse zu sprechen und somit komplett bei sich zu bleiben. Das Dumme ist: Gewaltfreiheit liegt nicht unbedingt in unserem Naturell. In den Wortgefechten setzen wir auf der Sprachebene schlicht unsere biologisch angelegten Selbstbehauptungstendenzen (s. Abschn. 2.5) fort, wenn wir uns bedroht oder verletzt fühlen. Aber wir sind entwicklungsfähig. Wir können aus Natur Kultur machen, wenn wir an uns arbeiten. Dabei ist unsere Sprache ein wichtiges Hilfsmittel. Wenn wir Worte nicht wie Waffen einsetzen, können sie uns verbinden. In Abschnitt 1.1 wurde beschrieben, wie wir uns durch Mentalisieren ein Bild von uns selbst und anderen machen können. Diese Bilder können wir austauschen und zu gemeinsamen Bildern kommen, uns »ver-stehen« – also den Standpunkt der anderen Person einnehmen. Eben die Perspektive wechseln (s. das Smartphone-Beispiel in Kapitel 1). Das kann man in konkrete formale Abläufe packen und üben. Zugegeben: Das wirkt am Anfang sehr aufgesetzt und der »innere Schweinehund« heult auf, wenn er sich in diese Regeln fügen soll. Aber Sie haben eine maximale Kontrolle über den Verlauf des Gespräches. Daher nennt man das in der Kommunikationswissenschaft auch *kontrollierten Dialog*. Wie bei allen Hinweisen in diesem Buch gilt: Probieren Sie es doch erst einmal aus, bevor Sie urteilen.

Ohne Anstrengung keine Entwicklung! Bzw.: No pain – no gain!

Konstruktive Paargespräche. Was sind die wichtigsten Regeln? Zunächst müssen wir inhaltliche und formale Aspekte unterscheiden. Solche Gespräche brauchen einen klaren äußeren Rahmen. Der Frankfurter Psychoanalytiker Michael Lukas Moeller hat dafür die Form des Zwiegesprächs vorgeschlagen (1988). Diese stellt die offenste Form eines Paargesprächs dar. Sie verlangt eine gewisse konstruktive Grundhaltung, denn sie ist nicht lösungsorientiert. Um den Gesprächsprozess sicherer und zielgerichteter zu machen, haben wir weitere Schritte hinzugefügt.

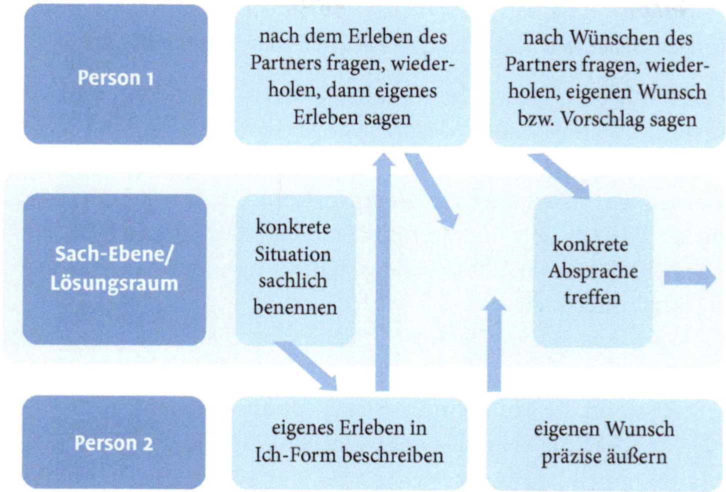

Abbildung 4.2 Die Bewegung im Zwiegespräch

Konstruktive Paargespräche brauchen einen sicheren Rahmen. Dazu gehören ein klarer Anfang und ein klares Ende – und keine Störungen durch Kinder oder Handys. Man kann solch wichtige Gespräche nicht zwischen Tür und Angel führen, sondern sollte sich gezielt und verbindlich dazu verabreden. Am Anfang lieber kürzer als länger. Zweimal die Woche eine halbe Stunde ist besser als gar nichts. Die Bereitschaft, sich zu einem solchen Gespräch zu verabreden, ist auch eine Geste, dass man etwas für die Partnerschaft tun will. Formal ist dann noch wichtig, dass man das Gegenüber auf jeden Fall ausreden lässt und nicht unterbricht. Eine Begrenzung (wie beim Schachspiel) auf maximal drei oder fünf Minuten Redezeit am Stück kann am Anfang hilfreich sein. Bewertungen der Aussagen der anderen Person sind nicht erlaubt. Man stellt seine Sicht der Dinge daneben. Dieselben Regeln gelten übrigens auch für Selbsthilfegruppen wie z. B. die Anonymen Alkoholiker. Dort funktioniert das seit fast 90 Jahren gut. Nachdem durch die formalen Regeln ein klar umgrenzter und sicherer Gesprächsraum geschaffen ist, können wir auf den inhaltlichen Ablauf eingehen.

Wichtig ist, dass der »Gesprächsraum« tatsächlich frei von Bewertungen bleibt und die Aussagen nebeneinanderstehen dürfen.

Paare mit einer ausreichend konstruktiven Grundhaltung kommen mit dieser offenen Gesprächsform recht gut klar. Bei strittigen Paaren hat es sich bewährt, die »Zügel enger zu fassen«. Damit klar ist, wer reden darf, gibt es einen Redestab. Das kann z. B. ein dicker Filzstift sein. Nur wer den Stab hat, darf sprechen. Zusätzlich wird der Gesprächsablauf durch die folgenden »Zehn Gebote« stärker formalisiert:

(1) Sprechen Sie in *Ich-Form*. Bekämpfen Sie nicht gegenseitig Ihre Argumente, sondern stellen Sie sie nebeneinander in den Raum in die Mitte (und lassen sie da auch stehen).
(2) Sprechen Sie über eine *konkrete, aktuelle Situation*. Bitte keine »Sammelklagen« einreichen und keine Verallgemeinerungen (»Du … schon immer!«).
(3) Bleiben Sie bei Ihrem *Erleben* und Ihren *Gefühlen und Ihren Bedürfnissen,* besonders bei Ihrer verletzbaren Seite. Machen Sie keine allgemeinen Aussagen. (Besser: »Es verletzt mich, wenn du mich warten lässt. Ich fühle mich dann wie weggeschoben«, statt: »Ein Mann, der seine Frau liebt, würde so etwas nie tun!«)
(4) *Fragen* Sie Ihr Gegenüber, wie er oder sie die Situation erlebt hat. Fragen weiten den Raum und laden andere Menschen ein, ihn zu betreten.
(5) *Wiederholen* Sie, was Sie vom Partner bzw. von der Partnerin verstanden haben. Das zeigt, dass die Aussagen bei Ihnen angekommen sind und schafft ein Gefühl der Verbindung.
(6) Zeigen Sie aktiv *Verständnis* für die andere Position, wo es möglich ist, ohne sich selbst zu verleugnen. Das steigert die Bereitschaft, umgekehrt Verständnis für Ihre Position aufzubringen. Im Grunde ein Geben und Nehmen.

(7) Stellen Sie erst danach Ihren *Wunsch* daneben (z. B. »Ich verstehe, dass es für dich lästig ist, die Arbeit zu unterbrechen, um mich anzurufen. Ich wünsche mir aber, dass du es trotzdem kurz tust, damit ich nicht so in der Luft hänge.«).

(8) Fragen Sie nach einem konkreten *Angebot* Ihrer Partnerin oder Ihres Partners, zu dem sie oder er bereit ist. Seien Sie am Anfang mit einem *kleinen Schritt* zufrieden. Der Annäherungsprozess ist am Anfang sehr zerbrechlich. Denken Sie an das Beispiel mit dem Sägen aus Abschnitt 4.1.

(9) Versuchen Sie, zu einer ganz *konkreten Absprache* zu kommen, zu der sich beide verpflichten. Die Lösung muss zumutbar und realistisch sein. Viele Friedensverträge in der Geschichte sind daran gescheitert, dass es für eine Partei unrealistische Forderungen gab.

(10) Wenn die Absprache nicht eingehalten wurde, können Sie das im *nächsten Paargespräch* ansprechen und gemeinsam herausfinden, warum es nicht geklappt hat. Erst wenn die Situation beider Seiten ausreichend verstanden wurde, sind die gefundenen Lösungen wirklich tragfähig.

Die wichtigsten Regeln für konstruktive Paargespräche

Formaler Rahmen:

- festen Termin und Länge vereinbaren. Zumindest am Anfang nicht länger als 30 Minuten am Stück miteinander sprechen.
- sachlich-warme Atmosphäre – kein Kuschelort
- keine Störungen von außen (Kinder, Telefon)
- nicht unterbrechen, ggf. einen Redestab benutzen
- in strittigen Situationen sicherheitshalber die Aussagen der anderen Person wiederholen
- keine Kommentare geben, eigene Meinung daneben stellen

Gesprächsschritte:
- sich auf ein konkretes *Thema* einigen und dabeibleiben
- das eigene *Erleben* in Ich-Botschaften in den Raum stellen
- *akzeptieren*, dass es unterschiedliche Perspektiven gibt (»Agree to disagree«)
- *Wünsche* äußern, keine Bedingungen stellen
- einen eigenen *Beitrag* zur Lösung anbieten
- mit einer konkreten, verbindlichen *Absprache* enden

Der wesentliche Unterschied zu der zuerst genannten offenen Form des Zwiegesprächs ist das Wiederholen der Aussagen der anderen Person. Das ist zugegeben sehr mühsam, um nicht zu sagen, quälend. Dem stehen aber mehrere gewichtige Vorteile gegenüber:
- Der Gesprächsprozess wird *verlangsamt*. Im Streit verführen uns die Emotionen dazu, immer schneller zu werden. Dann nehmen die automatisierten Prozesse (und damit die Schemata) die Oberhand und der Erwachsenenmodus kommt nicht mehr hinterher. Je langsamer es geht, umso bewusster können wir den Prozess im Konstruktiven halten.
- Wir müssen uns *kürzer fassen*, sonst kann die andere Person unsere Aussagen nicht wiederholen. Dadurch wechselt das Gespräch schneller hin und her, so wie beim Weben eines Teppichs. Das verbindet.
- Nebenbei *fokussieren* wir dabei automatisch auf das Wesentliche und wir bleiben leichter bei der Sache.
- Durch das Wiederholen wird sichtbar, dass die eigenen Gedanken zumindest *gehört* wurden. Damit sind sie im Bewusstsein der anderen Person angekommen.
- Es wird deutlich, dass unterschiedliche Positionen *nebeneinander* bestehen und bestehen dürfen. Das beruhigt den Prozess, auch wenn man sich zunächst nicht einig ist. Das ist so ähnlich wie wenn sich zwei Länder politisch anerkennen. Auf dieser Basis kann man weiter verhandeln.

Wir empfehlen, in den ersten Paargesprächen keine Einigung zu erzwingen, sondern in einem ersten Schritt beim Austausch und der Wiederholung der Positionen stehen zu bleiben. Die Akzeptanz des Nicht-Verstehens legt die Basis für ein späteres Verstehen. Erst dann ist der Boden dafür bereitet, sich konstruktiv aufeinander zuzubewegen und sich fair zu einigen. Auch hier erreicht das Ziel eher, wer die Geduld hat, langsam zu gehen.

Regelmäßige Paargespräche geben dem Paar einen sicheren Raum, um in Ruhe und konstruktiv an den gemeinsamen Problemen zu arbeiten.

In Abbildung 4.2 sind dieser Gesprächsraum und die einzelnen oben genannten Schritte eines konstruktiven Gesprächs zur Übersicht noch einmal als Bild dargestellt. Man kann gut sehen, wie ein gewisser respektvoller Abstand eingehalten werden muss. Dann kann jeder abwechselnd etwas in diesen Raum hineinstellen, ohne Druck auszuüben. Die Bewegung geht hin und her, wie ein Tanz. Der Ausgangspunkt und die Lösung liegen in der Regel in der Mitte. Es geht nicht um Rechthaben oder Gewinnen, sondern um die konstruktive Begegnung zwischen zwei Menschen auf Augenhöhe, in gesundem Abstand und in einer fairen Form. Das ist in einer Partnerschaft nicht anders als in der Politik.

4.7 Umgang mit schwierigen Entscheidungen

Komplexe Themen lassen sich nicht in einem einzelnen Gespräch klären. Rechnen Sie damit, dass Sie bei Themen wie Wohnortwechsel, Wohnungssuche, Autokauf, Urlaubsplanung etc. Zeit brauchen. Es liegt ebenso auf der Hand, dass eine tragfähige Lösung in der Regel aus einem Kompromiss bestehen dürfte. Wenn Sie sich im ersten Schritt (wie oben beschrieben) mit der Position der anderen Seite vertraut gemacht haben, können Sie in den nächsten Schritten Ihre Wünsche in den Raum stellen. Auch hier ist es sicherer, wenn Sie die Wünsche wechselseitig wiederholen. Auf Basis der zunächst noch unterschiedlichen Wünsche können Lösungsvorschläge bzw. eigene Beiträge zur Lösung in den Raum gestellt werden, die ggf. auch noch einmal wiederholt werden können, um Missverständnissen vorzubeugen. Zuletzt versuchen Sie zu einer Absprache zu kommen. Auch hier gilt: Versuchen Sie nichts zu erzwingen. Halten Sie lieber einen Zwischenstand fest und vertagen Sie die Fortsetzung des Gesprächs, bevor Sie in eine strittige Stimmung kippen und das bisher Erreichte gefährden.

Beispiel

Peters großer Traum ist, mit einem Wohnmobil durch Norwegen zu fahren. Für Susanne ist es ein Albtraum, drei Wochen in so einer »Konservendose« zu verbringen. Sie will nicht im Urlaub wieder kochen und abwaschen. Peter möchte aber auf keinen Fall an einem Ort bleiben, sondern möglichst viel von der Landschaft sehen. Susanne möchte auch nicht jede Nacht in einem anderen Hotelbett schlafen. Das sieht schwierig aus! Als Lösung fiel beiden ein, zwei Wochen Kreuzfahrt an der Fjordküste zu machen und dann noch ein paar Tage in Oslo zu verbringen.

Probieren Sie dieses etwas formalistisch scheinende Vorgehen doch einfach einmal aus. Wenn Sie mit der so gefundenen Lösung nicht wirklich glücklich sind, denken Sie daran: Ein guter Kompromiss in der Mitte zeichnet sich dadurch aus, dass er beiden weh tut. Wenn einer sehr zufrieden ist, könnte sich an einer Stelle ein Wurm verstecken. Echte Win-win-Situationen sind leider nicht so häufig. Eine andere Möglichkeit ist es auch immer, abwechselnd entscheiden zu dürfen. Also statt dem Kompromiss in der Mitte muss bei dieser Variante jeder einmal abwechselnd in den sauren Apfel beißen. In Susanne und Peters Fall könnte das so aussehen, dass die drei Wochen Gesamturlaub beispielsweise in 1,5 Wochen Wohnmobil-Urlaub und 1,5 Wochen Hotelurlaub aufgeteilt werden würden.

Die Voraussetzung für alle Lösungsvarianten ist jedoch mal wieder eine entsprechende innere Haltung. Menschen, die sich durch Kompromisse in ihrer Freiheit eingeschränkt fühlen und ausschließlich auf die unangenehme Seite der Einschränkung fokussieren, werden mit den unterschiedlichen Kompromissen nicht glücklich werden und das im Zweifelsfall auch deutlich ausdrücken. Sollten Sie es in Ihrer Partnerschaft also oft schwer haben, Entscheidungen zu treffen, können Sie sich beide einmal die Frage stellen, wie es mit Ihrer Kompromissbereitschaft im Allgemeinen so aussieht. Und hier ein Hinweis aus der schematherapeutischen Perspektive: Manchmal reagieren Menschen, die in ihrer Kindheit in ihrer Autonomie eingeschränkt wurden, später besonders »allergisch« auf Kompromisse, weil sie sich ähnlich übergangen oder eingeschränkt fühlen, wie sie es als Kind erlebt haben.

Wünsche und Bedürfnisse unterscheiden. Hier noch eine Hilfe, wie Sie in weniger komplexen Entscheidungssituationen weiterkommen können, wenn Sie sich verhakt haben. DiFrancesco und Simeone (2013) schlagen vor, zwischen Wünschen und Bedürfnissen zu unterscheiden. Wünsche sind dabei die konkrete Vorstellung davon, *wie* wir unsere Bedürfnisse erfüllt haben wollen. Bedürfnisse (besonders Grundbedürfnisse) müssen befriedigt werden, Wünsche sind verhandelbar. Hier ein Beispiel:

Beispiel

Susanne hat den Wunsch, heute Abend mit Peter ins Kino zu gehen. Peter hat aber keine Lust, weil er sich erschöpft fühlt. Susanne ist sauer. Anstatt wie früher Peter Vorwürfe zu machen, zieht sich Susanne einen Moment zurück, nimmt die Tabelle aus **AB 4** zur Hand und überlegt: Ich habe mich zwar schon den ganzen Tag aufs Kino gefreut. Aber was ich eigentlich will: Ich will einen guten Film sehen und das mit Peter zusammen. Sie könnte allein ins Kino gehen. Aber sie spürt: Mein Bedürfnis ist, mit Peter zusammen zu sein (Bindung). Aber auch etwas Spaß haben (Selbstbehauptung). Wenn er nun zu müde zum Weggehen ist, können wir auch im Bett eine DVD anschauen. Das Rausgehen ist mir heute nicht so wichtig.

Bildlich gesprochen ist es wie in eine Sackgasse hineinzufahren. Auch wenn es weh tut: Um weiterzukommen, müssen Sie ein Stück zurückfahren, um wieder auf den richtigen Weg zu kommen.

5 Herausfordernde Beziehungsthemen unter der schematherapeutischen Lupe

In diesem Kapitel wollen wir auf eine Auswahl von typischen herausfordernden Themen in der Paartherapie eingehen.

5.1 Der Stellenwert von Sexualität in Ihrer Partnerschaft

Ob, wie viel und in welcher Weise Sexualität in der Partnerschaft gelebt werden möchte, muss oder sollte, beschäftigt früher oder später vermutlich jedes Paar. Eine Antwort darauf muss jedes Paar selbst finden – und das ist nicht einfach! Das mag daran liegen, dass Sexualität für viele ein sehr sensibles und schambesetztes Thema ist (und dadurch oftmals zu starken Schemaaktivierungen führt – z. B. dem »Unzulänglichkeitsschema«). Außerdem kursieren nach wie vor noch viele Mythen, falsche Informationen und schwer veränderbare Normvorstellungen darüber, wie »richtiger« Sex, »richtige« Lust … auszusehen haben. Dazu kommt, dass wir heutzutage scheinbar unzählige Wahlmöglichkeiten haben, die es früher in dieser Weise nicht gab und man sich im Dschungel der Möglichkeiten regelrecht verlieren kann, z. B. auf manchen Internetseiten.

Glücklicherweise gibt es mittlerweile sehr gute Fach- und Ratgeberliteratur zum Thema Sexualität, die mit alten und verknöcherten Normen aufräumt und hilfreiche Gedanken und Ideen liefert, wie eine selbst gewählte sexuelle Identität entwickelt werden kann (z. B. Nagoski, 2015; Henning, 2018; Kerner, 2021; Perel, 2006, 2017). Unser Ziel in diesem Kapitel ist es, Ihnen einige aktuelle Informationen zum Thema zu geben, Sexualität schematherapeutisch einzuordnen und anregende Fragen und Gedanken mit auf den Weg zu geben.

Beziehungsmodelle von heute

Laut Umfragen (z. B. Schmidt et al., 2004) wünschen sich die meisten Menschen ein monogames Beziehungsmodell. Inwiefern dies eine bewusste Entscheidung oder schlicht ein übernommenes Modell darstellt, ist nicht immer klar. Gleichzeitig wünschen sich nicht wenige Menschen mehr als einen Partner oder eine Partnerin für sich. Hier gibt es noch nicht viele Studien; eine aktuelle amerikanische Studie (Moors et al., 2021) spricht beispielsweise von jeder sechsten Person bzw. 16 Prozent. Noch mehr Menschen wünschen sich oder fantasieren zumindest davon, auch mit anderen Personen als dem eigenen Partner oder der eigenen Partnerin sexuell zu verkehren.

Auch in der paartherapeutischen Praxis sprechen immer mehr Menschen offen darüber, dass sie ein ausschließlich monogames Modell in Frage stellen und sich auch für andere Möglichkeiten und Modelle interessieren, z. B. für Polyamorie. Dennoch kann man beobachten, wie heftig die Reaktionen ausfallen, wenn in der Öffentlichkeit über solche Themen diskutiert und wie schnell hier emotional geurteilt und bewertet wird.

Unabhängig davon, für welches Beziehungsmodell Sie sich entscheiden, wäre unser Tipp, dass Sie als Paar nie aus dem Blick verlieren, was Sie ausschließlich miteinander ausleben möchten. Ein Paar definiert sich u. a. darüber, miteinander etwas Einzigartiges und Exklusives zu leben und in dieser Weise eine Grenze nach außen um sich herumzuziehen. Für viele Paare ist Sexualität einer der Bereiche, den sie ausschließlich miteinander teilen (möchten). Sollten Sie über alternative Beziehungsmodelle nachdenken, sollten Sie daher nicht nur darüber sprechen, an welcher Stelle Sie Ihre Beziehung öffnen möchten und was Sie auch mit anderen leben wollen, sondern auch darüber, wo Sie als Paar exklusiv sein und bleiben wollen. Regeln, Absprachen und verlässliche Vereinbarungen sind in jedem Modell wichtig, um einen Rahmen zu haben, der Sicherheit und Orientierung gibt.

Jedes Paar kann und muss sein eigenes Beziehungsmodell finden. Wichtig erscheint uns, dass sich beide darüber einig sind. Denn das gibt Sicherheit.

Sexualität aus schematherapeutischer Sicht

Aus schematherapeutischer Sicht wird dem sexuellen Verhalten nicht ein fester Modus zugeordnet, sondern im Einzelfall geschaut, in welchem Modus die sexuelle Begegnung tatsächlich stattfindet. Das verliebte Spiel zweier Menschen, die miteinander auf Wolke 7 schweben, und das durch Zärtlichkeit, Kuscheln, verliebte Worte bestimmt ist, ordnen wir dem sogenannten Modus des glücklichen Kindes zu. Im ersten Kapitel hatten wir anhand des Still-face-Videos bereits darauf hingewiesen, wie sehr verliebtes Turteln dem spielerischen, zärtlichen, warmen Miteinander der Mutter/Vater-Kind-Kommunikation ähnelt. In diesem Modus fühlen wir uns geborgen, geliebt und können so verspielt sein wie ein glückliches und zufriedenes Kind. Diese Ebene ist aber lediglich *eine* Möglichkeit, Sexualität zu erleben. Dabei ist man stark auf die andere Person bezogen und auf das spielerische Miteinander. Während sehr erregender sexueller Aktivitäten kann dagegen die Selbstbehauptungsseite stärker in den Vordergrund treten, wenn die andere Person »genutzt« (nicht im missbräuchlich negativen Sinne) wird, um die eigene Lust zu befriedigen. In anderen Momenten wird die Bindungsseite deutlicher gespürt, z. B. wenn die gemeinsame Erregung durch Blicke, zärtliche Worte oder Berührungen geteilt und somit als gemeinsamer intimer und naher Moment erlebt wird.

Sexualität kann also sowohl aus dem Selbstbehauptungs- als auch dem Bindungsbedürfnis heraus gesucht und gelebt werden und beide Seiten befriedigen. Selbstverständlich ist neben der gemeinsamen Sexualität die Masturbation eine weitere Möglichkeit, die autonome, selbstbezogene Seite von Sexualität zu leben. Das würden wir dann als einen Selbstberuhigungsmodus beschreiben.

Sexualität aus dem Erwachsenenmodus heraus zu leben bedeutet unserer Ansicht nach, sich zunächst einmal mit der eigenen Sexualität auseinanderzusetzen. Das mag etwas banal klingen. Gleichzeitig wissen wir jedoch, dass zwischen vielen Paaren nach wie vor viel zu wenig über tatsächliche Wünsche gesprochen wird und gerade bei Frauen die Enttäuschung darüber, nicht zu bekommen, was sie sich eigentlich wünschen, recht groß ist. Sich in dieser Weise zu öffnen, setzt einen vertrauensvollen und bewertungsfreien Raum voraus, in dem man sich öffnen kann und möchte. Gerade weil Sexualität ein Thema ist, über das nach wie vor viele Mythen, Unwahrheiten und überzogene Erwartungen im Umlauf sind, fühlen wir uns schnell unzulänglich oder beschämt. Viele Menschen haben starke Selbstzweifel bzw. stellen sich insgeheim die Frage, ob sie »normal« sind. Und für die meisten ist es alles andere als einfach, miteinander offen über sexuelle Wünsche und Fantasien zu sprechen.

Wenn Sie also als Paar über Sexualität sprechen wollen, dann achten Sie unbedingt darauf, eine vertrauensvolle und wertschätzende Gesprächsatmosphäre zu schaffen. Die vorgeschlagenen konstruktiven Paargespräche (Kap. 4) können dafür einen sicheren Rahmen bieten. Daneben ist es hilfreich, sich kritisch mit den eigenen Normvorstellungen von Sexualität auseinanderzusetzen und diese zu hinterfragen. Empfehlenswerte Literatur hierzu haben wir oben bereits genannt.

Jedes Paar hat seine eigene Sexualität. Es schafft Nähe und ermutigt, wenn man darüber sprechen kann.

Dieser sichere Rahmen spielt nicht nur beim »Darüber-Reden« eine große Rolle, sondern auch beim »Machen«. Hier haben wir wieder die Balance von Selbstbehauptung und Bindung: Wenn man sich in der Beziehung sicher fühlt, traut man sich auch eher, das Risiko einzugehen, etwas von sich zu zeigen, über das eigene Erleben zu berichten oder etwas Neues auszuprobieren. An dieser Stelle können Sie sich die folgenden Fragen stellen:

- Traue ich mich in meiner Beziehung, über sexuelle Wünsche zu sprechen und mich zu öffnen? Wenn nein – was hält mich zurück?
- Wie sicher kann ich mir sein, respektvoll behandelt und mit meinem Erleben und meinen Wünschen ernstgenommen zu werden, auch wenn unsere Vorstellungen unterschiedlich sind?

- Lade ich selbst durch die Art meiner Reaktionen grundsätzlich dazu ein, offen mit mir zu sprechen, oder reagiere ich schnell und wertend auf Themen, die mir nicht gefallen?

Sex und Statistik

Wieviel Sex ist normal? Für diese Frage gibt es natürlich rein statistisch berechnete Antworten. Dabei stellt sich schon vorab die Frage, wie ehrlich die Antworten überhaupt sind. Es gibt Studien, welche die Koitushäufigkeit erfassen, alle Einzelwerte addieren und daraus Mittelwerte berechnen (z. B. »einmal pro Woche«, was häufig als »normal« kolportiert wird). Die Frage ist jedoch, was eine solche statistische Antwort aussagt. Aus unserer Sicht sagt sie im Grunde genommen nichts aus, auch wenn sich viele Menschen für einen solchen Wert interessieren. Denn es gibt Menschen, die mit sehr wenig Sex oder auch gar keinem Sex zufrieden sind und andere, die sich viel Sex wünschen. Hier besteht die Gefahr, dass ein mathematisch berechneter Mittelwert mit »normal« gleichgesetzt wird und dann womöglich Forderungen daraus abgeleitet werden. Das ist ein Fehlschluss, weil es eben nicht um die Anzahl an sich geht, sondern um die subjektive Zufriedenheit. Diese Diversität findet sich auch in vielen anderen menschlichen Bereichen. So nehmen manche Menschen z. B. täglich sechs Mahlzeiten zu sich und finden »insbesondere das Frühstück unverzichtbar«, andere hingegen »können morgens noch gar nichts essen«. Wir denken, dass es nicht darum gehen sollte, sich mit anderen Menschen zu vergleichen, sondern in einer Beziehung einen persönlichen gemeinsamen Nenner (wenn wir in der Sprache der Mathematik bleiben wollen) zu finden, mit dem sich beide wohlfühlen. Statistisch gefundene »Normvorstellungen« sind deshalb irreführend und schüren gerade im Bereich der Sexualität Verunsicherung und Leistungsdruck.

Es sollte bei der Sexualität nicht um die Quantität, sondern die Qualität gehen.

Was man wissen sollte ist, dass die Beziehungsdauer einen Einfluss auf die Häufigkeit des sexuellen Kontaktes in einer Partnerschaft hat. Je länger ein Paar zusammen ist, desto weniger Sexualität lebt es. Nach ca. 20 bis 25 Jahren Partnerschaft haben sich die meisten Paare auf einem für sie stabilen Niveau eingependelt. Entgegen der Annahme, Kinder seien der Erotikkiller schlechthin, scheinen Kinder gerade bei Paaren, die schon länger zusammen sind, keinen großen Einfluss auf die bereits gemäßigte Frequenz zu haben. Paare, die erst seit kurzem zusammen sind, scheinen dagegen schneller die Frequenz des sexuellen Kontakts zu reduzieren, sobald ein Kind da ist.

Masturbation. Hinsichtlich der Masturbation scheinen Frauen zwar noch immer etwas weniger zu masturbieren als Männer. In den letzten Jahren hat der Geschlechterunterschied im Vergleich zu früher jedoch abgenommen. In sexuell liberalen Ländern wie beispielsweise Schweden (ca. 97 % der Männer und 85 % der Frauen) oder Deutschland wird insgesamt viel häufiger masturbiert als in sexuell restriktiven Ländern wie beispielsweise China (ca. 45 % der Männer und 10 % der Frauen; Kontula & Haavio-Mannila, 2003; Das et al., 2009). Verschiedene Studien weisen dabei auf einen positiven Zusammenhang zwischen Masturbation und anderen Faktoren hin, z. B. eine positive Einstellung zur Sexualität oder ein positives Körperbild.

Orgasmus. Durch Masturbation erreichen übrigens über 90 Prozent der Frauen einen Orgasmus, wohingegen weniger als 25% der Frauen während des Geschlechtsverkehrs einen Orgasmus erlangen. Andere Praktiken wie beispielsweise Oralsex führen bei Frauen in ca. 81 Prozent der Fälle zum Orgasmus (Kerner, 2021). Das macht verständlich, wenn viele Frauen auf die klassische heterosexuelle Vorstellung von Sexualität (nach einem mehr oder weniger langen Vorspiel kommt es zum Geschlechtsverkehr) auf Dauer mit nicht allzu großer Begeisterung reagieren. Wir empfehlen hier ein Umdenken in dem Sinne, den Geschlechtsverkehr nur als eine von vielen Möglichkeiten des sexuellen Repertoires eines Paares zu sehen.

Sexualität als Beziehungsbestätigung. Wie bereits ausgeführt gibt es auch Paare, die ganz (oder fast ganz) auf Sexualität verzichten und sich dennoch nahe und verbunden fühlen. Diese Paare wollen wir selbstverständlich nicht überreden, doch Sexualität zu leben, sondern respektieren diese Entscheidung vollkommen. Wenn Sie sich hierzu zählen, dann haben Sie sicherlich andere Rituale und Möglichkeiten gefunden, Gefühle von inniger Zweisamkeit und Vertrautheit in Ihrer Beziehung zu erleben und zu fördern.

Denn die Bestätigung, sich (noch) als Liebespaar zu fühlen, ist eine wichtige Funktion von Sexualität in langjährigen Partnerschaften. Während Sexualität zu Beginn einer Beziehung eher dazu dient, Intimität zu erlangen (s. Abschn. 3.1) und Bindung aufzubauen, kann sie in den späteren Jahren der Bestätigung der Liebesbeziehung und der Intimität dienen. Das fühlt sich für viele Menschen sehr schön und belebend an. Während es im Alltag viele Reibungsverluste gibt und man unter den gemeinsamen Mühen und dem oft anstrengenden Erwerb des Lebensunterhaltes, vielleicht auch unter der Kindererziehung ächzt, kann einem Sex Zeiten des Vergessens und der körperlichen Intensität schenken. Schon rein körperlich werden durch gelingende Sexualität die Lebensrhythmen zweier unterschiedlicher Menschen so aufeinander abgestimmt, dass gemeinsames Lustempfinden entsteht oder zumindest nacheinander wechselseitige Lustempfindung hervorgerufen wird.

Sexualität kann Beziehungen beleben und vertiefen. Und zwar durchaus bis ins hohe Alter!

Die schöne Bemerkung, dass im Idealfall der gemeinsame Orgasmus des Paares dem Alltag die unangenehmen Spitzen abbrechen kann, soll von dem bekannten Psychoanalytiker Erik Erikson stammen. Viele Paare berichten, dass es nach der gemeinsamen sexuellen Aktivität auch interaktionell und atmosphärisch für einige Zeit einfach besser läuft. Gerade Eltern mit Kindern können sich dann verschmitzt ansehen, wenn diese wieder einmal etwas anstrengend sind.

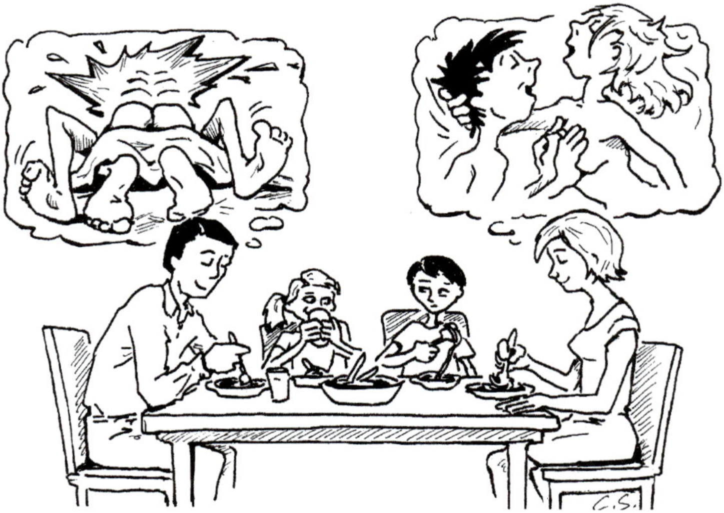

Die Erinnerung an die leidenschaftliche Zweisamkeit verstärkt bei diesen Paaren das kraftvolle Band zur Bewältigung der familiären Stürme und Klippen. Das erotische Miteinander muss sich übrigens nicht nur auf die sexuelle Aktion beziehen – im Gegenteil. Esther Perel, eine sehr bekannte Paar- und Sexualtherapeutin, schlägt vor, mit dem Vorspiel nicht unmittelbar vor dem nächsten Sex, sondern direkt nach dem letzten Orgasmus zu beginnen. Fragen Sie sich daher selbst einmal: Flirte ich immer wieder einmal mit meinem Partner bzw. meiner Partnerin? Mit welchem Blick schaue ich ihn oder sie an? Kann ich die Seite sehen, die ich sexy finde, und versuche ich, hier anzuknüpfen? Esther Perel empfiehlt Paaren beispielsweise eigene E-Mail-Konten einzurichten, die ausschließlich für die erotische Kommunikation miteinander gedacht sind.

Investitionen in die Sexualität

Sexualität kommt gerade in langjährigen Partnerschaften in der Regel nicht von selbst in Fahrt, sondern braucht – wie Beziehung im Allgemeinen auch – eine entsprechende Investition. Noch immer hält sich der Mythos der spontanen Lust hartnäckig, der besagt, dass echte und authentische Lust spontan entstehen muss und ein planvolles Vorgehen dagegen als künstlich und erzwungen bewertet wird. Manche Leute warten daher lieber auf das Eintreten dieser ersehnten spontanen Lust. Dummerweise muss die dann ganz spontan auch noch gleichzeitig einsetzen. Das kann dauern – und mit der Zeit schläft die Lust immer mehr ein. Warum nehmen Sie – wie in anderen Lebensbereichen auch – die Regie nicht selbst in die Hand?

Eine lebendige Sexualität »kommt nicht wie das Morgenrot nach einer durchschlafenen Nacht« (Bertolt Brecht). Man muss sich ein wenig umeinander bemühen und darf nicht zu schnell aufgeben.

Wenn Sie zu denjenigen gehören, die nicht mehr warten möchten, können Sie sich zunächst folgende Fragen stellen:

- Wie sieht in meinen Augen die ideale Beziehung aus? Welche Rolle sollte Sexualität hier spielen?
- Worin besteht bezogen auf die Sexualität der Unterschied zwischen der für mich idealen Beziehung und dem, was wir derzeit leben?
- Was tun wir derzeit in unserer Beziehung, um Lust zu fördern? Flirten Sie? Geben Sie der Erotik Raum? Behandeln Sie sich in einer Weise, dass eine erotische, spielerische, lustvolle Atmosphäre entstehen kann? Nehmen Sie sich als Paar bewusst Zeit für Sexualität?
- Verabreden Sie sich gezielt, um miteinander Sex zu haben, so wie Sie auch andere Verabredungen treffen?
- Bin ich selbst im Kontakt mit meinen sexuellen Wünschen? Weiß ich, was ich möchte und bin ich in der Lage, darüber zu sprechen?

Wenn Sie beim Nachdenken über diese Fragen bemerken, dass Sie gerne mehr in Lust und Sexualität in Ihrer Partnerschaft investieren möchten, dann wäre die Aktivierung einer erotischen Atmosphäre ein erster und möglicherweise sogar wichtigerer Schritt als das Nachdenken über sexuelle Praktiken. Wissen Sie, welche Zutaten für Sie zu einer erotischen Atmosphäre beitragen? Kennen Sie die Zutaten, die Ihre Partnerin bzw. Ihr Partner mag? Viele Leute benennen hier beispielsweise Humor, einen spielerischen Umgang miteinander, intensivere Blicke, kleine, flüchtige Berührungen, die zunächst nicht weitergehen … Finden Sie heraus, was es bei Ihnen ist und fangen Sie an, ein wenig damit zu spielen.

Schwierigkeiten in der Sexualität

Laut einigen Umfragen berichten viele Menschen (ca. jeder dritte Mann und 2/5 aller Frauen) über ernstzunehmende Schwierigkeiten in der Sexualität (Reinecke et al., 2006; Brenk-Franz et al., 2019). Um ein besseres Verständnis von Ihrer sexuellen Reaktion und auch möglichen Schwierigkeiten zu bekommen, hat sich das sogenannte *Modell der dualen Kontrolle* von Bancroft und Janssen (2007) bewährt. In diesem Modell beschreiben die Autoren zwei zentrale Mechanismen, die für die Regulation sexueller Erregung verantwortlich sind – einen hemmenden und einen erregenden Mechanismus. Emily Nagowski (2015) verwendet in ihrem Buch »Komm, wann Du willst« den sehr hilfreichen Vergleich von Gaspedal und Bremse in einem Auto. So sind wir alle mit einem sexuellen Gaspedal und einer sexuellen Bremse ausgestattet. Das Gaspedal »schaut sich um« und ist offen für sexuelle Reize. Die Bremse funktioniert auf zwei Ebenen: Zum einen überprüft sie die Umwelt nach sexuellen Störfaktoren, also Gründen, warum es jetzt gerade keinen Sinn macht, sexuell erregt zu sein. Die zweite Bremsebene bremst eher aus prinzipiellen Gründen, wie z. B. Versagensängsten. Wir alle unterscheiden uns darin, wie empfindsam Gaspedal und Bremse(n) bei uns funktionieren.

Wenn Sie nun merken, dass Sie Schwierigkeiten in der Sexualität erleben, können Sie sich zunächst einmal überlegen, ob sich die Schwierigkeiten auf das Gaspedal oder eine der Bremsen beziehen.

Schwierigkeiten mit dem »Gaspedal«. Menschen, die beispielsweise ein empfindliches Gaspedal, aber nicht sehr empfindliche Bremsen haben, reagieren schnell und teilweise impulshaft auf sexuelle Reize und haben Schwierigkeiten, sich selbst zu bremsen. Das kann im Extremfall zu zwanghaftem sexuellem Fantasieren und

Verhalten führen. Im Modusmodell ordnen wir diesen manchmal etwas gestressten Umgang mit Sexualität, der bis zu suchtartigen Tendenzen gehen kann, als Selbstberuhigungsmodus ein.

Schwierigkeiten mit den »Bremsen«. Eine sehr empfindliche direkte Bremse dagegen kann damit einhergehen, dass Sie ständig das Gaspedal blockieren, weil Sie mit den Gedanken woanders sind – z. B. bei der Arbeit, bei Konflikten oder anderen Störfaktoren. In diesem Fall sind Sie also nicht in der Lage, sexuelle Reize, die Ihr Gaspedal prinzipiell aktivieren können, auch als solche zu verarbeiten, da Ihre Aufmerksamkeit woanders hängt (z. B. weil Sie an die Arbeit oder die Kinder denken). Auch eine sehr ergebnisorientierte und funktionsfokussierte Sexualität kann einen gegenteiligen Effekt auslösen und eher ausbremsen. Stress und körperliches Unwohlsein (z. B. aufgrund von Schlafmangel, Hunger, Krankheit) sind selbstverständlich auch Faktoren, die die Bremse durchgedrückt halten. Menschen mit sehr empfindsamen Bremsen haben oft den Eindruck, sich nicht auf Sexualität einlassen zu können, wenn nicht »alles stimmt«.

Sollten Sie feststellen, dass Sie mit Ihrer Aufmerksamkeit während der Sexualität dort hängen, wo Sie eigentlich gar nicht sein möchten, könnten Achtsamkeitsübungen (s. Kap. 4) hilfreich für Sie sein. Derartige Übungen helfen, Ihren Fokus auf dem (körperliche) Erleben im Hier und Jetzt zu halten, anstatt an allen störenden Reizen und Gedanken hängenzubleiben.

Schwierigkeiten, die sich auf die zweite Bremse beziehen, d. h. mit einem prinzipiellen Ausgebremstsein einhergehen, haben nicht selten mit tieferliegenden inneren Konflikten zu tun. So kann Sexualität ein Triggerpunkt für die unterschiedlichsten Schemata sein. Frühe Bindungserfahrungen prägen ebenso wie die ersten sexuellen Erfahrungen das spätere Beziehungserleben und dadurch selbstverständlich auch die Sexualität. Gerade in diesem Bereich sind viele äußerst sensibel und unsicher. Schemata, die während der Sexualität aktiviert sein können, sind beispielsweise das Unzulänglichkeitsschema, das Misstrauens-Missbrauchsschema oder/und die emotionale Gehemmtheit (s. Abschn. 6.2).

Alle drei Schemata führen im aktivierten Zustand dazu, dass sich die Betroffen während der Sexualität unsicher und angespannt bis hin zu bedroht fühlen, wie Sie den folgenden Beispielen entnehmen können:

Beispiel

Unzulänglichkeitsschema

Steffen meldet sich zum Erstgespräch, da er unter Erektionsschwierigkeiten leide, die es ihm unmöglich machten, mit seiner Frau sexuell aktiv zu sein. So könne er seine Frau niemals zufriedenstellen, es sei »einfach nur peinlich und demütigend«. Er fühle sich als kompletter Versager, ein Gefühl, das er schnell entwickle, sobald er mit (attraktiven) Frauen Kontakt hätte. Als Jugendlicher sei er aufgrund einer hormonellen Störung viel später entwickelt gewesen als die anderen, weshalb die anderen Jungs ihn häufig verspottet und die Mädchen sich nicht für ihn interessiert hätten.

Emotionale Gehemmtheit

Sara möchte herausfinden, warum sie denkt, dass Sexualität nichts für sie sei. Sie sei bislang nie sehr interessiert an Sexualität gewesen und habe mit dem Begriff der Asexualität viel anfangen können. Nun sei sie das erste Mal verliebt und fühle sich zu ihrer Partnerin auch körperlich hingezogen – auf der einen Seite. Auf der anderen Seite irritiere es sie, wenn sie sie stöhnen höre, und sie komme sich selbst sehr komisch dabei vor, sich »so gehen zu lassen«. Es sei dann immer so, als würde sie sich selbst beobachten und auf einmal schäme sie sich dafür und könne nicht mehr weitermachen. Nach ihrer Kindheit gefragt berichtet sie, dass ihre Eltern prinzipiell sehr liebevoll gewesen seien. Beide Eltern seien von ihrer Persönlichkeit ruhig und ausgeglichen und hätten viel Wert darauf gelegt, dass Sara die Dinge ebenfalls »vernünftig« angehe. Während der Pubertät habe Sara den einen oder anderen heftigeren Gefühlsausbruch gehabt, auf den die Eltern mit Formulierungen wie »jetzt sei mal nicht so hysterisch« oder »das ist kein Grund, laut zu werden« reagiert hätten. Sara habe bereits früh gemerkt, dass »laut und emotional sein irgendwie nicht gut ist«.

Misstrauen/Missbrauch

Kerstin und Mesud sind seit kurzem ein Paar. Kerstin fühlt sich körperlich sehr von Mesud angezogen und genießt das (auch körperliche) Zusammensein mit ihm. Bei jedem Treffen wird sie, kurz bevor er sich von ihr verabschiedet, sehr ärgerlich und wirft ihm vor, es sowieso nicht ernst mit ihr zu meinen und zu gehen, sobald er gehabt habe, was er wolle – ihren Körper. Mesud fühlt sich hilflos, da er nicht weiß, wie er seine Liebe »beweisen« soll. Er beschließt zunächst einmal, keinen Sex mehr mit ihr zu haben, was Kerstin als Beweis deutet, dass er sie »sowieso nie wirklich wollte«. Was Mesud nicht weiß, ist, dass Kerstin als Kind sehr unter dem manipulativen, teilweise sadistischen und unberechenbaren Verhalten ihrer Mutter litt. Zudem sei Kerstin bereits früh vermittelt worden, dass »Männer nur das Eine wollen«.

Das Wissen um die eigenen Schemata reicht meistens nicht aus, um das sexuelle Erleben zu verändern. In Sexualtherapien wird daher in zwei Richtungen gearbeitet: Auf der einen Seite wird das sexuelle Erleben im Kontext der individuellen früheren Erfahrung verstanden und eingeordnet. Auf der anderen Seite werden durch sexualtherapeutische Übungen schrittweise (und im Rahmen von sicheren Grenzen) neue Erfahrungen in der Gegenwart ermöglicht.

Unterschiede im Bedürfnis nach Sexualität

Eine für viele Paare spannende Frage ist, wie mit unterschiedlichen Vorstellungen bezogen auf die Häufigkeit von Sexualität umgegangen werden kann. Was tun, wenn die eine Seite mehr will als die andere?

Zunächst einmal eine wichtige Information: Es gibt kaum ein Paar auf der Welt, das zu jedem Zeitpunkt genau gleich viel Sexualität leben möchte. Das klappt vielleicht gerade noch, wenn man frisch verliebt ist. Früher oder später bemerken alle Paare Unterschiede in den Wünschen, sei es bezogen auf die Häufigkeit oder auf die Vorstellungen, welche sexuellen Handlungen gefallen.

Die spannende Frage hier ist also nicht, *ob* ein Paar unterschiedliche Wünsche hat, sondern *wie* es mit dieser Unterschiedlichkeit umgeht. Die Paare, die diesen Unterschied als nicht so problematisch erleben, bewahren sich eine Flexibilität auf beiden Seiten, die sehr hilfreich ist. Die anderen landen über dieses Thema in einer klassischen Paardynamik (bzw. Moduszirkel) mit den Positionen der Vermeidung und der Dominanz: Die eine Seite drängt, fordert, überredet und/oder macht Vorwürfe, die andere spürt nichts mehr außer das eigene Nicht-Wollen, und sucht nach Gründen, der Sexualität aus dem Weg zu gehen. Das Thema Sex wird zum Stressthema und was eigentlich gewollt wird, tritt immer mehr in den Hintergrund. An dieser Stelle möchten wir Sie zu einem Gedankenexperiment einladen, um zu verdeutlichen, wie Sie eine Chance haben, aus diesem Moduszirkel auszusteigen.

Eine spontane Übereinstimmung bzgl. der sexuellen Wünsche ist die absolute Ausnahme. Im Alltag müssen wir immer wieder aktiv zueinander finden. Darum muss man sich geduldig und rücksichtsvoll bemühen.

Beispiel

Stellen Sie sich vor, Ihre beste Freundin lädt Sie zum Geburtstag ein. Eine große Party ist geplant und alle freuen sich schon sehr darauf. Leider fühlen Sie sich am besagten Tag nicht wirklich in Partystimmung. Sie hatten eine anstrengende Woche und sind müde und erschöpft und teilen das Ihrer Freundin mit. An dieser Stelle bieten wir Ihnen zwei mögliche Reaktionen dieser Person an. Bitte prüfen Sie, a) mit welcher Reaktion Sie sich wohl fühlen würden und b) welche Reaktion dazu führen könnte, dass Sie »Lust« bekommen und doch noch auf die Party gehen.

Reaktion 1: Ihre Freundin reagiert sichtlich genervt und sagt etwas wie »Du immer mit deiner Müdigkeit. Du bist echt so langweilig. Ich erwarte von dir als meine beste Freundin (oder Freund), dass du dich zusammenreißt und kommst. Und auch bis zum Ende bleibst und die Gäste mit unterhältst. Das kann man ja wohl verlangen von wahren Freunden.«

Reaktion 2: Ihre Freundin sagt etwas wie: »Du, ich würde mich natürlich echt freuen, wenn du kommst. Aber ich weiß ja, dass du eine harte Woche hattest. Schau doch einfach mal, ob du dich aufraffen kannst und wenn's nur für ein Stündchen ist. Wenn du merkst, dass es gar nicht geht, gehst du einfach wieder und wir feiern nächste Woche nach.«

Na? Was meinen Sie – welche Reaktion wäre hilfreich? Wahrscheinlich die zweite, also die Reaktion, die Sie »einlädt« anstatt »erwartet«, dass Sie kommen.

Es ist wie immer: Eine sanfte, blaue Einladung ist verführerischer als zu roter Druck.

Und wenn Sie sich nun aufraffen könnten, dann wäre es in dieser Variante möglich, dass Sie die Party genießen, denn Sie wüssten, dass Sie auch wieder gehen können, wenn es Ihnen zu viel wird. Voraussetzung hier wäre allerdings, dass Sie jemand sind, der oder die sich auch mal einen Ruck geben kann und trotz fehlender spontaner Lust auf die Party geht – sich also dadurch eine Chance gibt, doch noch Lust zu entwickeln. Entsprechend dem Motto: Der Hunger kommt beim Essen!

Damit sind wir schon bei den Haltungen angekommen, die es möglich machen, mit Unterschieden bei der Lust klarzukommen. Auf der Seite derjenigen, die tendenziell mehr Lust haben, ist es hilfreich, eine Haltung zu entwickeln, die zur Sexualität einlädt, aber auch damit klarkommt, wenn die andere Person die Einladung ablehnt oder zwischendrin aussteigt. Wenn Sie sich mit dieser Rolle identifizieren, prüfen Sie doch einmal, wieviel Druck Sie machen, damit Sexualität stattfindet. Wie könnte statt des Drucks eine einladendere Variante aussehen? Wie könnten Sie eher verführen anstatt zu fordern? Sind Sie bereit, ein *Nein* zu akzeptieren? Wenn nicht – welche Bedeutung hat das Nein für Sie? Und hier sind wir wieder einmal an einem spannenden Punkt: Manchmal hängen die Schwierigkeiten, das Nein zu akzeptieren, damit zusammen, dass das Nein eine viel tiefere Bedeutung für einen hat als nur ein Nein zur Sexualität am heutigen Tag.

Umgekehrt können Sie sich, wenn Sie sich eher in der ablehnenden Rolle wiederfinden, die Frage stellen, ob Sie bereit sind, sich auch mal einzulassen, obwohl Ihnen zunächst nicht der Sinn danach steht. Sie können noch einmal die Themen Gaspedal und Bremse durchdenken. Ist es denn grundsätzlich möglich, dass in Ihrer gemeinsamen Sexualität das Gas aktiviert werden kann oder weiß Ihr Gegenüber wohlmöglich gar nicht, was Sie sich wünschen? Auf was genau bezieht sich Ihr Nein? Auf den Druck bzw. die Dynamik? Auf das sexuelle Angebot, das gar nicht passt? Auf den Partner bzw. die Partnerin als Person? Versuchen Sie, dem Nein mehr auf die Spur zu kommen, um darüber evtl. eine Idee Ihres *Jas* zu bekommen und somit flexibler reagieren zu können.

Sie sollten sich auch einmal auf etwas Neues einlassen. Sie wissen doch: No risk – no fun!

Was tun, wenn das Bedürfnis nach Sexualität trotz allem unterschiedlich bleibt?

Wir wollen nicht verhehlen, dass wir uns bewusst sind, dass alle eben gemachten Vorschläge keine Garantie dafür bieten, dass Sie zu einer für beide Seiten zufriedenstellenden Sexualität finden. Das kann sich sowohl auf die Häufigkeit als auch auf die als stimulierend erlebten Praktiken beziehen. David Schnarch (2012), ein bekannter amerikanischer Sexualtherapeut sagte, dass der Mensch mit dem geringeren Verlangen darüber bestimmt, »was läuft«. Glücklicher Weise sind die Zeiten, in denen es einen Anspruch auf die Erfüllung »ehelicher Pflichten« gab, zumindest in unserem Kulturkreis vorbei. Aber was können die Menschen mit dem

»Überschuss« an sexuellem Verlangen dann tun? Im Sinne des immer wieder erwähnten Ausbalancierens von Nähe und Distanz ist es sicher keine gute Idee, die Person mit dem geringen Verlangen zu bedrängen – auf welche Weise auch immer. Es gibt tatsächlich viele Paare, bei denen man sozusagen »die Uhr danach stellen kann«, wann sich die Stimmung nach der letzten sexuellen Begegnung wieder verschlechtert. Das belastet natürlich eine Beziehung erheblich und wirkt sich auf beide Seiten negativ aus und lädt dazu ein, wieder in die altbekannte Dynamik einzusteigen: Die Person mit dem geringen Verlangen fühlt sich bedrängt und reagiert entweder verärgert oder mit Schuldgefühlen (je nachdem, auf welchem »Bein« sie steht), die abgewiesene Person fühlt sich möglicherweise »unfreiwillig ins Zölibat geschickt«. Bevor dieser Moduszirkel eskaliert, erscheint es uns sinnvoller, etwas mehr Abstand zu schaffen und der Person mit dem stärkeren Verlangen die Verantwortung zu geben, wie sie mit ihrer Lust selbstverantwortlich umgehen will. Die Person mit dem geringeren Verlangen bleibt selbstverständlich eingeladen, wann immer sie will, sexuelle Handlungen zu beginnen (und die andere ist gut beraten, dieser Einladung dann auch zu folgen!). Der Gewinn für sie ist, nicht mehr bedrängt zu werden. Der Preis ist, die Kontrolle über die Sexualität der anderen Person abzugeben und nicht nachzufragen, sondern darauf zu vertrauen, dass diese verantwortlich damit umgeht. Auf diese Weise kann der negative Moduszirkel von Bedrängen und Abweisen durchbrochen werden und die Sexualität sich neu einspielen.

Ein paar Gedanken zu Pornos. Seit einiger Zeit wird viel darüber diskutiert, welche Auswirkungen Pornografiekonsum auf Jugendliche, Erwachsene, den Einzelnen und das Paar hat. Kein Wunder, denn immerhin suchen ungefähr 43 % aller Internetnutzenden pornografische Seiten und Inhalte auf und der größte Teil dieser Inhalte ist ohne Anmeldung einsehbar (Ahlers & Lissek, 2017). Wussten Sie, dass Pornografie fast 30 Prozent des gesamten Internet-Videotraffics ausmacht? Gerade von Männern, insbesondere jüngeren Männern, wird Internet-Pornografie gerne zur Selbstbefriedigung genutzt. Und nicht von wenigen auch täglich. Dabei birgt der Konsum von Pornografie sowohl mögliche positive Erfahrungen als auch Risiken.

Studien zeigen, dass die meisten Pornografienutzer und -nutzerinnen (94 % der Frauen und 85 % der Männer; Rissel et al., 2017) angeben, dass der Konsum positive oder keine Auswirkungen auf ihr (Sexual-)Leben hat. Ein kleiner Teil der Befragten berichtet über positive *und* negative Auswirkungen und ein weiterer kleiner Teil (ca. 3 % der Männer und 2 % der Frauen) über ausschließlich negative Auswirkungen. Diese negativen Auswirkungen beziehen sich z. B. auf fehlende Lust auf partnerschaftliche Sexualität oder – bei Menschen, die suchtartige Tendenzen entwickelt haben – Schwierigkeiten am Arbeitsplatz, fehlende Kontrolle etc.

Bei den meisten Menschen hat Pornografiekonsum keine wesentlichen negativen Auswirkungen.

Schauen wir einmal auf die möglichen Auswirkungen von Pornografiekonsum auf die Partnerschaft: Für viele Paare kann ein anspruchsvoller erotischer Film eine schöne, stimulierende Einstimmung sein. Das wirkt dann verbindend auf das Paar. Mittlerweile gibt es zahlreiche frauenfreundliche und auch ethisch vertretbare Pornos. Diese Pornos zeigen – im Gegensatz zu den meisten Mainstream-Pornos – oftmals Sexualpraktiken, die für Frauen auch tatsächlich lustvoll sein können. Für manche Paare können derartige Pornos neben der möglichen visuellen Stimulation auch dazu anregen, diese einmal selbst auszuprobieren.

In den meisten Fällen wird Pornografie jedoch nicht für die partnerschaftliche Sexualität, sondern vielmehr für die Sexualität mit sich selbst (also zur Masturbation) genutzt. Auf Grundbedürfnisebene ordnen wir die Masturbation der Selbstbehauptungs- bzw. Autonomieseite zu, als etwas, das ich *mit mir* und *für mich* alleine tue. Dass hier auch Fantasien, Bilder, Szenarien genutzt werden, die mit anderen Personen zu tun haben, ist völlig normal. Masturbation inklusive Nutzung von Pornografie ist in diesen Fällen also eine Möglichkeit von (autonomer) sexueller Aktivität *neben* der partnerschaftlichen Sexualität. Beides kann für sich nebeneinander möglich sein. Vermutlich reduziert die Masturbation den Erwartungsdruck in der partnerschaftlichen Sexualität, zum Beispiel bei Paaren, die ein sehr unterschiedliches sexuelles Verlangen haben.

Kommen wir nun kurz auf die Risiken zu sprechen. Dabei möchten wir insbesondere zwei Dinge erwähnen:

Erstens, den aufgrund von völlig unrealistischen sexuellen Szenarien aufgebauten Leistungsdruck. Manche Menschen, die früh und viel Pornografie konsumiert haben, haben ein Skript von »normaler« Sexualität entwickelt, welches mit tatsächlicher Sexualität nicht viel zu tun hat.

Etwas plastisch formuliert haben die Darstellungen in manchen Pornos mit realem Geschlechtsverkehr etwa so viel zu tun wie ein Formel-1-Rennen mit dem Straßenverkehr.

Bei den Darstellern im pornografischen Film handelt es sich um (zumindest im sexuellen Bereich) besonders leistungsfähige, körperlich gut gebaute Darsteller, die Sexualität in einer Intensität, einer Gelenkigkeit und einer Wiederholbarkeit demonstrieren, wie es kaum einem durchschnittlichen Menschen gelingen wird. Insbesondere die Darstellung »dauergeiler« Frauen, die bei jeder Berührung sofort einen Orgasmus bekommen und diesen lautstark und wortreich zum Ausdruck bringen, ist völlig lebensfremd. Dies kann im Zweifelsfall dazu führen, dass (partnerschaftliche) Sexualität vermieden wird, aus Angst zu versagen.

Zudem kann ein früher und hoher Pornokonsum zur Folge haben, dass partnerschaftliche Sexualität als nicht erregend genug erlebt wird, z. B. weil »Kuschelsex nicht so kickt wie der Gangbang-Porno«. Menschen, die von früher Jugend an viel Pornografie konsumieren, setzen ihr Nervensystem einer sehr intensiven Stimulation aus. Dies kann zur Folge haben, dass sich eine Art »sexuelle Hornhaut«, also eine gewisse Abstumpfung entwickelt. Auf partnerschaftliche Alltagssex-Reize spricht das System dann nicht an, da die tatsächliche Sexualität als nicht mehr ausreichend stimulierend erlebt wird. Intensive Darstellungen der Sexualität in

Verbindung mit Masturbation bauen (wie bei anderen Formen der Sucht) einen reflexhaften Ablauf von Stimulation und Spannungsreduktion im Belohnungszentrum des Gehirns auf. Dies führt bei einer suchtartigen Entwicklung zu der beschriebenen Abstumpfung, auf die wiederum mit einer Dosissteigerung reagiert wird. Dosissteigerung im Falle von Internetpornografie bedeutet: Der Konsum nimmt immer mehr Zeit in Anspruch, ein Ende zu finden ist kaum möglich. Zudem braucht es immer neue und »krassere« Inhalte, um denselben Effekt zu erzielen, da sich das Bekannte schnell abnutzt. Sie sehen:

Wie in anderen Lebensbereichen auch macht beim Umgang mit Pornos »die Dosis das Gift«.

5.2 Affären unter schematherapeutischem Gesichtspunkt

Nun kommen wir zu einem Thema, das in der paartherapeutischen Praxis einen großen Platz einnimmt: Untreue bzw. Affären. In Kapitel 4 haben wir bereits erwähnt, dass sich manche Paare auch für andere Möglichkeiten als das monogame Beziehungsmodell entscheiden. Und dennoch heißt das nicht, dass diese Paare keine Treue-Probleme haben. »Untreu« zu sein bedeutet in dem Sinne, sich nicht an die offiziellen Beziehungsvereinbarungen zu halten. Das kann im Grunde genommen in jeder Beziehung und in jedem Modell vorkommen. Und Untreue entsteht bei Weitem nicht (wie oftmals angenommen) immer, weil es in der Partnerschaft (sexuelle) Probleme gibt. Wir wollen an dieser Stelle darauf verzichten, Untreue in irgendeiner Weise zu bewerten oder Ihnen Ratschläge zu geben, wie Sie Untreue verhindern können. Vielmehr möchten wir Sie einladen, sich möglichst offen mit dem Thema auseinanderzusetzen, um auf diese Weise die unterschiedlichen Facetten besser zu verstehen.

Untreue ist häufig. Aufgrund unterschiedlicher Befragungsmethoden (Befragungen über das Internet führen zu höheren Angaben als persönliche Befragungen) und unterschiedlicher Definitionen des Untreue-Begriffs in den jeweiligen Studien, kommt es zu erheblichen Schwankungen, was die Daten betrifft. So berichten in US-amerikanischen Studien zwischen 30 bis 75 Prozent der Männer und 20 bis 70 Prozent der Frauen von eigenen Affären bzw. dass sie davon betroffen waren (Stamps, 2020). Ein Blick auf deutschsprachige Studien zeigt, dass ca. 15 bis 26 Prozent der Frauen und 17 bis 32 Prozent der Männer im reproduktiven Alter (16–45 Jahre) sexuelle Außenkontakte während der aktuellen Partnerschaft angaben. Man beachte: Bei den Jüngeren haben die Frauen die Männer fast eingeholt. Da scheint sich im Bereich der sexuellen Emanzipation wirklich etwas getan zu haben. In anderen Studien geben insgesamt bis zu 40 Prozent der Befragten an, irgendwann in ihrem bisherigen Leben einmal untreu gewesen zu sein (Kröger, 2010; Plack et al., 2010).

Dazu kommt, dass es Untreue schon immer gab, unabhängig vom jeweiligen Zeitalter oder dem jeweiligen kulturellen Rahmen. Esther Perel bringt es folgendermaßen auf den Punkt: »Untreue legt eine Beharrlichkeit an den Tag, um die sie die Ehe nur beneiden kann« (2017, S. 3).

Bei Untreue handelt es sich nicht um ein einheitliches Phänomen, vielmehr ist es ein Oberbegriff für unendlich viele individuelle und manchmal sehr komplexe Geschichten.

Und anders als viele annehmen, kommt es nicht nur in problematischen Beziehungen zum Seitensprung. Nein, laut repräsentativen Umfragen wird auch in glücklichen Beziehungen fremdgegangen. Daher wollen wir im Folgenden auf die sehr unterschiedlichen Motive und Hintergründe etwas genauer eingehen.

Motive

Im Folgenden wollen wir Ihnen ein paar mögliche Motive nennen, die für viele Menschen eine Rolle spielen, wenn sie sich für einen Seitensprung entscheiden: In manchen Ratgebern und Artikeln werden Sie lesen, dass Menschen, die untreu sind, oftmals als beziehungsunfähig oder narzisstisch beschrieben werden. Das mag auf einige Menschen auch zutreffen. Schematherapeutisch gesprochen handelt es sich hier um Menschen, die aufgrund eines entsprechenden Schemas versuchen, einen inneren Konflikt über Affären zu lösen. Das klassische Beispiel sind Menschen, die ständig versuchen, andere zu erobern, weil sie das Gefühl des Begehrt-seins brauchen, um ein eigentlich dahinter liegendes Unzulänglichkeitsgefühl nicht zu spüren. Andere wiederum können aufgrund eines Verstrickungsschema Nähe nur bis zu einem bestimmten Punkt hin ertragen, bevor sie wieder aus der Beziehung aussteigen und weiterziehen, um auf diese Weise ihre Autonomie zu sichern. Und obwohl dies nicht immer zutrifft, kommt es selbstverständlich auch vor, dass Menschen, die in der partnerschaftlichen Beziehung frustriert sind, manchmal besonders empfänglich für Affären sind, wenn dieses Bedürfnis von jemand anderem gestillt werden kann. Folgt man der Logik der bisher genannten Motive, müsste man davon ausgehen, dass in Beziehungen nicht fremdgegangen wird, wenn beide in sich stabil genug sind und es sich um eine zufriedenstellende Partnerschaft handelt. Die Realität sieht jedoch anders aus.

Auch Menschen, die nicht narzisstisch oder beziehungsunfähig sind und auch solche, die mit ihrer Partnerschaft zufrieden sind, gehen ab und an fremd.

Wenn man diese Menschen nach ihren Gründen befragt, so wird nicht selten das starke Gefühl von Lebendigkeit genannt (Clement, 2009). Das wird besonders dort gespürt, wo Grenzen überschritten werden. Esther Perel berichtet von Menschen, die in der Affäre eine Art der Selbsterfahrung und Selbsterforschung erlebt haben. Manche entdecken in der Affäre (neue oder alte) Seiten an sich, die in der Weise in der Primärbeziehung nicht gelebt werden können (und vielleicht dort von einem selbst auch nicht gelebt werden wollen). »Für den Suchenden ist die Untreue mit großer Wahrscheinlichkeit nicht das Symptom eines Problems, sondern vielmehr eine erweiternde Erfahrung, bei der es um inneres Wachstum, Erkundung und Veränderung geht« (Perel, 2017, S. 155).

Beispiel

Marie ist Ende 30 und lebt gemeinsam mit ihrem Partner Thomas und ihrer gemeinsamen 4-jährigen Tochter. Marie hat seit einigen Wochen eine Affäre und beschreibt dies so: »Ich hätte nie gedacht, dass ausgerechnet ich untreu werden könnte. Für mich war eine Affäre immer undenkbar, da ich dachte, so etwas dürfte ich meinem Mann nie antun. Seit ich Jojo kennengelernt habe, steht mein Leben also auf dem Kopf. Ich liebe meinen Mann und ich möchte nichts in meinem Leben verändern. Ich habe in den letzten Jahren auf manches verzichtet, der Familie und meiner Partnerschaft zuliebe. Ich habe das gerne getan und hatte nie das Gefühl, dass etwas fehlt. Seit ich nun die Affäre eingegangen bin, fühle ich mich unglaublich lebendig, und in den wenigen Momenten, in denen wir zusammen sind, bin ich frei, albern und unbeschwert. Jojo kennt mich nicht wirklich und das finde ich irgendwie gut …«

Einerseits: Kann Marie diese Gefühle nicht einfach zu Hause leben? MUSS es ausgerechnet eine Affäre sein? Ist das nicht furchtbar egoistisch und muss nicht jeder seine Opfer bringen in einer Beziehung? Und riskiert sie nicht viel zu viel?

Andererseits: Ist immer zu verzichten zwangsläufig die bessere Entscheidung? Wie viel Verzicht kann eine Beziehung aushalten? Ist es nicht ebenso wichtig, in der Beziehung auch eine eigenständige Person mit einer gewissen Privatsphäre und vielleicht auch Geheimnissen zu bleiben?

Wir haben bereits auf die Metapher von Kalil Gibran hingewiesen: Schöne Bäume mit weit ausgebreiteten Ästen wachsen nur in ausreichendem Abstand zu einander. Haben Sie das einmal in der Natur, z. B. einem Park, beobachtet? Wenn große Bäume dicht neben einander stehen, müssen sie einen Teil Ihrer Äste opfern. Von der Ferne sieht diese Gruppe von Bäumen aus wie ein großer Baum. Wenn aber einer der beiden gefällt werden muss, bleibt ein in gewisser Weise verkrüppelter Baum zurück. Andererseits: Ein einzelner Baum auf einer freien Fläche wird schnell Opfer eines Sturms. Eine Gruppe von dicht zusammenstehenden Bäumen ist widerstandsfähiger. Beide Aspekte sind wichtig und legitim. Es hat eben alles seine zwei Seiten! Daher gibt es auch keine einfachen Richtig- oder Falsch-Antworten. Von Zeit zu Zeit befindet sich jeder Mensch in der Partnerschaft in der Situation, sich (auch auf andere Themen als Affären bezogen) FÜR oder GEGEN die Beziehung zu entscheiden. Da finden wir die Polarität zwischen Bindung und Selbstbehauptung bzw. Autonomie aus Kapitel 1 wieder. Wie diese Entscheidung ausgeht und auf Basis welcher Werte, welcher Motive und welcher Hintergründe in der jeweiligen Situation entschieden wird, das ist die Aufgabe Ihres Erwachsenenmodus. Esther Perel (2019) und Ulrich Clement (2009) setzen sich in ihren Büchern sehr intensiv und differenziert mit der Thematik auseinander. Wir empfehlen diese Bücher jedem, der hier tiefer einsteigen möchte.

Verletzungsebenen

Nicht jede Affäre tut gleich weh. Genauso unterschiedlich wie die Motive für eine Affäre können die Wunden sein, die daraus entstehen. Ulrich Clement unterscheidet die folgenden unterschiedlichen Verletzungsebenen:

(1) Die *existenzielle* Verletzung (Ebene der existenziellen Isolation; es geht darum, sich in tiefster Weise einsam zu fühlen, auf sich selbst zurückgeworfen)

(2) Die *sexuelle* Verletzung (hierbei geht es um den Vergleich mit der oder dem Geliebten und die Frage: »Ist der oder die andere attraktiver, potenter, männlicher/weiblicher, als ich es bin?«)

(3) Die *soziale* Verletzung (diese geht mit einem tiefen Gefühl von Scham einher, da der bzw. die Betrogene sich vor anderen/der Welt bloßgestellt fühlt)

(4) Die *Loyalitätsverletzung* (hierbei geht es in erster Linie um den empfundenen Verrat: »Der Partner oder die Partnerin hat sich einem anderen Menschen zugewandt bzw. diesen in die exklusive Beziehung hineingelassen«)

Manchmal mischt sich in den durch die Situation aktuell entstandene Schmerz auch ein »Schemaschmerz« hinein. Die Affären-Situation triggert in diesen Fällen Schemata, die sich dann in besonders heftigen Gefühlen ausdrücken können. Je nachdem, welche biografischen Wunden erlitten und entsprechende Schemata entwickelt wurden, kann der Schmerz an ganz unterschiedlichen Stellen entstehen. So reagieren beispielsweise Menschen mit einem Misstrauensschema besonders stark auf den erlebten Vertrauensbruch und haben große Schwierigkeiten, sich wieder auf die Beziehung einzulassen. Wer biografisch ein Unzulänglichkeitsschema entwickelt hat, wird durch die Untreue entsprechend stärker im Selbstwert erschüttert sein.

Wie bei den Motiven gilt selbstverständlich auch hier: Zunächst einmal sind alle Reaktionen menschlich und normal. Sowohl extrem starke, anhaltende und überflutende emotionale Reaktionen, als auch eine ausbleibende emotionale Reaktion (gar nichts spüren) oder ein Festhängen in bestimmten Reaktionen (Modi) können Hinweise auf eine dahinter liegende biografische Verletzung und entsprechende Schemakomponente sein.

Affären erschüttern in aller Regel Menschen schwer und können wie ein Trauma wirken, das man nicht einfach »vergessen« kann, sondern das aufgearbeitet werden muss. Und das immer wieder weh tun kann!

Umgang mit Affären

Das Aufdecken einer Affäre trifft das Paar unerwartet und zieht den Betroffenen in der Regel zunächst einmal den Boden unter den Füßen weg. Kaum aushaltbare Gefühle wie Schmerz, Wut, Angst, Zerrissenheit, Schuld und Hilflosigkeit führen zu dem Wunsch nach einer schnellen »Lösung« aus dem Chaos heraus. Viele Paare fokussieren in diesen Situationen häufig (zu) schnell auf die Frage: »Bleiben wir ein Paar oder nicht?«, ohne sich die Zeit zu nehmen, das Geschehene zunächst einmal wirklich zu verstehen und einzuordnen.

Auch im Freundeskreis bestehen meist klare Haltungen, wie eine Affäre zu bewerten und welche Handlung nun richtig sei. Das kann von »Verlass sie oder ihn! So etwas darfst du nicht mit dir machen lassen!« bis hin zu »Menschen sind für Monogamie nicht gemacht, damit musst du leben« gehen. Das hilft nicht gerade dabei, ins Verstehen zu kommen, sondern forciert zusätzlich den Entscheidungsdruck.

Tipp

Wenn Sie diese Krise in einer Weise überwinden wollen, dass Sie eine gute und tragfähige Entscheidung treffen und sich bestenfalls sogar in dieser Situation weiterentwickeln möchten, sollten Sie trotz Schmerz, Wut, Angst oder Zerrissenheit versuchen, sich zunächst einmal Zeit zu geben, die Situation wirklich zu erfassen und zu verstehen, bevor Sie kurzschlussartig eine Entscheidung treffen.

Viele Paare profitieren in einer solchen Lage von einer beratenden oder therapeutischen Unterstützung. In einer derartig existenziellen Situation hilft ein sicherer Raum, in einer gut begleiteten Weise starke Emotionen durchleben zu können und dabei unterstützt zu werden, indem jemand die »richtigen Fragen« stellt.

In diesem Prozess können Motive, Sehnsüchte sowie Verletzungsebenen in relativer Ruhe beleuchtet werden. Manchmal hilft es auch, ein wenig weiter zu schauen und die bisherige Beziehungsgeschichte oder Bereiche der individuellen Biografie (im Falle von Schemaaktivierungen) in den Verstehensprozess einzubeziehen. Nicht selten kommen Paare dadurch in ganz neuer Weise in Kontakt. Özlem, eine Klientin, formulierte das folgendermaßen:

Beispiel

»Am Anfang war ich mir sicher, dass ich meinen Mann verlassen wollte, nach dem, was er mir angetan hat. Ich war mir so sicher, jetzt sein wahres Gesicht erkannt zu haben. Mittlerweile denke ich, dass ich ihn erst in den letzten Monaten richtig kennengelernt habe. Ich kann gar nicht glauben, was wir alles nicht voneinander wussten. Jetzt sehen wir uns in einem anderen Licht. Ich glaube, ich sehe ihn nun viel realistischer und vertraue ihm auch nicht mehr so blind wie vorher. Gleichzeitig fühle ich mich ihm in einer neuen Weise auch näher, weil wir uns nun menschlicher wahrnehmen, inklusive der Sehnsüchte, die ich als Partnerin nicht erfüllen kann. Das hat erst einmal weh getan, aber gleichzeitig fühlt es sich reifer an.«

Nehmen Sie sich die Zeit, zu verstehen, was diese Krise für Sie beide alleine und als Paar bedeutet und wo Sie gerade im Leben stehen. Treffen Sie erst dann eine Entscheidung, wenn Sie den Eindruck haben, sich sowohl selbst, als auch gegenseitig verstanden zu haben. Wenn Sie sich entscheiden, die Beziehung weiterzuführen, seien Sie sich im Klaren darüber, dass Ihre Beziehung sich nun verändern wird bzw. schon verändert hat. Man kann nichts ungeschehen machen und es wird kein Zurück in den alten Zustand geben.

Bertolt Brecht sagte sinngemäß: »Einen durchgeschnittenen Strick kann man nicht mehr heile machen.« Wir ergänzen: »Aber man kann die Enden zusammenknoten. Das kann auch gut halten.«

Ähnlich wie Özlem und ihr Partner werden auch Sie sich eventuell in einem neuen, weniger romantischen oder idealisierten Licht sehen. Sie werden in dem Wissen weiterleben, dass Ihnen Ihr Gegenüber in mancher Hinsicht fremd ist. Und vielleicht helfen dieses Wissen und die Akzeptanz dessen dabei, in eine neue, andere und reifere Phase Ihrer Beziehung einzutauchen. Es gibt kein Leben ohne Verletzungen!

5.3 Eifersucht ist Leidenschaft, die mit Eifer sucht, was Leiden schafft

Eifersucht ist ein häufiges Thema in Paartherapien und lässt sich – wie immer, wenn es um vielschichtige Themen geht – nicht einfach in ein Gut-/Böse-Schema einordnen. Auch wird Eifersucht nicht immer als problematisch erlebt. Ein gewisses Maß an Eifersucht kann als Hinweis gedeutet werden, dem oder der anderen wichtig zu sein. Meistens sind es die sehr ausgeprägten und wiederkehrenden Eifersuchtsgefühle und -reaktionen, die Paare (oder Einzelne) in die Therapie bringen. Im Sinne der Überschrift dieses Abschnitts wollen wir zwei Formen der Eifersucht unterscheiden: die *reaktive* und die *primäre*.

- Mit *reaktiv* meinen wir Eifersucht, die auf tatsächlichen, angedeuteten oder vollzogenen Untreue-Erfahrungen basiert.
- Mit *primär* meinen wir objektiv unbegründete Eifersucht, die somit den eigenen Schemata und nicht dem Verhalten der Partnerin oder des Partners entspringt.

Tatsächlich ist diese Trennung etwas künstlich, denn was ist schon objektiv? Denken Sie an das Smartphone-Beispiel im Kapitel 1! Aber eine solche Unterteilung erscheint uns praktisch relevant. In beiden Fällen resultiert die Eifersucht aus der Wahrnehmung einer Bedrohung. Im ersten Fall ist die wahrgenommene Bedrohung mehr oder weniger real. Im zweiten Fall ist die Wahrnehmung stark durch die Schemabrille gefärbt und die entsprechenden Gedanken lösen sich mehr und mehr von der äußeren Situation ab und treten fast automatisch auf. Das ist ein deutlicher Hinweis, dass die Eifersucht nicht von außen ausgelöst ist, sondern durch Schemaaktivierungen im Inneren.

Primäre Eifersucht. Auch primäre Eifersucht beruht auf frühen Beziehungserfahrungen mit Schemata von Verlassenwerden, aber eben nicht von der aktuellen Partnerin oder dem aktuellen Partner!

Wenn Sie zur Eifersucht neigen, prüfen Sie einmal, ob Sie dieses Gefühl bereits von früher kennen, z. B. aus Freundschaften oder aus vorherigen partnerschaftlichen Beziehungen. Wenn Sie es als Begleitgefühl in vorherigen wichtigen Beziehungen identifizieren, ist dies ein Hinweis darauf, dass Ihr Erleben seinen Ursprung in Ihrer Biografie hat. Die Gefahr bei stark empfundener primärer Eifersucht ist, dass Sie Ihrem Gegenüber aus dem Überkompensationsmodus heraus ständig etwas unterstellen und Kontrolle ausgeübt wird. Dies fühlt sich für diese auf Dauer nicht gut an und erzeugt starke Spannungen. Entweder kommt es zum Kampf oder Sie vertreiben die andere Person. Unterwürfige Unschuldsbeteuerungen lösen das Problem nicht. Denn es gehört ja zu diesem Zustand dazu, dass er letztlich durch nichts nachhaltig beruhigt werden kann.

Eine primäre Eifersucht muss die betroffene Person selbst auflösen. Da können Sie als auslösende Person wenig tun – außer geduldig zu bleiben und die Eifersucht nicht persönlich zu nehmen.

Eine erste Übung zum Umgang mit dem Gefühl der Eifersucht kann darin liegen, den Eifersuchtsgedanken als Ihr Symptom zu betrachten und zu versuchen, es wie einen lästigen anderen Gedanken durchzuwinken (s. Abschn. 4.4). Dafür ist es natürlich hilfreich, zunächst einmal verstanden zu haben, wo das Gefühl herkommt und aus welchen biografischen Situationen Sie die dahinterstehende Angst kennen. Ist Ihnen das bekannt, können Sie Ihrem Partner bzw. Ihrer Partnerin diese Situationen erzählen, so dass diese ein besseres Verständnis für Ihr Erleben bekommen können (s. Kap. 6). Tatsächlich sind uns diese Situationen oft selbst nicht bewusst. Daher wenden wir in einer Schematherapie auch eine bestimmte Imaginationstechnik an, die hilft, entlang der aktivierten Gefühle assoziativ in die entsprechende Kindheitsszene »zurückzutreiben«. Ein Stück weit können Sie das auch selbst versuchen, indem Sie Ihre Aufmerksamkeit nicht nach außen lenken, sondern nach innen, in Ihren Körper hineinfühlen, sich in der Zeit zurücktreiben und wahrnehmen, welche Bilder aus der Kindheit dann spontan kommen. Unter https://www.schematherapie-frank

furt.de/index.php/materialien-3/uebungsanleitungen finden Sie eine entsprechende Audioanleitung.

Wenn das auch nicht hilft, sollten Sie die dahinter liegenden Schemata mit einer therapeutisch geschulten Person besprechen und sich nicht in der Beziehung abarbeiten. Dann belasten Sie damit auch nicht die Beziehung.

Reaktive Eifersucht. Bei reaktiver Eifersucht liegen die Dinge anders. Sehr hilfreich ist, wenn Sie aktiv und humorvoll auf die Situation reagieren können. Ulrich Clement (2009, S. 86) gibt dazu das Beispiel, auf eine zu aufdringliche Person beim Tanzen mit den Worten zuzugehen: »Darf ich Ihnen meine Frau (oder meinen Mann) entführen?« Aktives und humorvolles Verhalten macht attraktiv und zeigt, dass einem das Gegenüber etwas bedeutet. Aber den meisten von uns wird eine humorvolle Reaktion schwerfallen, besonders wenn es sich nicht nur um einen harmlosen Flirt handelt! Trotzdem raten wir dazu, nicht am Symptom, sondern an der Ursache anzusetzen. Damit meinen wir, dass Sie sich die Zeit nehmen sollten – idealerweise in konstruktiven Paargesprächen –, Ihren Gefühlen und Zweifeln einen Raum und einen direkten Ausdruck zu geben.

Manche Paare kommen in diesen Gesprächen auf grundlegende Beziehungsfragen zu sprechen: Was heißt es für uns, treu zu sein? Wo möchten wir die Grenzen nach außen setzen? Worin möchten wir auf jeden Fall exklusiv bleiben? Wo fängt Geheimnis an und hört Privatsphäre auf? Im Erwachsenenmodus über derartige Fragen im Gespräch zu bleiben verhindert oftmals im Vorfeld, dass es zu Missverständnissen kommt.

Sollte die Eifersucht aufgrund einer kürzlich aufgedeckten Affäre bestehen, ist zu überlegen, ob es zum aktuellen Zeitpunkt etwas geben kann, was der »betrogenen« Person ein sichereres Gefühl verschafft. Viele versuchen, die innere Unsicherheit über Kontrollmaßnahmen zu reduzieren. Manche mögen davon profitieren, eine gewisse Zeitlang ins Handy schauen zu dürfen oder genau zu wissen, wann die andere Person bei wem und wo genau ist. Letztlich gibt es keine absolute Sicherheit und jeder kontrollierte Bereich hat eine Grenze, jenseits derer wieder Unsicherheit herrscht. Nicht selten beruhigen diese Vertrauensbeweise nur für eine kurze Zeit. Dann kommen die Zweifel und die Kontrollbemühungen wieder hoch. Bedenken Sie: Auch wenn Sie ein Smartphone kontrollieren: Aus jedem Krimi wissen wir, dass es Prepaid-Handys gibt! Mehr Kontrolle führt dann nicht zu mehr Sicherheit, sondern erzeugt eine Atmosphäre, die Ihr Gegenüber regelrecht in den Vermeidungsmodus treibt. Das führt schnell in einen Teufelskreis aus Überkontrolle und Vermeidung, der immer weiter eskaliert. Daher schlagen wir vor:

Da es keine absolute Kontrolle und Sicherheit gibt, möchten wir das Lenin zugeschriebene Motto: Vertrauen ist gut – Kontrolle ist besser! genau umkehren und sagen: Kontrolle ist gut – Vertrauen ist besser!

Die wesentliche Angst, die hinter dieser Art von Eifersucht steckt, ist meist eine Unsicherheit, ob die andere Person wirklich die Beziehung mit einem möchte oder mit den Gedanken doch (wieder) bei der Affäre ist. Statt in Kontrollmaßnahmen zu investieren, setzen Sie lieber auf vertrauensbildende Maßnahmen. Sprechen Sie über Ihre Ängste und Bedürfnisse. Am besten in einem ruhigen und sicheren Rahmen wie den von uns im Kapitel 6 vorgeschlagenen Paargesprächen. Etwas wie »Mir würde es helfen, zu wissen, dass du wirklich bei mir sein möchtest und nicht woanders. An der Stelle bin ich nach wie vor sehr unsicher. Meine Angst ist, dass du mit den Gedanken woanders bist« wäre eine Möglichkeit, in ein entsprechendes Gespräch einzusteigen. Letztlich geht es immer ein Stück weit darum, eine Restunsicherheit aushalten zu lernen. Das ist Ihre Aufgabe! Da kann Ihnen Ihr Partner oder Ihre Partnerin nur begrenzt helfen. Umgekehrt hilft es, als verdächtigte Person angesichts der Verdächtigungen gelassen zu bleiben und Ihrem Partner oder Partnerin Zeit lassen, selbst mehr Abstand zu den Eifersuchtsgedanken aufzubauen. Mehr dazu in Kapitel 6.

Verbessern Sie lieber Ihre Beziehung und versuchen Sie, anziehend auf Ihr Gegenüber zu sein, anstatt sich gegen eine andere Person zu wenden und diese zu bekämpfen.

Sie können sich z. B. folgende Fragen stellen:

- Haben wir offen und ehrlich darüber gesprochen, welches Beziehungsmodell wir uns vorstellen?
- Ist mein Partner bzw. meine Partnerin ein Mensch, dem es leichtfällt, über die eigenen Wünsche und Sehnsüchte zu sprechen?
- Biete ich anderen die Möglichkeit, offen über Gedanken und Wünsche zu sprechen oder reagiere ich schnell wütend und wertend, wenn etwas gesagt wird, das nicht meinen Vorstellungen entspricht?
- Habe ich verstanden, aus welchen Motiven und Sehnsüchten heraus mein Partner bzw. meine Partnerin die Affäre eingegangen ist?
- Kann er oder sie etwas tun, um mir meine Unsicherheit ein Stück weit zu nehmen?
- Kann ich selbst etwas tun, um die Unsicherheit ein Stück weit auszuhalten – z. B. mir sagen, dass es normal ist, mich nach einer solchen Situation unsicher zu fühlen und auch etwas misstrauisch zu sein?

Darf es Geheimnisse in einer Beziehung geben?

Das Thema Eifersucht gibt uns die Gelegenheit, etwas allgemeiner über das Thema Geheimnisse in Beziehungen zu sprechen. Klar: Je mehr man voneinander weiß, desto vertrauter ist man sich. Das gibt uns auf dem Bindungsbein ein Gefühl von Sicherheit und das ist den allermeisten Menschen sehr, sehr wichtig. Die bindungsorientierten Paartherapierenden betonen entsprechend auch die Bindungsseite in Beziehungen stark. Aber wie Sie aus Kapitel 1 wissen, haben wir alle auch ein Bedürfnis nach Autonomie, Individualität und Selbstbehauptung. Die sogenannten differenzierungsorientierten Menschen, die mit Paaren arbeiten (wie z. B. Ulrich Clement, Ester Perel oder David Schnarch, die wir alle nicht umsonst schon erwähnt haben), betonen daher eine gute Balance von Bindung und Autonomie und sprechen beiden Seiten auch Lebensbereich zu, die sie nicht mit der anderen Person teilen. Wie weit das geht, muss jedes Paar für sich entscheiden bzw. aushandeln. Wenn alle Dinge offen besprochen sind, kann man sich auch in einem gewissen Abstand wohl und sicher fühlen. Aber muss man alles offen besprechen? Viele von uns bekommen vielleicht ein etwas beklommenes Gefühl bei dem Gedanken, dass die andere Person Geheimnisse vor einem hat. Aber Hand aufs Herz: Ist das nicht eigentlich völlig normal? Glauben Sie wirklich, dass Ihr Gegenüber alle sexuellen Fantasien mit Ihnen teilt? Dazu, dass das keine gute Idee ist, kommen wir auch noch einmal im nächsten Kapitel, wo es noch etwas praktischer wird.

Nein, wenn man weiß, dass man etwas nicht weiß, kann das sehr quälend sein. Wir empfehlen daher, sich im Stillen darüber im Klaren zu sein, dass man nicht alles von der anderen Person wissen muss, sondern den Blick auf die positive Gestaltung der gemeinsam verbrachten Zeit zu lenken. Lieber in schöne gemeinsame Aktivitäten investieren, als die andere Person zu beschränken und zu sehr an sich zu binden. Daneben gestehen sich beide Bereiche zu, in denen sie ihren eigenen Interessen nachgehen und Freude mit anderen Menschen haben.

Liebe ist ein Kind der Freiheit. Eine Nachtigall, die man in einen Käfig sperrt, singt nicht mehr.

Natürlich wird man sich darüber austauschen, was die jeweils andere Person getan hat. Aber es ist vielleicht eine ganz gute Idee, nicht allzu kontrollorientiert nachzufragen, sondern grundsätzlich auf Vertrauen zu setzen und auf die gelebte Beziehung zu schauen. Oder anders gesagt: den schlafenden Hund im eigenen Kopf gar nicht erst zu wecken. Eine entspannte Atmosphäre untereinander ist ein »schreckhaftes Tier« – um in der Tier-Metapher zu bleiben. Man kann Dinge zerreden. Romantik lebt von kleinen Geheimnissen. Diese machen die andere Person interessanter. Bzw. sie erhalten in länger dauernden Beziehungen das Interesse an der anderen Person aufrecht. Wie immer ist das eine Balancefrage.

Stellen Sie keine Fragen, bei der Sie mit der (ehrlichen) Antwort eventuell schlecht leben können. Umgekehrt: Sagen Sie nicht alles, was Sie wissen, aber wissen Sie, was Sie sagen (wollen).

Viele Menschen denken, die andere Person müsste etwas tun, damit man ihr vertrauen kann. Das stimmt aber nur begrenzt. Vertrauen kann einem nicht die andere Person geben. Vertrauen muss man schenken und sich sozusagen selbst abverlangen. Natürlich werden wir keinem Menschen vertrauen, der uns wiederholt belogen (oder auch betrogen hat). Sprechen Sie miteinander über Ihre Bedürfnisse und versuchen Sie zu klaren Absprachen zu kommen, aber dann sollten Sie auch ein wenig loslassen können. Wenn Sie der anderen Person keine Chance geben, sondern erwarten, dass sie sich sowieso wieder so verhält wie in der Vergangenheit, gibt es keine bessere Zukunft. Dann stecken Sie in Ihrem Kopfkino fest und »vergiften« damit die gelebte Gegenwart.

Beim Fußball sagt man: Die Wahrheit ist auf dem Platz. In der Beziehung ist das der gelebte Alltag. Den sollten wir möglichst gut gestalten!

5.4 Wertekonflikte: Wie viel Anpassung ist nötig und wie lassen sich Unterschiede ertragen?

Beispiel

Fabienne und Frederik, ein Paar Ende 20, kommen in die Paarberatung, da sie sich seit Monaten bezogen auf ein Konfliktthema im Kreis drehen. Um es kurz zu fassen – Fabienne ist politisch ziemlich engagiert. Zu ihren wichtigsten Themen gehören die Anti-Sexismus-Bewegung sowie die Gleichberechtigung von Frauen. Frederik wiederum ist ein großer Musikfan und liebt vor allem deutschen Rap. Fabienne möchte, dass Frederik bestimmten Rappern den Rücken kehrt – als Zeichen dafür, dass er sie ernst nimmt. Frederik fühlt sich eingeengt und bevormundet und möchte hören, was er will. Fabienne überhäuft Frederik mit Artikeln zu dem Thema, Frederik reagiert genervt und schießt zurück.

Ein anderes Paar, Marie und Katrin, steht vor einem ähnlichen Problem. Auch sie streiten seit einiger Zeit über unterschiedliche Werte, ohne eine Lösung zu finden. Katrin ist überzeugte Veganerin, große Tierliebhaberin und interessiert sich für umweltpolitische Fragen. Marie isst gerne Fleisch. Sie sieht sich als umweltbewussten Menschen und versucht an vielen Stellen, sich umweltbewusst zu verhalten. Kein Fleisch mehr zu essen kommt für sie jedoch nicht in Frage. Marie kann das nicht verstehen und wirft Katrin vor, egozentrisch zu sein. Katrin versucht dem Konflikt zu entgehen, indem sie heimlich Fleisch isst und manchmal lügt, wenn Marie sie danach fragt. Leider hat Marie sie bereits mehrfach beim Lügen erwischt.

Die beiden Beispiele sollen illustrieren, wie unterschiedliche Werte bzw. eine unterschiedliche Gewichtung vielleicht sogar ähnlicher Werte schnell zum Trigger für eine schwer zu lösende Paardynamik werden können. Wie wir bereits in Kapitel 3 beschrieben haben, sind Werteunterschiede für viele nur bis zu einem gewissen Punkt aushaltbar. Gerade Unterschiede hinsichtlich solcher Werte, die einer Seite sehr wichtig sind, triggern schnell ein Gefühl der Fremdheit und des Unverbundenseins. Vom Gegenüber wünschen wir uns, er oder sie möge hinter uns stehen und die uns wichtigen Dinge mittragen. Viele Paare verheddern sich beim Versuch, eine Lösung für diese Situation zu finden. Sie enden in Endlosdiskussionen über Inhalte oder Grundsatzfragen wie »Wie loyal bist du?« bzw. »Wie ernst nimmst du mich und meine Themen?«

Wieder einmal haben wir an dieser Stelle nicht DIE Lösung für Sie, sondern möchten durch Fragen und Gedankenanstöße dazu anregen, aus der festgefahrenen Dynamik auszusteigen und zu schauen, wie Sie aus Ihrem Erwachsenenmodus eine hilfreiche Haltung entwickeln können. Zur Einführung ein chinesisches Sprichwort:

»So lange du dem anderen sein Anderssein nicht verzeihen kannst, bist du weitab vom Weg der Weisheit.«

Was macht es uns so schwer, dem anderen zu verzeihen, anders zu sein? Etwas platt formuliert nehmen viele Menschen das Anderssein der anderen viel zu persönlich. Was wir damit meinen ist, dass die Entscheidung einer anderen Person, sich nicht (komplett) meinen Werten entsprechend zu verhalten, als »gegen mich« gerichtetes Verhalten erlebt wird. Die Logik (bzw. der fordernde Modus) dahinter heißt heruntergebrochen: Wenn du mich liebst, musst du auch meine Werte lieben.

Dazu kommt, dass wir unsere Werte ja subjektiv aus gutem Grund gewählt haben und uns selbst vielleicht sehr engagieren, um nahe an diesen Werten zu leben. Wenn diese Werte in der Beziehung nicht geteilt werden, meldet sich unsere kritische Seite zu Wort, die schnell die ganze Beziehung in Frage stellt. Natürlich müssen letztlich Sie entscheiden, an welcher Stelle die »Toleranz für Andersartigkeit« für Sie aufhört und der Unterschied zu groß und unüberbrückbar wird.

Um sich als Paar auch in solchen Situationen anzunähern, empfehlen wir zunächst, sich von der Idee zu lösen, die andere Person verhalte sich gegen Sie und Ihre Werte. Stattdessen könnte es vielleicht interessant für Sie sein, sich erklären zu lassen, was die andere Person zu ihrem Verhalten bewegt. Fabienne könnte Frederik beispielsweise fragen, was genau er an der Art von Musik mag; sie könnten sich die Musik einmal gemeinsam anhören und er könnte ihr sein Erleben versuchen näherzubringen. Anstatt unkritisch in die dominante Rolle zu gehen, könnte man (Verständnis suchend) ein offenes, neugieriges Gespräch beginnen, um die andere Sichtweise kennen zu lernen und vielleicht den eigenen Blickwinkel zu erweitern. Der Frage »Was bewegt dich zu deiner Entscheidung?« nachzugehen, wendet den Blick von sich selbst hin zum anderen. Denken Sie an das Smartphone-Beispiel aus Kapitel 1 und schauen Sie einfach mal über den Zaun in die Welt dahinter. Das machen wir ja auch, wenn wir Reisen machen, um eine andere Kultur kennen zu lernen. Mit etwas Offenheit und guten Willen sind mehr Verständnis, eine Annäherung und vielleicht ein Kompromiss möglich. So könnte es gut sein, dass Frederik in dem Moment, wo ihm Fabienne Raum lässt, selbst zu entscheiden, welche Musik er hören möchte, von sich aus bestimmte Lieder nicht mehr hören möchte. Manchen Paaren gelingt es sogar, diesem Unterschied dann humorvoll zu begegnen und sich gegenseitig liebevoll damit aufzuziehen. Das gelingt natürlich nicht, solange man die Haltung der anderen Person allzu persönlich nimmt und pauschal verurteilt.

Humor haben bedeutet, sich und die andere Person zwar verständnisvoll zu betrachten, aber nicht allzu wichtig zu nehmen. Humor wirkt wie Öl im Getriebe des Lebens.

Besonders schwierig wird es, wenn ein gewisser missionarischer Eifer ins Spiel kommt. Je ausgeprägter die Überzeugung, desto stärker die Neigung, andere überzeugen zu wollen bzw. zu müssen. Meist sind diese Menschen mit sich selbst genauso streng. In schematherapeutischer Sprache haben sie sehr harte innere Antreiber und Kritiker. Die Gefahr ist groß, diese Überzeugungen auf die Partnerin oder den Partner auszuweiten. Die andere Person wird dann sozusagen zum »erweiterten Selbst« bzw. »eingemeindet«. Bei unterordnungsbereiten Menschen mag das gelingen. Dazu muss die andere Person ein Stück weit die eigenen Überzeugungen aufgeben. Geschieht das aus Einsicht, ist nichts dagegen zu sagen. Geschieht das aber »um des lieben Frieden willens«, wird es kritisch. Es besteht nämlich die Gefahr, dass Sie eine innere Unzufriedenheit unter den Teppich kehren. Dort bildet sich dann eine Falte, über die Sie später in der Beziehung vielleicht stolpern. Wir empfehlen, sich in der Beziehung lieber Raum für unterschiedliche Positionen zu lassen und »getrennt zu marschieren«, wo unterschiedliche Positionen bestehen, und »gemeinsam zu schlagen«, wo Übereinstimmung herrscht. Das wäre eine gelungene Nähe-Distanz-Regulation. Man muss sich nicht in allen Punkten einig sein, um eine gute Beziehung zu haben. So teilt Katrin grundsätzlich Maries Umweltbewusstsein, gleichzeitig genießt sie es, ab und an einmal ein (Bio-)Schnitzel zu essen.

Eine gute Nähe-Distanz-Regulation dämpft die Stöße des Lebens.

Sollten Sie zu den Menschen gehören, denen es schwerfällt, anderen ihr Anderssein zuzugestehen, könnten Sie üben, Ihre eigenen Überredungsimpulse achtsam zu beobachten, anstatt ihnen automatisch zu folgen. Stellen Sie sich vor, eine Kamera filmt Sie gerade, während Sie sprechen. Oder noch etwas anspruchsvoller: Versuchen Sie sich kurz »in die Schuhe der Person auf der anderen Seite des Zauns« zu stellen und sich selbst sprechen zu hören bzw. zu sehen. Beobachten Sie, was das mit Ihnen und der Beziehung macht.

Wenn Sie der Sache weiter nachgehen möchten, machen Sie in einem ruhigen Moment die Augen zu und lassen Bilder vor Ihrem inneren Auge vorbeiziehen, wie Sie aufgewachsen sind, wie sich die Menschen in Ihrem Umfeld verhalten und wie Sie das erlebt haben. Wieviel Raum gab es für Sie und Ihre Individualität? Wurden Ihnen eher Meinungen vorgegeben oder gab es Raum für andere Meinungen und eigene Entscheidungen? Noch ein kleiner Vorschlag: Stellen Sie sich Ihnen sympathische Menschen vor. Wie verhalten die sich in Ihrer Situation?

Wir sind durch alte Rollenmodelle stärker geprägt, als uns manchmal lieb ist. Aber wir haben eine Wahl. Wir können ab jetzt versuchen, es anders zu machen. Daran kann uns niemand hindern, außer unsere eigenen Gewohnheiten.

Wenn wir bereit sind, unsere Autopiloten abzuschalten, können wir einen anderen Weg wählen. Das ist zwar anfangs etwas unbequem, aber wir können neue Erfahrungen machen und uns weiterentwickeln.

Zuletzt möchten wir noch auf ein paar weitere, typische Konfliktfelder eingehen.

Geldangelegenheiten

Es kann eine Beziehung dauerhaft belasten, wenn beide Seiten sehr unterschiedliche Vorstellungen vom Geldausgeben haben. Bekanntlich hört beim Geld die Freundschaft auf. Ein nachlässiger Umgang mit Geld kann auch die größte Liebe zerstören. Im Extremfall kann das über teure Hobbys hinaus bis zur Spielsucht gehen. Dazu zählen wir auch das »Zocken« an der Börse. Wie bisher halten wir es für sinnvoll, nicht direkt und aus einer inneren Anspannung heraus (d.h. vom roten Bein aus) um eine Lösung zu ringen. Allzu schnell verhärten sich dann die Fronten. Vielleicht gelingt es Ihnen im Rahmen eines konstruktiven Paargesprächs, mehr vom Hintergrund und den Motiven bzw. Sorgen Ihres Gegenübers zu erfahren. Wie war der Umgang mit Geld in der Herkunftsfamilie? Gab es da vielleicht gewisse Katastrophen, die man nicht mehr erleben möchte? Was sind die konkreten Befürchtungen heute? Was die Wünsche, die man vielleicht gerne realisieren möchte? Und wenn ja, auf welche Weise (z.B. durch Ansparen oder durch einen Kredit)? Das Thema ist ernst und den Kopf in den Sand stecken, um Konflikte zu vermeiden, gefährlich. Sie sollten also rechtzeitig, offen und kritisch miteinander sprechen. Wenn beide Parteien gemeinsam haften (und das ist so lange so, wie Sie das in einem Ehevertrag durch Gütertrennung nicht anders regeln), kann die Vermeidung dieses leidigen Themas tatsächlich in eine finanzielle Katastrophe führen, aus der Sie nicht so leicht wieder herauskommen. Hier gilt wie in allen geschäftlichen Dingen:

Bona pacti – bene amici! Auf Deutsch: Gute Verträge – gute Freundschaft. Das gilt auch für finanzielle Angelegenheiten in der Familie. Aufschieben hinterlässt ein Vakuum, das Sie später vor vollendete Tatsachen stellen kann.

Falls Sie in Ihren Gesprächen nicht weiterkommen, kann es die Situation entlasten, die Konten so weit zu trennen, dass beim Ruin der einen Person die andere nicht mit untergeht. Das gilt auch für Bürgschaften bei Krediten, z.B. für Immobilien. Nicht wenige haben in den 1990er Jahren durch Immobilienerwerb in den neuen Bundesländern oder bei den immer wiederkehrenden Abstürzen an der Börse unerwartet größere Geldbeträge verloren. Bei den meisten Paaren mit ähnlichen Vorstellungen über den Umgang mit Geld wird es auch mit einem gemeinsamen Konto keine Probleme geben. Aber wittern Sie nicht sofort einen Hinterhalt, wenn

Ihr Partner oder Ihre Partnerin eine Gütertrennung haben will. Fragen Sie lieber nach, woher die Skepsis kommt. Möglicherweise gab es in der Familie oder im Bekanntenkreis auch diesbezüglich negative Vorerfahrungen. Unterschreiben Sie aber nicht blind einen Ehevertrag, sondern lassen Sie sich anwaltlich beraten. In der anfänglichen Verliebtheit macht man die größten Fehler! Das eingebrachte Vermögen möge Ihr Partner oder Ihre Partnerin ja gerne behalten, aber bestehen Sie auf fairen Absprachen bzgl. Ihrer späteren Versorgung, des Zugewinnausgleiches und auch der eingezahlten Rentenleistungen. Das wird Sie vor einem bitterbösen Erwachen später schützen. Liebe macht blind – und das kann ganz schön ins Auge gehen.

Familienplanung mit oder ohne Kinder

Als Paar auch Kinder zu haben, ist heute nicht mehr selbstverständlich. Die Entscheidung, Kinder zu bekommen, wird immer bewusster getroffen. Schließlich geht es um eine Entscheidung von einer Tragweite von 20 Jahren und mehr! Böse Zungen sagen: Entweder man hat Geld – oder Kinder. Ein sehr polarer Gegensatz, an dem aber etwas dran ist! Bei Frauen geht es häufig darum, Familie und Beruf unter einen Hut zu bekommen. Es mag immer mehr Männer geben, die in Elternzeit gehen, aber die Regel ist das noch lange nicht. Da sind wir weit von einer wirklichen Gleichberechtigung entfernt. Neben vielen positiven Aspekten hat dieses bewusste Planen den Schwachpunkt, dass das Kinderkriegen dadurch so lange hinausgeschoben und damit biologisch schwierig wird, dass es immer öfter nicht klappt. Nicht einmal mit künstlicher Befruchtung, die wiederum für Paare sehr belastend sein kann. So werden Kinder paradoxerweise zu etwas, was man einerseits aufschiebt, dann aber fast um jeden Preis haben will. Was tun, wenn die Planung nicht aufgeht?

Hier sind verschieden Konstellationen zu berücksichtigen:

- *Eine Person möchte ein Kind, die andere nicht.* Zunächst wird man versuchen, die Wünsche und Bedenken in Paargesprächen zu klären und mögliche Bedingungen bzw. Kompromisse zu finden (»Wenn du zwei Jahre in Erziehungsurlaub gehst, sodass ich meine gerade angetretene Stelle behalten kann, okay« oder »Wenn ich weiter dreimal in der Woche zum Sport kann, einverstanden«). Auf die unwillige Seite Rücksicht zu nehmen und auf Kinder zu verzichten, kann später bereut werden. Sich deswegen zu trennen ist auch ein hoher Preis.

- *Es kommt ein ungeplantes oder gar ungewolltes Kind.* Das ist nun ein ganz heikles Thema. Pragmatisch vertreten wir die Position, dass das Paar wohlwollend-kritisch prüfen sollte, ob sie zusammenbleiben wollen und ggf. mit Unterstützung des Umfeldes die Chance sehen, das Kind angemessen versorgen zu können. Wenn beide irgendwann in ihrem Leben auf jeden Fall ein Kind haben wollen, könnte das (entgegen ihrer momentanen Planung) rückblickend jetzt der richtige Zeitpunkt gewesen sein (s. o.). Wenn einer der beiden das Kind auf keinen Fall will, muss sich die andere Person entscheiden, ob sie das Kind oder den Partner wählen will. Ersteres bedeutet dann meist die Trennung, zweites den schmerzlichen Weg der Abtreibung.
- *Beide wollen ein Kind, aber bekommen keins.* Auch das ist kein leichtes Thema und jedes Paar muss seinen Weg finden, z. B. eine künstliche Befruchtung, eine Adoption, Patenkinder oder andere Möglichkeiten, sich Kindern anderer Eltern zu widmen. Eine interessante Frage ist hier auch die Motivation: Geht es darum, eigene Kinder zu haben als eine Art Erweiterung des eigenen Selbst, oder steht das Interesse im Vordergrund, ein Kind bei seiner Entwicklung zu begleiten? Hier ist die Fähigkeit der Erwachsenenmodi gefragt, jenseits des Begehrens so vernünftig wie möglich zu entscheiden und dann mit der Entscheidung so gut es geht zu leben. Aber wie Hermann van Veen vor Jahren schon in dem Lied »Gudrun« sagte: »Kinder sind auch nicht alles!«

Kulturelle Unterschiede

In einem paartherapeutischen Fachbuch, welches wir kürzlich zusammen herausgegeben haben, hatten wir das Glück, Menschen aus anderen Ländern und Kulturen für Beiträge gewinnen zu können. In diesen gingen die Schreibenden vor allem darauf ein, vor welchen Herausforderungen Paare in den jeweiligen Ländern stehen und beschrieben die kulturellen Einflüsse auf die klassischen Paarkonflikte.

Beim Lesen der Beiträge fiel uns besonders ein Thema auf, das in verschiedenen Kulturen sehr unterschiedlich gelebt wird und einen großen Einfluss auf die Paarbeziehung hat: die Nähe und Intensität der Beziehung zu den Ursprungsfamilien. Dieses Thema möchten wir kurz ansprechen. Menschen in sogenannten Kollektivkulturen wachsen (im Gegensatz zu westeuropäischen Individualkulturen) in der Regel in Großfamilien auf. Als Ehepartner bzw. -partnerin wird man zum Mitglied dieser Großfamilie und bleibt dies ein Leben lang. In der Regel ist das die Familie des Mannes. Familienorientierte Werte spielen hier eine große Rolle und lassen nur bedingt Abgrenzung zu. Besonders die Beziehung zur Mutter ist häufig enger als in westlichen Familien. Auch ihre Intimität kann das Paar oft nur begrenzt schützen. So wird z. B. erwartet, dass die Tochter der Mutter über die »sexuelle Performanz« des Mannes recht offen berichtet. Auch eine Öffnung der Wohnung und Besuche durch Familienangehörige werden erwartet. Abgrenzungsversuche führen zu schweren Loyalitätskonflikten und werden nicht selten von der Familie kritisiert. Im Gegensatz dazu gilt es in individualistischen Kulturen als normal, sich ab einem gewissen Alter von der Kernfamilie zu lösen und ein eigenes Leben aufzubauen.

Übrigens muss man nicht unbedingt aus unterschiedlichen Ländern kommen, um über kulturelle Unterschiede zu stolpern. Kulturunterschiede können sich bereits in den jeweiligen Familienkulturen finden. So können verschiedene religiöse Hintergründe z. B. bei Heirat oder Taufe zu schwierigen Entscheidungssituationen führen. Der Umgang mit der Schwiegerfamilie kann anhaltend schwierig bleiben und eine stetige Balance zwischen Öffnung und Abgrenzung erfordern. Wieviel Intimität als Paar können Sie durchsetzen, inwieweit müssen Sie sich auf die Ursprungsfamilie einlassen und für diese öffnen? Das sind keine leicht zu lösenden Aufgaben! Wenn Sie sich also in solch einer Situation befinden, erscheint uns zunächst wichtig, eine große Portion Interesse und Sensibilität mitzubringen für die Familienkultur Ihres Partners bzw. Ihrer Partnerin. Menschen in anderen Kulturen leben mit der gleichen Selbstverständlichkeit in ihrer Kultur wie wir in unserer. Bedenken Sie:

Jeder Mensch ist Ausländer – fast überall!

Außerdem ändern sich Kulturen, ihre Normen und Umgangsformen über die Zeit. Auch in unserer Kultur wurden ganz selbstverständlich vor 200 Jahren noch Menschen öffentlich hingerichtet, auch wenn uns das heute unmenschlich erscheint. Den eigenen Standpunkt als relativ zu sehen ist eine gute Basis, Interesse für das Andersartige ein guter zweiter Schritt. Je mehr Sie es schaffen, sich zu öffnen und damit aufs blaue Bein zu gehen, umso eher werden Sie eine wohlwollende und akzeptierende Atmosphäre schaffen. Je mehr Sie aufs rote Bein gehen, um für Ihre Position zu kämpfen, umso angespannter und kämpferischer wird die Stimmung zwischen Ihnen beiden sein. Sie sehen: Die im Kapitel 1 gelegten Grundlagen ziehen sich durch das ganze Buch und sind durchweg praxisrelevant. Versuchen Sie also sich gegenseitig die kulturellen Normen und Regeln zu erklären, ohne diese zu bewerten oder gar abzuwerten. Fragen Sie, was das lebbare Maß an Autonomie in der jeweiligen Kultur ist und wie genau dies aussehen kann. Sprechen Sie über Ihre Sorgen und nehmen Sie sich darin ernst. Versuchen Sie gleichzeitig, sich gegenseitig Angebote zu machen, wie eine gute Balance aussehen könnte. Paare, die sich aus sehr gegensätzlichen Kulturen zusammentun, müssen in Kauf nehmen, dass es Begrenzungen geben wird – aber auch Bereicherndes! Wenn Sie an Grenzen stoßen, empfehlen wir Ihnen, lieber in einen wohlwollenden Abstand zu gehen und das Gemeinsame zu teilen, als unter zu großer Spannung eine Einigung herbeizuführen. Denken Sie an die Falten im Teppich!

6 Verstehen, Verzeihen, Verändern: schematherapeutische Übungen für eine bessere Partnerschaft

Bisher haben wir in diesem Buch einige Hintergründe über Paare, was man zur Beziehungspflege tun kann und das Vorgehen in Krisen vorgestellt. Nun wollen wir zur Abrundung über die bereits gegebenen Hinweise hinaus noch einige konkrete Übungen anbieten, wenn Sie proaktiv etwas für Ihre Partnerschaft tun möchten. Bekanntlich ist Vorbeugen besser als Bohren. Das Modell der Schematherapie hilft, uns selbst und andere aus der jeweiligen Geschichte heraus besser zu verstehen. Außerdem erklärt es uns, was hinter dem steckt, was sich zwischen uns fast automatisch abspielt. Dafür werden wir zunächst noch etwas tiefer in das Modell einsteigen und Ihnen – darauf aufbauend – einige Übungen vorschlagen.

Wissenschaftliche Untersuchungen zeigen, dass es nicht nur darauf ankommt, sich besser verhalten zu können. Paare, die gelernt haben, die Hintergründe der anderen Seite zu verstehen, sind nach zwei Jahren häufiger zusammengeblieben als Paare, die »nur« gelernt haben, effektiver miteinander zu kommunizieren (Grawe et al., 1994). Deswegen möchten wir Sie im Rahmen der folgenden (Selbst-)Analysen und Übungen dazu anleiten sich selbst, Ihre Partnerin bzw. Ihren Partner und die Dynamik zwischen Ihnen beiden besser kennen zu lernen.

Nach dem besseren *Verstehen* geht es dann in einem zweiten Schritt ums *Verzeihen*. Dabei beschreiben wir Übungen, die Sie für sich alleine durchführen können und die helfen, mit den unvermeidlichen Verletzungen, die der Lebensalltag so mit sich bringt, besser umzugehen. Zuletzt beschreiben wir einen wechselseitigen *Verzeihensprozess*, der insbesondere dann wichtig ist, wenn es um komplexere Situationen und große Verletzungen geht.

6.1 Back to the roots: Am Anfang war das Kennenlernen

Um sich als Paar besser zu verstehen und an die guten, alten Gefühle wieder anzuknüpfen, können Sie sich noch einmal erinnern, wie Sie sich kennengelernt haben. Die eigene (Liebes-)Geschichte wieder zu erinnern, kann verschüttet geglaubte Bilder und Gefühle aktivieren. Wie fing Ihre Geschichte an? Wie haben Sie sich kennengelernt? War eine Seite eher passiv, die andere aktiver? Wenn Sie das Buch zusammen (oder abwechselnd) lesen, können Sie Ihre Geschichte miteinander durchsprechen. Wenn Sie als Leserin oder Leser eine frühere Partnerschaft reflektieren, tun Sie dies einfach allein. Wenn Sie sich in Ihrer Partnerschaft jetzt mit dem Schematherapiemodell beschäftigen wollen und Ihr Gegenüber zurzeit keine Lust dazu hat, fangen Sie ruhig alleine an, Ihre Kennenlerngeschichte aufschreiben. Sie werden merken, dass sich auch das schon positiv auf die Stimmung zwischen Ihnen auswirkt.

Situation

Erinnern Sie sich zuerst, in welcher Situation genau Sie Ihren Partner oder Ihre Partnerin kennengelernt haben. Am besten schließen Sie die Augen, lassen den »alten Film« wieder vor Ihrem inneren Auge ablaufen und beantworten dann folgende Fragen:

(1) Was hat mich an ihm oder ihr bzw. der Situation, wie wir uns kennengelernt haben, besonders angezogen und fasziniert? Warum haben Sie sich füreinander entschieden?
(2) Was war das Besondere unserer ersten gemeinsamen Zeit? Haben wir z. B. viel miteinander gelacht? Was haben wir uns gegenseitig über frühere Beziehungen erzählt?
(3) Fand ich vielleicht schon in den ersten Eindrücken etwas schwierig, das mich eher unsicher oder vorsichtig gemacht hat?
(4) Wie sind wir am Anfang der Beziehung mit unseren kleinen Schwächen umgegangen (insbesondere im Vergleich zu heute)?

(5) Gab es früher schon einmal Probleme oder Konflikte in der Partnerschaft, die wir gemeinsam gut gemeistert haben? Was ist unser Rezept in solchen Situationen, was können wir gut? Und gab es Konflikte, die wir unter den Teppich gekehrt und einfach weitergemacht haben? Wenn ja, warum? Und mit welchen Konsequenzen?

Bilder vor dem inneren Auge ablaufen zu lassen wirkt viel lebendiger und emotionaler, als sich nur Gedanken über etwas zu machen. Daher nutzen wir diese Technik immer wieder.

Jetzt haben Sie sozusagen das Rohmaterial für die weiteren schematherapeutischen Betrachtungen gewonnen. Wie Sie bereits wissen, ermöglicht das Schematherapiemodell, das zunächst ganz einheitliche Erleben eines Menschen in verschiedene Modi auszudifferenzieren bzw. aufzuteilen, um die innere Dynamik und die Bewegungen in unserem Seelenleben besser zu verstehen. Besonders unsere inneren Zwiespälte bzw. Konflikte. Das Modell hilft einen Überblick zu gewinnen und unser momentanes Erleben in einen größeren Zusammenhang (den Kontext) zu stellen. Das relativiert die Emotionen und stärkt die Vernunft. Im ersten Schritt können Sie überlegen, wann in kritischen Situationen welche Modi aktiviert waren, wenn Sie über Ihre gemeinsame Zeit nachdenken. Das ist der erste Schritt des Erwachsenenmodus. Wir nennen das: ein *Modusbewusstsein* entwickeln. Eine genauere Beschreibung der Modi und der dahinterstehenden Schemata finden Sie im nächsten Abschnitt.

Modus des verletzbaren Kindes. Zuerst wollen wir uns, wie auch in einer Schematherapie, dem Modus des verletzbaren Kindes zuwenden. Der Modus des verletzbaren Kindes kann durch Schemata wie *Emotionale Entbehrung* oder *Im-Stich-Gelassen* ebenso aktiviert werden wie durch *Unzulänglichkeit/Scham*, *Versagen* oder *Soziale Isolation*. Falls Sie Schwierigkeiten haben, sich unter diesen Bezeichnungen etwas vorzustellen, geben wir Ihnen im nächsten Abschnitt Beispiele für diese Schemata. Eine wichtige Frage ist, ob von Ihrem Partner oder Ihrer Partnerin zu Beginn der Beziehung auch Ihr verletzbares Kind erkannt, beantwortet oder getröstet wurde. Vielleicht sogar mehr als heute. Umgekehrt können Sie sich fragen, ob es Ihnen ihrerseits leichtgefallen ist, die verletzbare Seite Ihres Partners oder Ihrer Partnerin zu sehen und darauf einzugehen. Konnten Sie sich gegenseitig Sicherheit und Vertrauen vermitteln? Wurde hinter Ihren dominanten Strategien (sozusagen Ihrer »harten Schale«) Ihr Bindungswunsch erkannt und darauf wohlwollend geantwortet? Haben Sie sich gegenseitig von Verunsicherung, Scham- und Schuldgefühlen durch Ihre Persönlichkeit, die Art des Auftretens oder durch Bemerkungen und Verhaltensweisen entlasten können? Haben Sie sich beieinander geborgen, beschützt, verstanden und sicher gefühlt? Die Antworten zeigen Ihnen, wie Ihre verletzbare Kindseite in der Situation des Kennenlernens wahr- und angenommen wurde. Oder – emotionaler gesagt – sich geliebt gefühlt hatte. Wenn es damals geklappt hat, geht es heute vielleicht immer noch, wenn wir die notwendigen Schritte tun und die Voraussetzungen dazu schaffen.

Wir verbinden uns am Anfang der Beziehung mit unsere verletzbaren, vertrauensvollen, liebevoll-blaue Seite.

Modus des ärgerlichen Kindes. Am Anfang der Beziehung treten ärgerliche Gefühle meist zurück oder wenn, nur sehr kurz auf. Meist ist die Bindungsseite und damit das blaue Bein so stark aktiviert, dass die jeweils andere Seite rasch beschwichtigt und einlenkt. Dann kommt auch die ärgerliche Person rasch wieder von ihrem roten Bein herunter. Aber das rote Bein und die damit verbundene Ärgerkraft ist nicht »schlecht«, sondern der Motor in Beziehungen, sich auch einmal kritisch auseinanderzusetzen. Anfangs sind viele Paare geneigt, Konflikte zu vermeiden. Dadurch werden aber Unterschiede unter den Teppich gekehrt, was zu den bereits erwähnten »Falten im Teppich« führen kann, über die man später stolpert. Je sicherer man sich nämlich der anderen Person ist, umso mehr meldet sich in uns allen wieder die selbstbezogene, rote Seite. Für die Weiterentwicklung der eigenen Persönlichkeit und auch der Beziehung ist die auch wichtig. Sonst droht die Gefahr, eines Tages mit dem Gefühl aufzuwachen, im »falschen Boot« zu sitzen. Damit jede Person für sich – und dann auch noch beide miteinander – eine faire Balance finden, ist eine gute Konfliktkultur wichtig und muss eingeübt werden.

Um sich in einer Beziehung nicht zu verlieren, ist die Ärgerkraft als Motor unseres Selbstbehauptungsbedürfnisses wichtig.

Strafende oder fordernde innere Kritiker. Die dritte wichtige Modus-Gruppe in der Schematherapie sind die Modi der strafenden und fordernden inneren Kritiker. Wie ging es Ihnen mit diesen Modi? Hat die Kennenlernsituation dazu geführt, dass Ihre Selbstkritik zugenommen hat? Haben Sie sich zunehmend schlecht, minderwertig oder ungenügend gefühlt? Fühlten Sie sich unter starken Leistungsdruck gesetzt und den Eindruck, ganz viel arbeiten und tun zu müssen, um attraktiv genug zu sein und dem Partner oder der Partnerin zu genügen? Oder war es genau umgekehrt, dass Sie sich zum ersten Mal absolut und bedingungslos geliebt fühlten? Dann waren die inneren Kritiker vermutlich eher still. Zum Verständnis der inneren Kritiker erinnern wir Sie gerne daran, dass kein Mensch mit inneren Kritikern geboren wird. Innere Kritiker gehören nicht zu unserer Kernpersönlichkeit. Die haben wir alle erst im Laufe des Lebens in uns aufgenommen. Sie legen sich wie ein Mantel über unser inneres Erleben (und damit über unsere Kindmodi). Kinder können aber nicht anders, als die Botschaften ihrer Umwelt zu glauben und in sich aufzunehmen. Dann sprechen die inneren Kritiker in uns in Ich-Form. Eben, weil wir uns mit diesen Sätzen identifiziert haben und sie als wahr erleben.

In der Schematherapie verwandeln wir solche »Ich bin …«-Sätze wieder zurück in »Du bist …«-Sätze. So wurden die Sätze nämlich ursprünglich zu uns gesagt. Wir hatten das bereits kurz erwähnt. Aus einem »Ich bin nicht gut genug« oder »Ich bin unattraktiv« wird dann wieder die ursprüngliche Botschaft: »Du bist nicht genügend, du bist unattraktiv«. So wird deutlich, dass das nicht die ursprünglichen Gedanken eines Kindes sind. Das bekommt man zunächst von anderen Menschen gesagt und fängt irgendwann an, es zu glauben. Können Sie sich erinnern, welche Bezugspersonen diese Botschaften an Sie gerichtet haben? In Bezug auf die Partnerschaft ist spannend herauszufinden, ob Ihr Gegenüber in Ihnen bereits angelegten Modi der strafenden und fordernden inneren Kritiker aktiviert, d. h., Ihre »Knöpfe« gedrückt hat. Dann besteht jetzt die Chance, sich gegenseitig auf diese Zusammenhänge hinzuweisen und gemeinsam daran zu arbeiten, diese Knöpfe nicht mehr zu drücken, wie es Susanne in dem Fallbeispiel mit Peter auf S. 29 und in Abbildung 2.5 erfolgreich gemacht hat.

Starke innere Kritiker können wie Gift in einer Beziehung wirken. Die sollte man gut im Auge und im Zaum halten.

Maladaptive Bewältigungsmodi. Aus den in unserem Inneren (d. h. auf der *hinteren Bühne*) aktiven Basisemotionen (Kindmodi) und Bewertungen (innere Kritiker) setzt sich das auf der *vorderen Bühne* gezeigte Verhalten (die sogenannten Bewältigungsmodi) zusammen. Sie sind das Ergebnis unserer früheren Erfahrungen. Bewältigungsmodi entstehen nicht aus dem Nichts heraus. Sie sind eine Reaktion auf in der Kindheit aufgetretene, belastende Gefühle auf der einen und aktivierte Bewertungen auf der anderen Seite, die mit dem Bewältigungsverhalten sozusagen beruhigt werden (s. Abb. 1.1). Hier ein paar Beispiele:

Neben dem schon erwähnten Aufopferungs- und Unterordnungsmodus kennen wir als Verhalten in Konflikten in der Umgangssprache noch den »Vogel Strauß« (Kopf in den Sand stecken), den immer weglaufenden »Angsthasen« sowie die »Dauerkämpfer« bzw. den »Gernegroß«. Überlegen Sie einmal, ob und wann Sie sich gegenseitig mehr oder wengier als anpassungswilligen Unterordner, passiven Vermeider, aktiven Ablenker und Wegläufer oder übertreibenden, dominanten Überkompensierer erlebt haben und in welchen Situationen. Häufig benutzen Menschen nämlich situationsabhängig verschiedene Bewältigungsmodi. Bei der Arbeit markieren sie z. B. den dominanten Chef, zu Hause unterwerfen sie sich oder ziehen sich zurück. Zu den vermeidenden Bewältigungsmodi bzw. dem *distanzierten Beschützer* rechnen wir dauernde Müdigkeit, inneren Rückzug und Schweigsamkeit, depressive Grübeleien sowie alle Spielarten der räumlichen Distanzierung, des schnellen Aufgebens und des Beziehungsabbruches. Unter aktiver Vermeidung bzw. *distanzierter Selbstberuhi-*

gung verstehen wir vermehrten Alkoholkonsum und exzessives Sporttreiben ebenso wie endlose Internetspiele oder perfektionistisches Sammeln von Briefmarken oder anderen Dingen oder auch übertriebene Reinlichkeit und den sogenannten Putzfimmel. *Dominant-kämpferisch* nennen wir jemanden, der in verunsichernden, frustrierenden oder herausfordernden und auch potenziell kränkenden Situationen schnell aggressiv wird und um sich schlägt. Eine Variante dieses Modus ist die selbstwerterhöhende Angeberei. Hier ist weniger laute und lebendige Aggression anzutreffen, sondern Abwertung und Zurücksetzung anderer (»Ich bin der einzig Normale in einer Welt aus lauter Idioten«) oder aber Großspurigkeit und übermäßiger Gebrauch von Statussymbolen wie teuren Uhren, teurer Bekleidung oder teuren Autos, um andere zu beeindrucken. Es ist eigentlich nicht schwer, dahinter die verletzten kleinen Jungen oder Mädchen zu entdecken, die verzweifelt versuchen, endlich groß, bewundert und nicht mehr verletzbar zu sein. Wenn Sie sich selbst und Ihr Gegenüber einmal entlang dieser Bewältigungsstile einschätzen und das Verhalten jeweils in das entsprechende Kästchen des Moduszirkel-Memo in Arbeitsblatt 1 in der zweiten Zeile eintragen, erhalten Sie einen ersten Überblick über Ihrer beider Bewältigungsverhalten. Mit diesem Blick in die Vergangenheit haben wir ein Verständnis für die Zutaten geschaffen, mit denen wir heute unser »Beziehungsmenü« anrichten. Aber wir müssen nicht unser ganzes Leben lang essen, was man uns früher auf den Tisch gestellt hat.

Unsere Bewältigungsmodi sind – im Grunde so ähnlich wie das Navigationssystem im Auto – irgendwann einmal von anderen Menschen programmiert worden. Wir kennen uns nicht anders und halten das für unsere Natur. So wie manche Menschen blind ihrem Navi glauben, sind wir auch geneigt, unsere gewohnten Rollen (bzw. Bewältigungsmodi) für normal und richtig zu halten. Solange wir im Leben damit gut klarkommen, ist alles gut. Das Problem entsteht, wenn wir immer wieder mit anderen Menschen anecken. Dann ist nämlich Flexibilität und Lernfähigkeit gefragt. Kurz gesagt: Wenn Sie bemerken, dass Ihr Navi Sie auf einen schwierigen Weg führt, sollen Sie es abschalten und auf einen anderen Weg wechseln können. Dazu brauchen wir den Erwachsenenmodus.

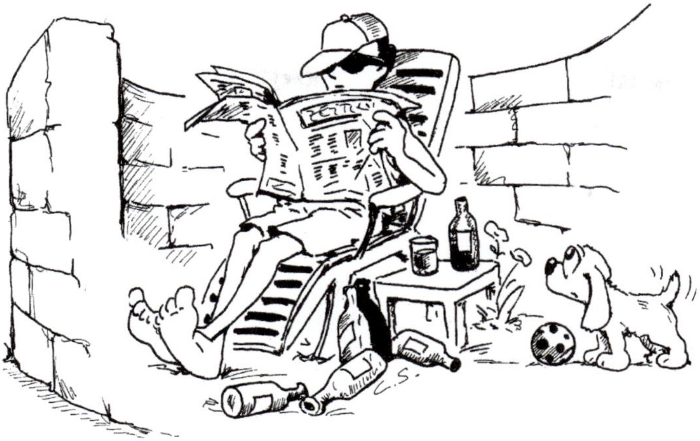

Der Erwachsenenmodus hilft uns, heute schlechte Gewohnheiten zu unterbrechen und flexibel und situationsangemessen zu reagieren. Durch ihn lernen wir dazu und entwickeln uns weiter.

Erwachsenenmodus. Und wo war der gesunde Erwachsene in der Kennlernsituation? Wir haben schon herausgestellt, dass der Erwachsenenmodus sich durch Begegnungen auf Augenhöhe und die Fähigkeit, andere Menschen von innen heraus zu verstehen, auszeichnet. In einer ernsthaften Kennlernsituation taucht relativ rasch die Frage nach der Zukunftsplanung auf: Gab es gemeinsame Werte, Lebensziele und Lebensauffassungen, vielleicht einen gemeinsamen Traum? Temperamentsunterschiede können sich durchaus positiv ergänzen. Die Umgangssprache hält für uns zwei zunächst widersprüchliche Weisheiten parat:

(1) Gleich und Gleich gesellt sich gern.
(2) Gegensätze ziehen sich an.

Unter der Perspektive des Erwachsenenmodus kann dieser vermeintliche Widerspruch wie folgt aufgelöst werden: Einerseits ziehen sich gleiche Werte und Lebensauffassungen und auch gesellschaftliche Orientierungen an. Das stabilisiert die Beziehung und gibt ihr ein tragfähiges Fundament. Im ersten Schritt ist es durch Ähnlichkeiten von Werten und Hintergründen leichter, in Beruf, Freizeit und Freundeskreis in einen Gleichklang zu kommen. Andererseits finden sich aber gern Menschen mit Unterschieden im Temperament zusammen. Zum Beispiel sucht sich ein aktiver extravertierter (nach außen gerichtet, geselliger) Partner eine introvertierte (nach innen gerichtete, empfindsame) Ergänzung. Im zweiten Schritt kann die Partnerschaft durch Temperamentsunterschiede belebt werden und die Stärken der einen Seite können etwaige Schwächen oder Defizite der anderen ausgleichen. Wie in dem Bild vom Topf und seinem Deckel verfügt dann das Paar über eine breitere Palette menschlicher Möglichkeiten. Dieses Bild beschreibt sehr schön das Zusammenspiel zweier gesunder Erwachsener in einer gut funktionierenden Partnerschaft. Wenn Sie jetzt Ihre Gemeinsamkeiten und Unterscheide analysieren: Wie kann daraus eine erfolgreiche Lebensgeschichte mit Happy End weitergeschrieben werden?

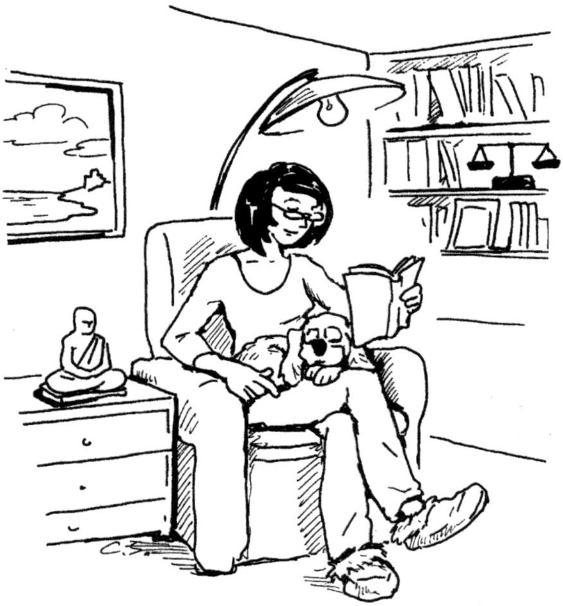

Gute Beziehungen zeichnen sich durch eine Mischung von Gemeinsamkeiten und Unterschieden aus. Über eine gute Nähe-Distanz-Regulation lassen sich ggf. Konflikte entschärfen.

Glücklicher Kindmodus. Der letzte wichtige Modus ist der Modus des glücklichen Kindes. Das glückliche Kind ist sorglos, fühlt sich sicher und angenommen, traut sich verspielt, spontan, träumerisch, schlicht glücklich zu sein. Als Paar ist man in diesen Momenten ganz im Hier und Jetzt, kann zusammen lachen, und sich gemeinsam freuen. Auch der Humor ist ähnlich. Es ist ein verspieltes Glück im Hier und Jetzt ohne Leistungsdruck. Gab es solche Situationen während Ihrer Kennlernphase? Wie konnten Sie gemeinsam den Raum für das glückliche Kind bereiten? Gelang es Ihnen, gegenseitig das glückliche Kind hervorzulocken? Geteiltes Glück ist doppeltes Glück. Und das verbindet! Natürlich kann man diese Momente nicht festhalten, aber wir sollten auch heute noch versuchen, jenseits des Alltags immer wieder in eine solche Stimmung zu kommen. Einfach, weil das so gesund ist! Sehen Sie heute Möglichkeiten, an diese Erfahrungen anzuknüpfen? Dann sollten sie etwas dafür tun, solche Situationen wenigstens ab und zu wieder herbei zu führen. Dafür müssen die Erwachsenenmodi sorgen.

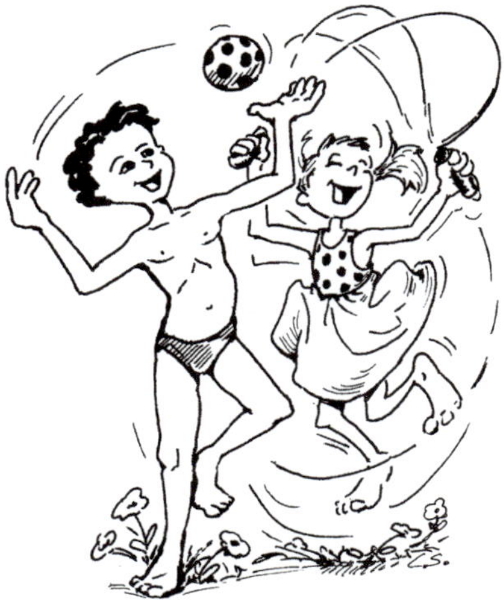

Der glückliche Kindmodus ist die Seele bzw. das Herz der Beziehung. Dafür gehen wir im Grunde Beziehungen ein.

Schauen Sie dazu noch einmal auf Ihre Kennenlernsituation zurück und formulieren Sie, welche positive Energie im Kennlernen vorhanden war. Was war schön in dieser speziellen Situation, was erhaltenswert? Formulieren Sie dann aus diesem Erleben heraus einen positiven Wunsch für die heutige Partnerschaft in dem Sinne: »Als wir uns kennenlernten, habe ich erfahren, dass … Daher wünsche ich mir heute …«. Warum soll das, was damals gelang, heute nicht mehr möglich sein? Dazu müssen wir uns aus den Verstrickungen unserer Bewältigungsmodi und den daraus entstandenen Moduszirkeln befreien – gewissermaßen Anlauf nehmen – und aktiv wieder mit den alten, verschütteten guten Gefühlen in Kontakt kommen. Und vor allem müssen wir unsere roten Ärgergefühle und Gedanken zumindest für eine kurze Zeit beiseiteschieben und uns in eine blaue Stimmung bringen. Dabei möge Ihnen die folgende, gemeinsame Imagination helfen.

Übung • »Honeymoon«-Imagination

Eine Imagination der Kennenlernsituation, in der Sie mit geschlossenen Augen den Film Ihres Beziehungsbeginns ablaufen lassen, kann diese Gefühle wieder lebendig machen. Das ist gar nicht so schwer: Setzen Sie sich wie zu Beginn eines konstruktiven Paargespräches in einem geschützten Rahmen einander gegenüber und schließen beide die Augen. Eine Seite fängt an, ein Bild aus der Zeit der Verliebtheitsphase zu Beginn der Beziehung mit den Eindrücken aus allen Sinneskanälen möglichst plastisch zu beschreiben, also was sie sieht, hört, riecht, schmeckt und fühlt. Wenn es am Anfang (oder im Verlaufe der Beziehung) keine wirkliche Verliebtheitsphase gab oder Sie diese schlecht erinnern, wählen Sie einfach ein möglichst positives Erlebnis aus, eine Situation, in der Sie sich Ihrem Gegenüber nahe gefühlt haben und an die Sie gerne denken. Teilen Sie Ihre Gefühle und Körpergefühle mit. Dann darf die andere Seite eigene Sinneseindrücke und Gefühle darzustellen. Vielleicht stört bei dieser Übung ein Redestab eher. Zumindest sollten Sie sich nicht zu sehr ins Wort fallen (auch nicht aus Begeisterung!), sondern sich lieber ausreden und eine ruhige, positive Stimmung im Raum entstehen lassen. Wenn Sie möchten, können Sie am Ende der Übung Impulse austauschen, z. B. »Ich möchte dich jetzt gerne in den Arm nehmen.« Die andere Seite darf antworten. Wenn Sie beide den Impuls zu einer Umarmung haben, geben Sie dem gerne nach. Mal sehen, was daraus wird …

Aus dem Zauber der Anfangsstimmung heraus ist es leichter, sich auch heute auf der Kind-Ebene zu berühren. Auf dieser Ebene wird die »Beziehungsmusik« gemacht.

Teilen Sie miteinander die schwierigen Erinnerungen Ihrer Kindheit

Nachdem Sie sich emotional wieder in die positive Anfangsstimmung Ihres damaligen Kennenlernens versetzt haben, ist der Boden bereitet, sich wohlwollend der einzigartigen Geschichte Ihres Gegenübers zuzuwenden. Lassen Sie sich in ruhigen, harmonischen Momenten die Kindheitsgeschichte Ihres Partners oder Ihrer Partnerin erzählen mit den großen und kleinen Verletzungen und Enttäuschungen. Auch hier hilft das Modusmodell, sich gegenseitig in den verschiedenen »Akteuren auf der inneren Bühne« besser zu verstehen. Bei Peter und Susanne sind in jeder Person die Kindmodi (hoffentlich manchmal auch der glückliche Kindmodus), die inneren Kritiker, die resultierenden Bewältigungsmodi und der Erwachsenenmodus als »Regie-Instanz« eines besseren Lebens vorhanden. Versuchen Sie, an den Bewältigungsmodi auf der vorderen Bühne vorbei den verletzbaren Kindmodus auf der hinteren Bühne zu sehen. In seiner Not, schutzlos unerbittlichen inneren Kritikerstimmen ausgesetzt, erscheint das heute sichtbare Bewältigungsverhalten in einem anderen Licht. Der verletzbare Kern des ursprünglichen, liebenswerten Menschen wird hinter der harten Schale wieder sichtbar. Z.B. der beschämte Junge hinter dem Erfolgsmenschen, das zurückgesetzte Mädchen hinter der um Emanzipation ringenden Frau, das verlassene Kind hinter dem »klettenden« Partner oder das immer wieder belogene Kind hinter der misstrauischen Kontrolliererin. Es kann nicht schaden, sie oder ihn dabei den Kopf auf Ihren Schoß legen zu lassen, die Augen zu schließen und ihn oder sie zu halten, so wie man Kinder hält, um sie hin- und herzuwiegen.

- Gibt es Erzählungen von frühen *Trennungen* (z.B. Heim- oder längere Krankenhausaufenthalte in den ersten Lebensjahren, häufige Wechsel der Betreuungspersonen)?
- Gab es sehr kritische, *entwertende Eltern* oder andere Bezugspersonen?
- Gibt es Hinweise auf *emotionale Vernachlässigung*? Konnte Ihr Partner z. B. nicht gut allein sein, klammerte am Rockschoß der Mutter, schaukelte zum Einschlafen im Bett oder nässte nachts lange ein?
- Gab es trinkende, *prügelnde oder unzuverlässige Eltern*? Gab es Schlimmeres?
- Gibt es – wie bei Susanne – Hinweise auf eine sogenannte *Parentifizierung*, bei der besonders die ältesten Mädchen oder auch die »unproblematischen« Kinder (z.B. bei kranken Geschwistern) früh versorgende Aufgaben übernahmen?

Wenn Sie diese dunklen und traurigen Seiten der Kindheit kennen, werden Sie heute leichter das verletzte Kind in Ihrem Partner oder Ihrer Partnerin wiederentdecken können. Auch hier können konstruktive Paargespräche (s. Abschn. 4.6) einen sicheren Rahmen schaffen, diese verletzbare Seite zu zeigen. Der Zugang zu dieser Seite ist die Grundlage, das heutige Bewältigungsverhalten als »damals beste Lösung« zu verstehen.

Unsere heute maladaptiven Bewältigungsmodi waren in unsere Kindheit die damals beste Lösung. Wenn man die Geschichte versteht, versteht man auch das heute merkwürdige Verhalten und kann es ändern.

6.2 Die wichtigsten Schemata erkennen lernen

Die Schemata hinter den verletzbaren Kindmodi

Nun wissen Sie mehr von den Verletzungen in der Kindheit, in denen die belastenden Schemata angelegt wurden. Z.B. im Buch *Raus aus den Lebensfallen* (Roediger, 2015) finden Sie die vollständige Liste aller 18 Schemata. Wir wollen hier nur auf die häufigsten und wichtigsten Verletzungen eingehen und Ihnen Beispiele aufzeigen, wie sich das aktivierte Schema in der Gegenwart zeigen kann:

- *Emotionale Entbehrung/Vernachlässigung* beschreibt einen Mangel an Zuwendung, Fürsorge, Schutz, aber auch Anleitung.
  Damals: Dilara wuchs mit ihren drei Geschwistern bei Eltern auf, die rund um die Uhr beschäftigt waren, viel arbeiten mussten und »genervt« reagierten, wenn Dilara ihnen etwas aus der Schule erzählen oder etwas anderes von ihnen wollte. Dilara fühlte sich damals meistens einsam und unverstanden und saß über Stunden alleine und traurig in ihrem Zimmer.
  Heute: In ihrer Beziehung zu Patrick fühlt Dilara sich oft so unverstanden und ungewollt wie damals, nämlich dann, wenn Patrick, der viel von zu Hause aus arbeitet, nicht direkt reagiert, wenn sie ihm etwas erzählen möchte. Selbst wenn Patrick beteuert, dass er später gerne zuhören möchte, bleibt das traurige Gefühl im Bauch.
- *Im Stich gelassen* bedeutet den vorübergehenden oder dauerhaften Verlust wichtiger Bezugspersonen durch Scheidung, Trennung oder Krankheit.
  Damals: Liam hat seinen Vater nie kennengelernt. Seine psychisch kranke Mutter konnte nur zeitweise für ihn und seinen Bruder sorgen. Mehrere Male mussten die beiden Kinder zeitweise bei Freunden oder auch im Heim wohnen. Nie wusste Liam, ob und wann seine Mutter wiederkommen würde.
  Heute: Wenn sein Partner Marc abends weggehen möchte und nicht klar sagen kann, wann er nach Hause kommt, zieht sich in Liam alles zusammen. »Es fühlt sich an, als würde ich ihn nie wiedersehen, auch wenn ich weiß, dass das Quatsch ist.«

- *Misstrauen/Missbrauch* entsteht durch Erfahrungen, von Bezugspersonen geschlagen, beschimpft, herabgesetzt, geschädigt oder emotional oder sexuell missbraucht zu werden.
  Damals: Silvie wurde in ihrer Kindheit häufig verprügelt und gestraft. Ihre Mutter verließ die Familie, ihr Vater ließ seinen Ärger darüber an ihr und ihren Geschwistern aus. Bevor der Vater zuschlug, »verhörte« er die Kinder regelrecht, um ihnen vor Augen zu führen, wer welche Fehler gemacht hatte.
  Heute: Jedes Mal, wenn Tobi Silvie Fragen stellt, um eine Situation genauer zu verstehen, fühlt Silvie sich »in die Enge getrieben und wahnsinnig bedroht«, weil sie davon ausgeht, Tobi wolle ihr beweisen, dass sie falsch liege, um sie danach zu bestrafen. Wenn Tobi ihr versichert, dass er nur verstehen wolle, was sie empfinde oder ihr erklären möchte, wie er empfindet, glaubt sie ihm nicht.
- *Verstrickung und unentwickeltes Selbst* ist die Folge der Erfahrung, als Kind der Ratgeber, Ersatzpartner oder Tröster der eigenen Eltern sein zu müssen und sich nicht unabhängig entwickeln zu dürfen.
  Damals: Pierres Eltern trennten sich, als Pierre 5 Jahre alt war. Pierre, der bei seiner Mutter aufwuchs, kümmerte sich sehr um diese, da sie noch Jahre später sehr unter der Trennung litt und keine Lebensfreude mehr verspürte. Als Pierre in der Pubertät war, verzichtete er zumeist darauf, gemeinsam mit seinen Freunden abends weg zu gehen, da er ein schlechtes Gewissen hatte, die Mutter allein zu lassen.
  Heute: Mittlerweile lebt Pierre mit Sara und ihrer gemeinsamen Tochter zusammen – Pierres Mutter wohnt in der Wohnung darunter. Sara wäre gerne auch einmal ein ganzes Wochenende nur mit Pierre und der Tochter zusammen. Pierre kann den Gedanken daran kaum ertragen. Es fühlt sich an, als würde er seine Mutter verraten.
- *Inkompetenz/Versagen* meint die Erfahrung, dass man durch Schulversagen, Lese-/Rechtschreibschwäche oder gesundheitliche Probleme in den Schulleistungen (oder im Sport) deutlich

schlechter als die gleichaltrige Gruppe dasteht und die Erfahrung machen muss, immer der oder die Letzte zu sein.
Damals: Elisa hatte von früher Kindheit an motorische Schwierigkeiten, die durch verschiedenste Unterstützungsangebote (z. B. Physio- und Ergotherapie) gefördert wurden. Dennoch fiel sie beim Sportunterricht regelmäßig negativ auf. Sie wurde als Letzte in die Mannschaften gewählt und bekam in diesem Fach schlechte Noten.
Heute: Elisas Mann Bert liebt es, sportlich aktiv zu sein. Er würde wahnsinnig gerne gemeinsam mit Elisa Sport treiben, und sei es nur, einmal gemeinsam Tischtennis oder Badminton zu spielen oder schwimmen zu gehen. Sobald er Vorschläge in diese Richtung macht, winkt Elisa genervt ab und sagt »Du weißt doch, dass ich ein Bewegungslegastheniker bin, das wird sich auch nie ändern.«

- *Unzulänglichkeit/Scham* ist die Folge entwertender Aussagen der Bezugspersonen. Oft wurden diese unbedacht geäußert, wie z. B. »Kannst du dich nicht einmal benehmen wir ein normales Kind« oder »Du bist der Nagel zu meinem Sarg«.
Damals: Michael wurde in seiner Kindheit ständig für alles kritisiert. Sein Vater rief oft unvermittelt »falsch!«, wenn er etwas erzählte oder führte ihm vor Augen, »was für ein Idiot« er sei und manchmal lachte er auch über ihn. Wenn er daraufhin traurig oder wütend wurde, sagte sein Vater: »Jetzt stell dich doch nicht so an, das war doch gar nicht so gemeint. Was bist du auch so empfindlich!«
Heute: Birgit liebt Michael sehr und zeigt ihm das mit allen ihr zu Verfügung stehenden Mitteln. Doch sobald sie ihm eine kritische Rückmeldung gibt, sei sie noch so freundlich formuliert, fühlt sich das für Michael an wie ein Faustschlag in die Magengrube: »Ich fühle mich dann wie der kleine, dumme Junge, der ALLES falsch macht«.
- *Soziale Isolation* entsteht bei Jugendlichen, die nicht gut in die Bezugsgruppe integriert, sondern ausgegrenzt oder sogar gehänselt, gedemütigt oder angegriffen werden.

Damals: Claire hieß früher Klaus und wuchs als Junge in einer Kleinstadt auf. Claire fühlte sich bereits früh »falsch« im Körper eines Jungen. Ihre beste Freundin ermutigte sie, sich so anzuziehen, wie sie sich fühlte und das tat Claire auch. Zum einen fühlte sich das richtig an, sich endlich als die zu zeigen, die sie war. Zum anderen reagierten viele Mitschüler und auch Lehrer irritiert bis abwertend. Viele vermieden den Kontakt mit ihr. Claire hatte die gesamte Schulzeit hindurch den Eindruck, »anders« zu sein und aus diesem Grund nicht wirklich dazuzugehören.

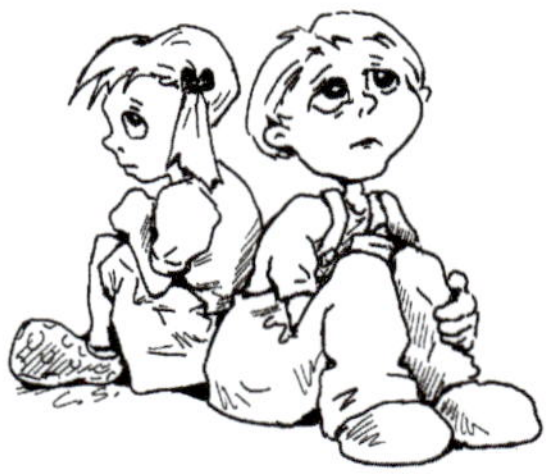

Heute: Im vertrauten Umfeld fühlt sich Claire sehr wohl. Doch wenn ihre Partnerin Mel und sie sich mit Mels Freunden oder Leute treffen, die Claire nicht gut kennt, fühlt sie sich »anders und einsam, obwohl ich unter all diesen Menschen bin und sie mir meistens freundlich begegnen«.

Die Schemata hinter den strafenden und fordernden inneren Kritiker

Die zweite wichtige Modusgruppe sind die strafenden und fordernden inneren Kritiker. Hinter diesen Modi stehen drei weitere wichtige Schemata, die schon eine des Kindes auf die erstgenannten Schemata darstellen:

- *Unerbittliche Ansprüche* sind die Reaktion auf die Erfahrung, im Leistungsbereich, emotional oder sozial nie gut genug zu sein.

  Damals (knüpft an das Bsp. von Michael – Unzulänglichkeitsschema – an.): Um seinem Vater möglichst wenig Anlass für Kritik zu geben, strengte Michael sich ganz besonders an. Egal, was er machte – er versuchte alles möglichst perfekt zu tun: beste Noten nach Hause bringen, im Fußball top sein und auch zu Hause perfekt funktionieren. Sein Vater honorierte das, in dem er still war, oder manchmal sogar etwas brummelte wie: »Gut gemacht, Junge!«

Heute: Michael kommt im Alltag kaum zur Ruhe. Liegengebliebene Arbeit, eine nicht perfekt aufgeräumte Wohnung, noch zu erledigende Dinge auf der To-do-Liste: Michael hält es nicht aus, diese Dinge liegen zu lassen und zu entspannen. Nicht selten treibt er auch Birgit an, nicht zu ruhen, bis alles erledigt ist.

- *Bestrafungsneigung* entsteht durch die Übernahme der Bewertungen und des Modells früherer Bestrafer.
  Heute (knüpft an das Beispiel von Silvie – Missbrauch-/Misstrauensschema – an): Silvie spricht sehr viel darüber, was die Menschen um sie herum falsch machen und ärgert sich darüber. Wenn sie selbst etwas falsch macht, könnte sie sich dafür ohrfeigen. Wenn Tobi sich falsch verhält, bestraft sie ihn, in dem sie ihn beispielsweise für mehrere Tage ignoriert. Wenn Tobi den Wunsch äußert, mit ihr sprechen zu wollen, antwortet sie: »Das hättest du dir vorher überlegen müssen, jetzt ist es zu spät!«
- *Aufopferung:* Um wenigstens ein Minimum an Bindung zu bekommen, fordern die inneren Antreiber Kinder mit einem Entbehrungs- oder Im-Stich-gelassen-Schema dazu auf, sich unterzuordnen oder gar aufzuopfern und sich übermäßig nach den Erwartungen der anderen zu richten.
  Damals (knüpft an das Beispiel von Liam – Im-Stich-gelassen-Schema an): Um seine Mutter möglichst gut zu unterstützen und zu verhindern, dass sie wieder in die Klinik muss, lernte Liam früh, die Bedürfnisse seiner Mutter zu erahnen und aktiv zu erfüllen. So ging er bereits mit 8 Jahren allein einkaufen, putzte die Wohnung, brachte sie zum Lachen und versuchte, möglichst unkompliziert zu sein. Seine Mutter war dankbar für diese Unterstützung und brachte dies auch zum Ausdruck.
  Heute: Liam arbeitet inzwischen als Arzt in der Palliativmedizin. Auch wenn er keinen Dienst hat, lässt er sein Diensthandy an, um im Falle des Falles erreichbar zu sein. In seinem Freundeskreis ist er bekannt dafür, für alle da und immer ansprechbar zu sein. Marc findet das einerseits toll, denn das macht Liam sehr liebenswert. Doch gleichzeitig macht Marc sich auch Sorgen um Liam, da dieser oftmals erschöpft und ausgebrannt ist.

Diese drei Schemata und die daraus entstehenden Modi können nach *innen* auf die eigene Person oder nach *außen* auf Bezugspersonen gerichtet sein. Richten sich diese Modi auf die eigene Person, geht man sehr hart mit sich selbst ins Gericht, verurteilt sich für kleine Fehler oder legt unerbittliche Standards an. Dann ist »gut« immer noch zu schlecht und selbst ein »sehr gut« könnte noch besser sein. Oder mit den Worten von Uli Hoeneß: Der Zweite ist der erste Verlierer! In diesem Modus kommt man nie zur Ruhe, da Perfektion in dieser irdischen Welt nicht wirklich zu erreichen ist. Die nach außen gerichteten strafenden Kritiker bewirken, dass andere Menschen schon bei kleinen Verfehlungen oder Norm- und Regelabweichungen massiv entwertet werden und das Selbstwertgefühl des Gegenübers mit Bemerkungen wie »Du taugst nichts. Du bist nichts.« attackiert wird. Kennzeichnend sind auch hier die Betonung der negativen Seiten und das vollständige Übersehen von entschuldigenden oder entlastenden Aspekten. Diese Modi sind Gift für die Kindmodi und belasten die Partnerschaft. Überlegen Sie einmal, wie weit Sie die oben genannten Merkmale bei Ihrem Partner bzw. Ihrer Partnerin feststellen kön-

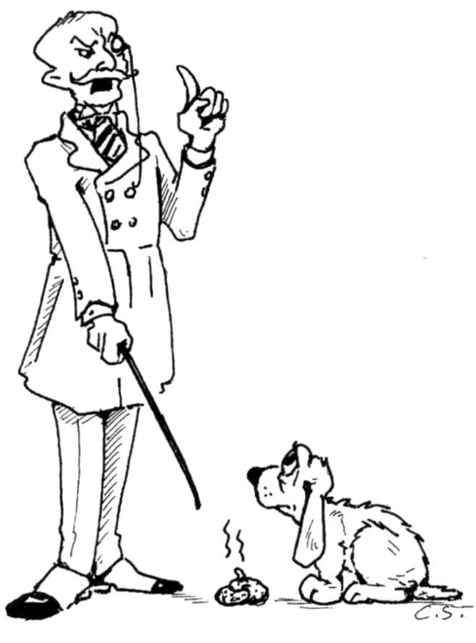

nen. Versuchen Sie herauszufinden, wo er oder sie sich dieses Verhalten »abgeschaut« hat. Denn kein Mensch kommt mit diesen »inneren Tyrannen« auf die Welt! Also wird es darum gehen, diese inneren Kritiker zu identifizieren, zu benennen und die Kindmodi von deren Terror zu befreien. Sonst vergiften diese Ihre Beziehung. Das muss nicht sein!

Wir können innere Kritiker erkennen, in ihrer Wirkung durchschauen und wegschicken. Das macht uns und unsere Beziehung wieder freier.

6.3 Die Analyse der häufigsten Konfliktsituationen im Hier und Jetzt

Lassen Sie uns vor den oben gemachten Ausführungen in das Hier und Jetzt Ihrer aktuell bestehenden (oder wenn Sie zurzeit keine Partnerschaft haben, Ihrer jüngsten zurückliegenden Partnerschaft) gehen. Versuchen wir erst einmal, den typischen Ablauf nachzuvollziehen. Die äußere Auslösesituation ist dabei in aller Regel erstaunlich austauschbar. Geübte Streitende finden immer einen Anlass! Wundern Sie sich also bitte nicht, dass wir hier nur auf die Art und Weise schauen, *wie* Sie streiten, und nicht auf das *Warum*. So hart es klingen mag:

Um aus einem Streit auszusteigen, ist die Vorgeschichte uninteressant. Auch alle Begründungen und alle Interpretationen.

Hierfür sind nur folgende Fragen bzw. Punkte hilfreich:
Den Streitbeginn bemerken. Es mag banal klingen: Aber um aus einem Streit möglichst früh herauszukommen, muss man zunächst bemerken, dass man gerade in einen hineinrutscht. Woran können Sie bei sich selbst erkennen, dass Sie in einen Konflikt hineingeraten? Oft ist das erste Symptom ein Gefühl einer zunehmenden inneren Anspannung, bis in den Körper hinein. Das sind die Auswirkungen des anspringenden Sympathikus, der uns in eine Kampf- oder Fluchtstimmung bringt (s. Kap. 1). Wenn Sie auf

die äußere Situation schauen: Hören Sie noch, was die andere Person sagt oder sind Sie in Ihrem Kopf bereits dabei, Gegenargumente zu sammeln? Sind Sie noch im Kontakt mit Ihren Bedürfnissen, oder hängen Sie im Kopf bereits in Bewertungen wie »unfair, stimmt nicht, das ist falsch« fest? Und wenn Sie von außen drauf schauen: Woran würde jemand, der von außen zuschaut, merken, dass Sie gerade dabei sind, in einen Streit zu geraten? Vielleicht kann man feststellen, dass der Ton gereizter wird, dass Schimpfworte benutzt werden, dass in Gestik und Mimik Ärger, Verachtung oder auch verdeckt Traurigkeit und Angst signalisiert werden. Es kann sein, dass die eine oder beide Personen die Stimme hebt und Sie sich fast anschreien. Es kann aber auch sein, dass eine Person den Blickkontakt vollkommen meidet, sich seelisch oder auch körperlich und räumlich zurückzieht, in Tränen ausbricht etc. Versuchen Sie einmal, genau zu beschreiben, woran man von außen mit dem sogenannten »Kamerablick« merken würde, dass sich eine Streit-, Konflikt- oder im weitesten Sinne Problemsituation zwischen Ihnen beiden anbahnt. Je besser Sie die Frühwarnzeichen erkennen, umso besser können Sie aussteigen und gegenlenken. Je tiefer Sie in den Emotionen drinstecken, umso schwerer ist der Ausstieg! Wenn Sie diese Übung gemeinsam machen, können Sie diese Konfliktindikatoren miteinander abgleichen. Aber bitte achten Sie darauf, in der nicht-wertenden, beschreibenden Beobachterperspektive zu bleiben! Zur Unterstützung beim Ausstieg können Sie auf das leere Moduszirkel-Memo in **AB 1** zurückgreifen und dieses schrittweise ausfüllen.

Von der vorderen auf die hintere Bühne kommen

Sind die vordergründigen Bewältigungsmodi (2. Zeile) identifiziert, hilft Ihnen das Schematherapiemodell, auf die *hintere Bühne* zu kommen, auf der die »Bescherung« angerichtet wird, die wir dann auf der vorderen Bühne zu sehen bekommen. Die tief aus uns hervordrängenden Emotionen können uns dabei als Wegzeichen zu den aktivierten Kindmodi dienen (3. Zeile). Bei Ärger und Wut hinter der Tendenz, den anderen zu beschimpfen, handelt es sich natürlich um die wütende oder zornige Kindseite. Aber warum sind wir so zornig? Weil unser Bedürfnis, uns selbst zu behaupten und ernst genommen zu werden, verletzt wird! Wenn dazu von der Bewerterseite die Überzeugung kommt, im Recht zu sein, werden wir wütend auf die Situation oder den Verursacher losgehen. Diese nach außen gerichteten Bewerter können z. B. Schuldzuweisungen an den Partner bzw. die Partnerin richten: »Wie kann man nur so dusselig sein, seine Geldbörse zu verlieren?«, oder »Dadurch, dass du unser Auto zu Schrott gefahren hast, hast du unseren Familienurlaub ruiniert. Du bist ein unfähiger Trottel«. Die Bewerter sind manchmal auch nur in Form von Gedanken da, werden dennoch durch Gestik und Mimik nach außen hin ausgedrückt, wie z. B. Augenrollen, genervtes Stöhnen, etc. Anlass ist meist ein vermeintlicher oder auch realer Fehler des Partners bzw. der Partnerin, auf den unerbittlich und mit hoher Strafneigung reagiert wird. In der Regel gibt es in der Vorgeschichte entsprechende Modelle unter den wichtigen Bezugspersonen, die sich ähnlich verhalten haben. Eine Variante des wütenden oder zornigen Kindmodus ist auch der trotzige Kindmodus, der den Ärger schmollend und vorwurfsvoll in seiner Verweigerungshaltung ausdrückt. Beide stehen auf dem roten Bein.

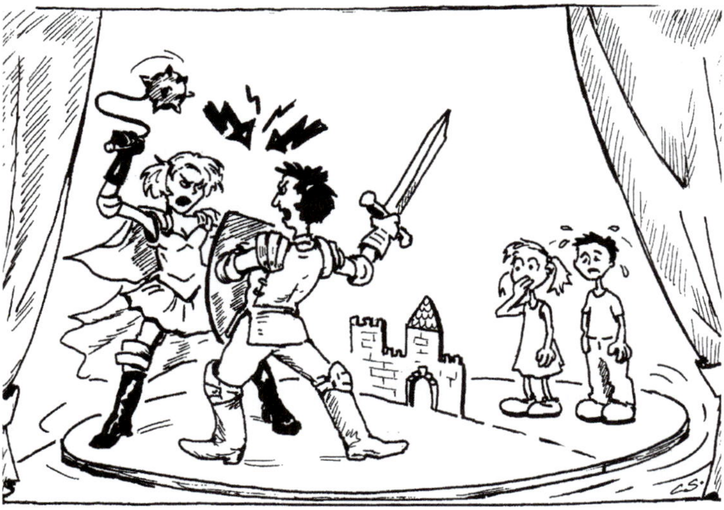

Dominante Bewältigungsmodi. Hier ist wichtig zu untersuchen, welche Grundbedürfnisse genau verletzt sind. In der Regel ist es so, dass hinter dem dominanten Verhalten zunächst das Selbstbehauptungs- bzw. Kontrollbedürfnis aktiviert ist. Dringt man etwas tiefer in das Erleben der Person ein und fragt z. B. nach den hintergründigen Befürchtungen, wird meist rasch deutlich, dass hinter dem sekundären Ärger eine primäre Angst hervorkommt, verlassen zu werden. Dann ist es natürlich wichtig, neben bzw. hinter dem Ärger die verborgene verletzbare Seite sichtbar zu machen. Daher hat das Moduszirkel-Memo in der 3. Zeile auch zwei Felder für die Kindmodus- und Bedürfnisseite, damit Raum auch für die zunächst verdeckte bzw. blockierte Seite da ist. Am besten beruhigt man einen aufgebrachten Menschen, indem man ihm oder ihr Sicherheit anbietet und aufrichtig und nicht-anklagend in Kontakt bleibt. Dass das nicht leicht ist, ist eine andere Sache …

Extrem dominante und *aggressive Angreifermodi* können mit Drohungen einhergehen wie: »Ich mache dich fertig«, oder sogar mit körperlichen Gewalttätigkeiten wie Schubsen und Schlagen. Das führt dazu, dass der Partner bzw. die Partnerin tatsächlich massive Angst empfindet, entweder um die körperliche Unversehrtheit, um wichtige Gegenstände oder um die finanzielle oder familiäre Zukunft (z. B. »Ich sorge dafür, dass man dir unsere Kinder wegnimmt«). In der Regel waren Menschen mit gewalttätigen Modi in ihrer Kindheit und Jugend selbst Opfer von Gewalt in der Familie oder der Jugendgruppe, oder hatten zumindest cholerische, emotional explosible Eltern. Wir werden in Edmund im nächsten Kapitel ein entsprechendes Beispiel kennen lernen. Trotz der Intensität dieser Modi ist es möglich, im obigen Sinne die Bedürfnisanalyse durchzuführen und zu erkennen und versuchen he-

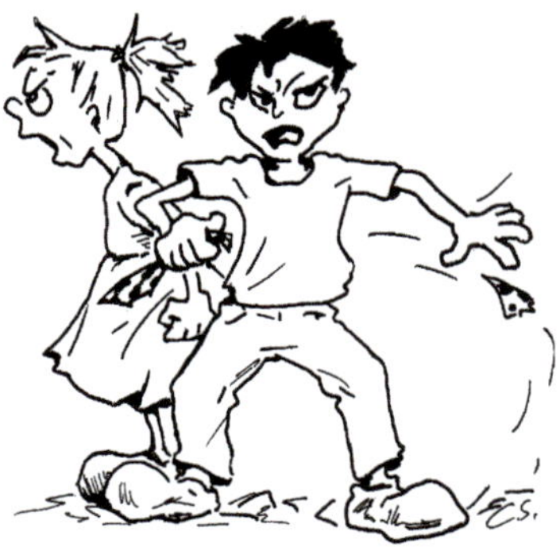

rauszufinden, ob nicht letztlich die Angst verlassen zu werden (d.h. ein bedrohtes Bindungsbedürfnis) hinter der Aktivierung dieses Modus steht. Erst dann ist eine angemessene und ausgewogene Befriedigung beider Grundbedürfnisse möglich. Die Gefahr auf dem kämpferischen Weg ist nämlich, dass die anderen letztlich weggetrieben werden und gerade dadurch das Bindungsbedürfnis des verletzbaren Kindes nach Nähe und der Wunsch, mit den anderen gut auszukommen, auf der Strecke bleiben könnte. Dann hat der Ausbruch des wütenden Kindes seinen verletzbaren »Zwillingsbruder« ganz schön in die Pfanne gehauen.

Bei vielen dominant-aggressiven Menschen steckt hinter der roten Hülle versteckt ein blauer Kern. An den gilt es heranzukommen.

Modus der perfektionistischen Überkontrolle. Eine weitere Variante dominanten Bewältigungsverhaltens besteht darin, dem Gegenüber haarklein alle Verfehlungen vorzuhalten, auch wenn sie mehrere Jahre oder sogar Jahrzehnte zurückliegen. Auch ist es möglich, den oder die andere mit einem Protokoll der letzten zwei Wochen zu konfrontieren, in dem alle Abscheulichkeiten dokumentiert sind. Man kann sich in dem Modus wie ein Staatsanwalt gebärden, der vor Gericht das Gegenüber eines abscheulichen Beziehungsverbrechens überführen möchte und daher minuziös die entsprechenden Beweise aufgelistet hat. Menschen, die in Streitsituationen schnell in diesen Modus fallen, haben vermutlich auch sonst etwas zwanghaft Kontrollierendes, Übergenaues und Perfektionistisches an sich. Wichtig ist wiederum, die hinter diesem Modus liegende Gefühle der Verunsicherung und Ängstlichkeit zu sehen. Auch die perfektionistische Überkontrolle soll in der Regel ein verletzbares Kind schützen. Daneben ist meist eine gehörige Portion verdeckter Ärger dabei, wenn jemand in dieser Weise abrechnet. Daran sehen wir, dass sich auf der emotionalen Seite die Gefühle auch mischen bzw. gleichzeitig aktiviert sein können, z.B. bei ohnmächtiger Wut.

Vermeidende Bewältigungsmodi. Ist der mobilisierte Ärger nicht so groß – sei es aus Gründen des Temperaments oder einem Gefühl vorübergehender Erschöpfung und Kraftlosigkeit – gehen Menschen eher in einen verdeckt-ärgerlichen bzw. distanzierten Bewältigungsmodus, z. B. in trotziges oder verstocktes Schweigen bzw. stumme Vorwürfe. Oder in die Sabotage der Beziehung, indem Aufgaben nicht oder nur unzulänglich bzw. unzuverlässig erfüllt werden. Das kann man dann einen *ärgerlichen Beschützer* nennen.

- Ist die innere Anspannung hoch, können Menschen diese (rote) Energie auch in einen *Selbstberuhigungsmodus* lenken und irgendeine Aktivität als Blitzableiter bzw. zur Spannungsregulation nutzen. Da gibt es eine breite Palette von Medien- oder Internetkonsum (einschließlich Pornos), Einkaufen, Sport machen, Arbeiten, dauernd mit irgendjemandem »quatschen« müssen. Aber auch alle möglichen Arten des Konsums von Suchtmitteln. Schauen wir tiefer in den Bereich psychischer Störungen, können die Versuche der Spannungsreduktion auch zu Grübeln, Zwängen oder z. B. Essstörungen oder gar Selbstverletzungen führen. Das entspricht der dritten Phase im Still-face-Video.
- Der Modus des *distanzierten Beschützers*: In diesem Modus schaltet man einfach auf Durchzug, macht sich unerreichbar und signalisiert damit dem Gegenüber indirekt, dass man tief verletzt ist. Sie gehen damit zunehmend vom roten aufs blaue Bein. Durch die Verweigerung jeglicher Kommunikationsmöglichkeiten wird der aktivere, vielleicht auch temperamentsmäßig eher aggressivere Partner zunehmend hilfloser und läuft innerlich heiß.

Der Bewältigungsmodus des Erduldens bzw. Erstarrens. Hier liegen Gefühle von Trauer und Angst oder Panik häufig dicht unter der Oberfläche. Gegebenenfalls erleben Menschen auch einen Anflug von Trennungs- oder Vernichtungsangst und fühlen sich mutterseelenallein und einer bedrohlichen Gegenwart und ungewissen Zukunft schutzlos ausgeliefert. Dies erinnert an das überforderte

Kleinstkind, das seine Eltern verloren hat und herzzerreißend brüllt. Menschen, die in Streitsituationen in diesen Modus hineingeraten, haben in der Regel massive frühe Verlusterfahrungen erlitten und fühlen sich innerlich sehr schnell instabil und von »allen guten Geistern verlassen«. Dann im Modus des verletzbaren Kindes, sind sie geneigt, sich um des lieben Friedens Willens unterzuordnen, gehen dabei aber in einen inneren Rückzug bzw. erstarren dabei innerlich. Das entspricht am ehesten der vierten Phase des Still face-Videos. Dabei kommt es aber nie zu einer wirklichen Klärung der Situation. Damit stagniert auch die Entwicklung des Paares. Nicht selten entwickeln Menschen, die die sich zu sehr unterordnen, im Laufe der Zeit eine Depression oder psychosomatische Beschwerden, in denen sich dann versteckt der Frust der Kindseite zeigt.

6.4 Modusbewusstsein im Alltag üben

Wenn man in Krisensituationen Modusbewusstsein haben möchte, muss man das im Alltag üben. Schwimmen lernt man im flachen Wasser und nicht auf hoher See! Eine Möglichkeit, Modusbewusstsein ohne einen besonderen Anlass (sozusagen routinemäßig) zu üben haben wir bei den Achtsamkeitsübungen in Abschnitt 4.4 mit der »Türklinken-Übung« schon erwähnt. Eine weitere ist der Tagesrückblick.

Tagesrückblick. Zum Üben können Sie sich auch jeden Abend vor dem Zu-Bett-Gehen noch einmal auf einen speziellen Stuhl setzen, den Sie zu Ihrem Tagesrückblicksstuhl ernennen. Nehmen Sie ein paar tiefe Atemzüge und lassen die Anspannung des Tages mit dem Ausatmen aus dem Körper heraus. Wenn Sie etwas zur Ruhe gekommen sind, lassen Sie den Tag noch einmal vor Ihrem inneren Auge vorbeiziehen, aber ohne zu bewerten oder sich emotional wieder aktivieren zu lassen. Eher wie ein Film im Schnelldurchlauf oder wie eine Landschaft am Zugfenster an einem vorbeizieht. Nehmen Sie wahr, wann Sie in Kontakt mit Ihren Gefühlen waren. Wann mehr auf dem blauen Bein und wann mehr auf dem roten? In welchen Bewältigungsmodi waren Sie den Tag über? Welche Kritikergedanken kommen Ihnen jetzt noch in den Sinn? Nehmen Sie alles so wahr und hin, wie es war. Jetzt ist der Tag zu Ende, lassen Sie alles los und gehen Sie ins Bett. Morgen ist ein neuer Tag …

Wenn Sie möchten, können Sie auch in Ihren Terminplaner einen Smiley für die Qualität dieses Tages malen. Die Form des Mundes gibt die Gesamtbilanz des Tages wieder. Es ist interessant einmal am Ende eines Monats auf die Smiley-Galerie in Ihrem Timer zu schauen. Was fällt Ihnen dabei auf? Eine solche seelenhygienische Übung stärkt den Erwachsenenmodus und kostet nur ein paar Minuten. Weitere Übungen finden Sie im Buch *Besser leben lernen* (Roediger, 2006). Solche Rituale helfen, das Bewusstsein für die verfließende Lebenszeit und -qualität zu schärfen. Das kann neue Impulse geben, uns stärker mit dem zu verbinden, was uns wirklich wichtig ist.

6.5 »Highway to hell« oder: Die Hölle, das sind die anderen! Wie die Bewältigungsmodi im Moduszirkel ineinander greifen

Durch die obigen Übungen konnten Sie schon herausarbeiten, welche Modi bei Ihnen als Paar in Streitsituationen bevorzugt aktiviert sind und Ihr Alltagsbewusstsein für diese Modi schärfen. Sie kennen also auch schon Ihre bevorzugten Streitmodi. Nun geht es im nächsten Schritt darum, Ihren bevorzugten Moduszirkel zu erkennen. Dieser beschreibt, wie Ihre beiden Bewältigungsmodi ineinandergreifen, sodass eine Streitspirale entsteht. Dazu können Sie das leere Moduszirkel-Memo auf **AB 1** zu Hilfe nehmen. In diesem Moduszirkel verstärkt der Bewältigungsmodus der einen Seite den Bewältigungsmodus der jeweils anderen. Ein typisches Beispiel dazu wurde in Abschnitt 2.7 mit Peter und Susanne beschrieben. Der Auslösereiz aktiviert ein Schema. Aus diesem Erleben heraus wenden wir die in der frühen Kindheit erworbenen Bewältigungsstrategien noch heute an. Wir sind dabei gleichzeitig

Opfer und Täter: Mit der wütenden Kindseite werden wir zum Täter, das Opfer ist das übergangene, verletzbare Kind. Bitte versuchen Sie nun, den typischen Ablauf eines Streites (z. B. des letzten größeren Streites, an den Sie sich erinnern) darzustellen und in dieses Moduszirkel-Memo einzutragen. Dadurch kann Ihnen deutlich werden, welche Kindmodi den Moduszirkel aufrechterhalten und welche übergangen bzw. in den Hintergrund gedrängt werden.

Die schlichte Erkenntnis ist: Wir sind immer auf dem roten Bein, wenn wir uns streiten oder entfremden und auf dem blauen Bein, wenn wir uns annähern, Verständnis suchen und kooperieren.

Nachdem Sie mit dem Moduszirkel-Memo das Drehbuch eines typischen Streites verstanden haben, kommen wir nun zum Zwischenschritt des *Verzeihens* und *Wiederannäherns*. Verzeihen ist immer dann möglich, wenn Sie hinter den Sie ärgernden Bewältigungsmodi das verzweifelte, verletzbare Kind in Ihrem Gegenüber sehen können. Die folgende Übung hilft Ihnen bei dem zentralen Schritt, den Zugang zu dem verletzbaren Kindmodus zu finden.

6.6 Das Eis brechen: imaginative Übungen für einen Neuanfang

In einer Partnerschaft schleifen sich bestimmte Umgangsformen immer tiefer ein. Um diese Muster zu unterbrechen, muss man bewusst einen Neuanfang machen. Der sollte gut vorbereitet sein. Imaginative Übungen eignen sich gut dafür. Imaginationen mit geschlossenen Augen aktiveren das Gehirn viel stärker und umfassender als normale Gedanken. Sie helfen, späteres Handeln innerlich zu bahnen. Auch Sportler setzen diese Technik ein. Sie können den Zugang zu dem verletzbaren Kindmodus in Ihrem Gegenüber mit folgender Übung vorbereiten:

Übung

Stellen Sie sich Ihr Gegenüber als kleines Kind vor. Greifen Sie dabei auf die Erzählungen zurück, die er oder sie Ihnen in »guten Stunden« (z. B. in einem Paargespräch) anvertraut hat. Bei Menschen, die als Kind die Erfahrung machen mussten, dass sie schon vor der Geburt abgelehnt worden sind, da ihr Erscheinen eben nicht in die Familienplanung oder in die Lebenssituation der Mutter oder des Vaters passten, können Sie sich Ihren Partner oder Ihre Partnerin als Baby vorstellen und versuchen, ein oder zwei *positive Sätze* zu finden, die Sie diesem kleinen Wesen sagen möchten. Sie können dazu auch Kinderfotos zu Hilfe nehmen! Für viele Menschen ist ein Satz hilfreich wie: »Schön, dass du da bist« oder »Ich werde dich begleiten und beschützen«. Nehmen Sie sich für diese Übung zehn Minuten Zeit und bleiben Sie bei dieser Vorstellung und führen den Geist immer wieder zurück, dass Sie sich Ihre Partnerin oder Ihren Partner als kleines Kind oder sogar Baby bildlich vor Ihrem inneren Auge vorstellen und sich innerlich diese Sätze sagen. Dann lösen Sie sich aus der Übung und überlegen sich noch einmal, was Ihre Partnerin oder Ihr Partner für die Befriedigung der Grundbedürfnisse von den Eltern noch gebraucht hätte und vermutlich nicht oder nicht genug bekommen hat.

Vergegenwärtigen Sie sich noch einmal, dass das Bindungsbedürfnis ein sehr wichtiges Bedürfnis ist und dass Bindung bedeutet, Nähe, Wärme, aber auch Schutz und Anleitung zu haben. Stellen Sie sich Ihr Gegenüber in den Situationen, die Sie aus deren Kindheit oder Jugend kennen, vor. Treten Sie nun in der Vorstellung in diese Problemsituationen als Erwachsene hinein und nehmen Ihre Partnerin oder Ihren Partner (als Kind) in den Arm und geben Sie dem Kind (in der Imagination) das, was es gerade zutiefst braucht. Vielleicht ist es einfach ein Satz wie: »Ich bin für dich da« oder zumindest: »Ich weiß, wie es dir geht« oder »Wir tragen das gemeinsam, ich lass dich nicht allein«. Denn viele Menschen waren mit ihrer Trauer und ihrem Kummer in der Kindheit ganz allein und konnten sich niemandem mitteilen. Bitte stellen Sie sich das wirklich wie einen Film vor. Derart intensiv vorgestellte Bilder wirken in unserem Gehirn fast wie ein reales Erlebnis. Nutzen Sie die Kraft der Imagination! Die daraus entstehenden Gefühle sind reale Gefühle. Aus diesen Gefühlen heraus können Sie jetzt auf Ihren Partner oder Ihre Partnerin zugehen und eine neue, heilende Begegnung wagen.

Ist das Bedürfnis nach Selbstbehauptung und Autonomie verletzt worden, weil er oder sie immer gegängelt und bevormundet wurde und sich verzweifelt dagegen wehrte, gehen Sie in der gleichen Weise vor und arbeiten mit der inneren Formel: »Du schaffst es allein. Ich traue dir das zu. Du hast die Stärken. Du findest deinen eigenen Weg. Du darfst es für dich selbst herausfinden«. Wenn Ihre Partnerin oder Ihr Partner immer wieder entwertet wurde und vermutlich heute noch unter entsprechenden inneren Kritikern leidet, können Sie die Übung mit Sätzen machen wie: »So wie du bist, bist du okay. Ich sehe deine Stärken. Das hast du toll gemacht. Ich schätze deine …«, und hier benennen Sie die Stärken, Talente, Vorzüge und positiven Haltungen Ihres Gegenübers.

Wenn früher schon niemand freundlich zu uns sprach, können wir das heute mit uns selbst oder füreinander tun! Das kann alte Wunden auch heute noch lindern – und manchmal sogar heilen.

Selbstanwendung der Imaginationsübung

Nachdem Sie diese Übung mit Ihrer Partnerin oder Ihrem Partner gemacht haben, gehen Sie diese Übung noch einmal mit sich selbst durch und stellen sich selbst in einer früher erlebten Szene als Kind oder Jugendlicher so lebendig wie möglich vor. Vielleicht können Ihnen alte Fotos dabei helfen. Dann kommen sie als erwachsene Person von heute mit allem, was Sie inzwischen wissen und z. B. in diesem Buch erfahren haben, in das Bild hinein. Es ist gut, wenn Sie gegenüber den Menschen, die Sie nicht gut behandelt haben, Ärger empfinden. Es geht dabei weniger darum, diese Menschen zu verurteilen als vielmehr darum, dass Sie sich klarmachen, welche Folgen das für Sie als Kind hatte. Und das ist einfach ärgerlich. Sagen Sie in der Imagination diesen Menschen, was das damals mit Ihnen gemacht hat (und bis heute macht)! Spüren Sie bis in den Körper, wie es sich anfühlt, das jetzt zu können (und zu dürfen)! Danach schauen Sie bitte wohlwollend auf sich selbst als Kind und sagen diesem die genannten unterstützenden Sätze glaubhaft. Wie fühlt es sich in der Brust an, das jetzt zu sich selbst sagen können. Am besten ist es, wenn Sie das Kind aus dem imaginierten Bild adoptieren und nicht mehr allein lassen. Die Vergangenheit können wir ja nicht mehr ändern. Aber oft gehen wir heute noch so mit uns selbst um wie damals die Bezugspersonen. Und das muss nicht sein – das können wir ändern.

Eine gute Gelegenheit, Selbstmitgefühl zu üben, sind die Tagesrückblicke, die wir in Abschnitt 6.4 empfohlen haben. Da können Sie wohlwollend auf sich selbst schauen und sich die unterstützenden Sätze noch einmal sagen, bevor Sie ins Bett gehen. Falls es Ihnen hilfreicher erscheint, können Sie statt Ihrem eigenen erwachsenen Selbst auch Ihre beste Freundin oder Freund, einen weisen Mann oder eine weise Frau oder eine andere für Sie hilfreichere Respektperson dazu holen, die diese unterstützenden Sätze glaubhaft zu Ihnen sagen kann. Manchen Menschen fällt es auf diese Weise leichter, sich selbst etwas Gutes zu wünschen. Wenn sich dann immer noch Kritikergedanken dazwischen schieben, stellen Sie sich vor, das Kind in dem Bild sind nicht Sie als Kind, sondern eines Ihrer (leiblichen) Kinder, denen das gleiche geschieht wie Ihnen damals als Kind. Interessanterweise bleiben die inneren Kritiker dann stumm und ihr konstruktiver Ärger und das Mitgefühl kommt viel leichter hoch. Dann müssen Sie sich nur noch fragen, warum Ihre Kinder eine bessere Behandlung verdient haben, als Sie selbst als Kind. Damit sind wir wieder bei Ihren inneren Kritikern. Auf diese müssen Sie wirklich gut aufpassen, damit die Ihnen nicht immer weiter Ihr Leben vergiften. Unter https://www.schematherapie-frankfurt.de/index.php/materialien-

3/uebungsanleitungen finden Sie eine Audioanleitung zu einer derartigen Übung.

Tipp

Sie müssen selbst ausprobieren, wie es für Sie am stimmigsten ist, mit sich selbst zu sprechen. Manchen gefällt: »Ich schaffe das!« gut. Andere, die gewohnt sind, mit sich selbst zu sprechen, finden »Du schaffst das!« passender. Das passt auch besser, wenn Sie das eine andere Person zu sich sagen lassen. Manche fühlen sich auch mit »Wir schaffen das!« gut, besonders wenn sie aus der Therapie mit inneren Dialogen zwischen ihrer erwachsenen und ihrer Kindseite vertraut sind. Andere finden das zu künstlich: Wie gesagt: Entscheiden Sie selbst!

6.7 »Sorry seems to be the hardest word!« Verzeihen – aber richtig!

Verletzungen und nachfolgende Beziehungsabbrüche sind das Gift, an dem eine Beziehung zu Grunde gehen kann. Wir erwähnten bereits, dass umgekehrt das Heilen der Verletzungen eine zentrale Fähigkeit für eine gute Beziehung ist. Aber was ist mit Verzeihen eigentlich gemeint und wie geht es genau? In Kapitel 3 haben wir bereits erwähnt, dass Verzeihen von zwei Faktoren abhängt, bzw. von zwei Seiten betrachtet werden kann. Zum einen kann Verzeihen als autonomer Prozess beschrieben werden, der in einem selbst stattfinden muss. Zum anderen fällt Verzeihen umso leichter, je offener, empathischer und verständnisvoller die verletzende auf die verletzte Person zuzugehen vermag. Für beide Aspekte möchten wir Ihnen im Folgenden Übungsmöglichkeiten aufzeigen. Wie schon an vielen Stellen in diesem Buch geht es auch hier um die Balance zwischen Autonomie und Bindung.

Verzeihen als autonomer Prozess. Die bewusste Entscheidung, sich wieder auf die andere Person einzulassen und nicht in Ärger und

Vorwürfen stecken zu bleiben, muss jeder Mensch für sich selbst treffen. Besonders bei den alltäglichen Verletzungen, die kein Paar der Welt vermeiden kann, verhindert ein schnelles Einlenken und Sich-Besinnen darauf, warum man eigentlich zusammen ist, den Einstieg in eine immer größer werdende Kluft und Vorwurfsspirale. Der Paartherapeut Arnold Retzer (2015) schlägt dafür eine symbolische Intervention vor, die die eigene Verantwortung beider Seiten für das Verzeihen betont. Er nennt sie die »Schuldschein-Übung«.

Übung • Der Schuldschein

Nehmen Sie sich Zeit und schreiben Sie sich über einen gewissen Zeitraum hinweg auf, was Ihr Partner bzw. Ihre Partnerin Ihnen in der Vergangenheit »angetan« hat bzw. sich Ihnen gegenüber in Ihren Augen »schuldig« gemacht hat. Welche Rechnungen sind aus Ihrer Sicht noch offen? Dieses Schuldenregister kann über einen Zeitraum hinweg jeden Tag ergänzt und korrigiert werden, so lange, bis eine möglichst vollständige Sammlung vorliegt. Diesen Zettel tragen Sie von jetzt an bitte bei sich. Prüfen Sie immer wieder, was Sie mit diesem Zettel tun möchten. Lassen Sie sich ruhig Zeit: Tage, Monate oder noch länger! Irgendwann werden Sie merken, dass der Gedanke in Ihnen hochkommt, sich von dem Schuldschein zu lösen, ihn zu verbrennen oder in anderer Weise zu vernichten. In diesem Moment wird sich ein Gefühl der wiedergewonnenen Freiheit einstellen. Die Freiheit bedeutet, dass Sie nicht mehr an den Vorfällen der Vergangenheit hängen möchten.

Bei manchen Menschen führt diese Freiheit dazu, sich neu auf die Beziehung einzulassen. Andere wiederum nutzen diese Freiheit, sich aus der Beziehung zu lösen. Vielleicht weil sie bemerken, dass sich nichts ändert und immer neue »Schulden« dazukommen. Arnold Retzer nennte das »die Schuld der Vergangenheit und die trügerische Hoffnung auf einen Ausgleich in der Zukunft, die damit verbunden ist« (Retzer, 2015, S. 278) loszulassen. In beiden Fällen führt die neu gewonnene Freiheit dazu, nicht in vorwurfsvoller innerer Verstrickung und dem damit verbundenen Stillstand zu verharren, sondern eine Veränderung der festgefahrenen Situation und eine neue Entwicklung voranzutreiben.

Im Englischen gibt es dazu ein etwas derbes Bild: Riding a dead horse! Wenn man auf einem toten Pferd sitzt, sollte man besser absteigen!

Auch die zweite Übung, die wir Ihnen vorschlagen, zielt darauf ab, den Verzeihensprozess in einem selbst zu fördern. Suchen Sie sich eine Situation aus Ihrer bisherigen Partnerschaft heraus, in der Sie sich verletzt gefühlt haben.

Übung

Vergegenwärtigen Sie sich noch einmal Ihre Grundbedürfnisse in Richtung Bindung und Selbstbehauptung in der Imaginationsübung aus dem vorherigen Kapitel und rufen sich kurz die positiven, bedürfnisbefriedigenden inneren Bilder oder Sätze ins Bewusstsein. Damit tun Sie sich selbst erst einmal etwas Gutes und kommen mehr in den Erwachsenenmodus. Holen Sie sich dann langsam die Konflikt- und Problemsituation vor Augen, mit der Sie arbeiten möchten. Versuchen Sie zu erkennen, in welchem Modus Sie und Ihr Gegenüber dabei jeweils sind. Es ist tatsächlich leichter, wenn Sie bei dieser Übung aufstehen und je einen Stuhl für sich und Ihr Gegenüber vor sich hinstellen. Wenn Sie von oben auf die beiden Stühle schauen, können Sie leichter im Erwachsenenmodus bleiben. Meist sind wir beim Streiten zumindest auf der vorderen Bühne in einem mehr oder weniger kämpferisch-ärgerlichen Bewältigungsmodus. Stellen Sie jetzt hinter den Stuhl für den Bewältigungsmodus der anderen Person einen weiteren Stuhl für den Modus des verletzbaren Kindes dieser Person auf der hinteren Bühne. Auch wenn dieser Teil zunächst hinter dem Bewältigungsmodus nicht sichtbar ist, wissen wir aber aus Kapitel 1, dass wir ihn alle haben. Er wird nur im Streit fast vollständig von dem vordergründig sichtbaren ärgerlichen Bewältigungsmodus verdeckt. Aber er ist da – und leidet unter dem Streit und der Entfremdung. So wie Kinder leiden, wenn sich Ihre Eltern streiten.

Um wieder in eine wohlwollendere und verständnisvollere Haltung zu kommen, müssen wir gewissermaßen an dem ärgerlichen Bewältigungsmodus vorbei uns diese verletzbare Seite ins Bewusstsein rufen. Diese innerlich dazu stellen. Dabei hilft uns der zweite Stuhl auf der hinteren Bühne. Erinnern Sie sich an die traurigen und belastenden Bilder aus der Kindheit Ihres Gegenübers, die Sie in der Übung auf Seite 226 ausgetauscht haben. Wenn Sie dieses verletzte Kind sehen, werden Sie leichter Verständnis oder sogar Mitgefühl für diese Seite in Ihrem Partner oder Ihrer Partnerin empfinden. Und damit wächst auch Ihre Bereitschaft, zu verzeihen und den Konflikt wohlwollend aufzulösen.

Wenn wir uns die verletzbare Seite HINTER der vordergründig ärgerlichen dazustellen, kann unsere Mitgefühlskraft wieder stärker werden als unsere Selbstbehauptungskraft. Erst dann können wir den Konflikt lösen.

Dann können Sie im Erwachsenenmodus innerlich vom Selbstbehauptungsbein auf Ihr Bindungsbein gehen. Wir nennen diesen zweiten großen innerlichen Schritt des Erwachsenenmodus Modusbalance. Bevor Sie auf Ihr Gegenüber wieder real zugehen, schieben Sie den Stuhl für den Bewältigungsmodus beiseite. Sprechen Sie zu dem Stuhl für das verletzbaren Kind dahinter mit Bezug auf die Konfliktsituation und sagen z. B.: »Ich sehe dich, ich verstehe etwas, warum du so reagierst. Ich mag dich doch! Wir können den ärgerlichen Modus auf der vorderen Bühne gemeinsam wegschieben, den brauchen wir jetzt beide nicht mehr. Das sind die alten Gespenster von früher. Lass' uns die wegscheuchen wie ein Schwarm lästiger Krähen und gemeinsam einen Weg finden, die Situation als Erwachsene vernünftig zu klären«.

Wenn Sie möchten, können Sie sich an das liebevolle Gefühl für Ihr verletzbares Kind an die Imaginationsübung erinnern. In dieser Stimmung können Sie jetzt auf das verletzbare Kind in Ihrem Partner oder Ihrer Partnerin schauen. Mit diesem Gefühl können Sie jetzt vorsichtig wieder auf die andere Person zugehen und versuchen, Sie mit ähnlichen Worten anzusprechen. Diese Übung können Sie auch sehr gut im Time-out machen, den wir Ihnen in Abschnitt 4.2 vorgeschlagen haben, um Konflikte erst einmal zu begrenzen.

Wenn sich die äußere Situation beruhigt hat und Sie beide diese nachbesprechen und besser verstehen möchten, können Sie – vielleicht nach einem konstruktiven Paargespräch – diese Übung gemeinsam machen. Dann gehen Sie beide mit geschlossenen Augen in der Imagination in Kontakt mit Ihren beiden verletzbaren Seiten und lassen die zueinander sprechen: Was sind meine warmen Gefühle für dich? Wo ist mein Verständnis? Wie wünsche ich mir unsere Beziehung? Begeben Sie sich so auf eine gemeinsame, imaginative Reise und erzählen sich, was Sie gerne miteinander tun möchten. Verstärken Sie so Ihr Lebensgefühl: »Wir beide werden das gemeinsam schaffen. Wir können gute Momente zusammen haben!« Diese Übung soll ein Verzeihen und inneres Wiederanknüpfen nach einer überstandenen Krise emotional vorbereiten. Wir gestalten unsere Lebenswelt auch aus unseren inneren Stimmungen heraus. Mit einer imaginativen Einstimmung können wir uns innerlich in eine freudig-wohlwollende Stimmung versetzen, aus der heraus wir positiver auf die Welt zugehen können.

Das ist das gleiche Prinzip wie bei einer Meditation: Aussteigen aus alten Schemaaktivierungen – einsteigen in eine gelassen-wohlwollende neue Grundstimmung. Das ist Modusbalance!

Verzeihen als wechselseitiger Prozess

Besonders nach größeren Verletzungen ist es wichtig, sich nicht »einzubunkern«, sondern miteinander ins Gespräch zu kommen. Auch wenn der Anfang sehr schwerfallen mag. Vielleicht auch, weil keiner den ersten Schritt machen will. Aber bedenken Sie: Wir haben gerade noch einmal gezeigt, dass hinter dem frustrierten oder bockigen Bewältigungsmodus das Bindungsbedürfnis der verletzbaren Seite still unter dem Streit leidet. Und zwar auf beiden Seiten. Zumindest so lange Sie sich nicht für eine Trennung entschieden haben, um Ihr Bindungsbedürfnis mit einer anderen Person zu befriedigen. Modusbewusstsein und Modusbalance können Ihnen helfen, den dritten Schritt vorzubereiten, die Moduswahl. Also bewusst gegen Ihren Schema-Autopiloten zu handeln und einen neuen Weg raus aus den Lebensfallen zu gehen. Dann ist der »Gangwechsel« aus Abschnitt 2.2 abgeschlossen.

Solange Sie aber noch etwas voneinander oder miteinander wollen, müssen wir bereit sein, den ersten Schritt zu tun. Sonst geht es Ihnen wie den Kindern beim Schwimmen: Alle Kinder stehen auf dem Startblock am Beckenrand. Bei drei sollen sie springen. Aber alle schauen nach rechts und links, ob die anderen auch springen. Niemand springt!

Das gilt für alle Differenzen, Missstimmungen und Zerwürfnisse in einer Beziehung. Dabei gibt es oft keine eindeutigen Täter oder Opfer, sondern jede Seite steckt in diesem Moment in ihrem Erleben fest. Das ist normal und liegt in unserer Natur. Denken Sie an das Smartphone-Beispiel. Es besteht immer die Gefahr, in den Rückzug zu gehen. Für eine gewisse Zeit mag das auch ein angemessener Schritt sein. Man muss nicht immer alles gleich und sofort ausdiskutieren. Aber früher oder später sollten Sie wieder aufeinander zugehen und nach vorne schauen. Dieses Loslassen-Können ist eine wichtige Fähigkeit, wenn man innerlich nicht verhärten möchte. Für sich alleine, oder in der Beziehung. Übungen dazu finden Sie in Kapitel 4. Im Folgenden wollen wir den Prozess des Wieder-Anknüpfens abschließend noch einmal ganz genau und systematisch betrachten, damit Sie die Schritte auch in schwierigen Situationen leichter gehen können.

Wenn wir auf größere Verletzungen schauen, betonen viele Autoren und Autorinnen, dass für den ersten Schritt die Fähigkeit der verletzenden Person entscheidend ist, empathisch auf die verletzte Person zuzugehen. Ohne Erklärungen, ohne Rechtfertigung! Nicht ausweichen, sondern da sein und sich dem Ärger der verletzten Person stellen. Dazu braucht es aber eine gute Portion innere Selbstbehauptungskraft.

Beim Prozess des Verzeihens möchten wir fünf wichtige Schritte unterscheiden:

(1) das Verstehen
(2) das (eigentliche) Verzeihen
(3) die Versöhnung
(4) die Vergebung
(5) das »Vergessen«

Zunächst klingt das alles recht ähnlich. Daher wollen wir uns anschauen, was mit den fünf Schritten im Einzelnen gemeint ist, zumal sie aufeinander aufbauen. Diese Schritte sollten wir nach jeder schwerwiegenden Verletzung bzw. jedem Vertrauensbruch durchlaufen, um die Grundlage für eine Wiederverbindung bzw. einen Neuanfang zu legen.

(1) Verstehen ist die Basis des Verzeihens. Wir können ein Verhalten nicht wirklich verzeihen, das wir nicht verstanden haben. Umgekehrt ist verzeihen schwierig, wenn wir uns selbst nicht verstanden fühlen. Studien zeigen eindeutig, dass die Fähigkeit, die Perspektive des Partners oder der Partnerin einzunehmen und ihn oder sie auf diese Weise zu verstehen, ein wesentlicher Faktor für die Beziehungszufriedenheit ist. Deswegen war uns auch das Smartphone-Beispiel in Kapitel 1 so wichtig! Damit das gelingt, müssen wir miteinander reden. Das fällt vielen Paaren schon bei alltäglichen Problemen nicht leicht. Umso konflikthafter und häufig auch destruktiver verlaufen Gespräche nach ernsthaften Verletzungen. Auch wenn es schwerfällt: Gerade deshalb sollten Sie das Gespräch nicht spontan verlaufen lassen, sondern den Regeln der konstruktiven Gesprächsführung möglichst genau folgen. Besonders das Nicht-Unterbrechen ist sehr, sehr schwer auszuhalten!

Die Bereitschaft, sich die Seite der anderen Person wirklich anzuhören ist aber die Basis jedes Verständnisses und damit jedes Neuanfangs. Prüfen Sie unbedingt Ihre innere Haltung: Bin ich wirklich daran interessiert, die Sichtweise der anderen Person zu verstehen oder geht es mir ausschließlich darum, MEINE Sichtweise zu beschreiben? Kann ich mich zurücknehmen, während mein Gegenüber spricht und mir ein echtes Bild von dem machen, was er oder sie sagt oder hole ich innerlich bereits Luft, um dann endlich, wenn ich dran bin, die nächste Kugel abzufeuern?

Die innere Haltung immer wieder zu korrigieren und insbesondere vom roten aufs blaue Bein zu kommen, ist in diesem Prozess mitunter die wichtigste Zutat. Sonst besteht die Gefahr, im Ärger steckenzubleiben.

Wenn Sie in einen Streit hineingeraten, brechen Sie lieber rechtzeitig ab und gehen in ein Time-out, bevor das Gespräch eskaliert. Wie das genau geht, haben wir in Kapitel 4 beschrieben. Mit einer Eskalation ist längerfristig niemandem gedient.

Im Streit befriedigen wir unser Selbstbehauptungsbedürfnis nur kurzfristig. Ohne Versöhnung und Wiederanknüpfung leidet aber das Bindungsbedürfnis langfristig. Die Beziehung fängt an zu bröckeln.

Wiederholen. Denken Sie immer wieder an die Kriegs-Metapher: Solange geschossen wird, gibt es keinen Frieden. Auch wenn es schwerfällt, raten wir dazu, wenigstens grob die Sicht der anderen Person zu *wiederholen*. Das trägt enorm zu einem besseren Verständnis bei, weil es einen aus den eigenen Gedanken herausholt und wirklich verbindend wirkt. Denken Sie immer daran: Der Weg zueinander gelingt nur auf dem blauen Bein. Sobald Sie auf das rote Bein gehen, werden Sie scheitern. Und beim Zuhören und Wiederholen sind Sie für die andere Person spürbar auf dem blauen Bein. Genau das trägt zur inneren Befriedung der Situation bei – mehr als jedes noch so gute Argument! Einmal mehr geht es um die Geste bzw. die Haltung und nicht um die Inhalte. Außerdem verlangsamt das Wiederholen den Prozess, und das wiederum gibt dem Erwachsenenmodus mehr Zeit, sich einzuschalten und sich gegenüber dem kämpferischen Autopiloten durchzusetzen.

Wir sind uns bewusst, dass nach einem schweren Vertrauensbruch mit tiefen Verletzungen ein konstruktives Paargespräch sehr schwer durchzuführen ist. Das Eis, auf dem wir uns bewegen, ist sozusagen sehr dünn und darunter lodert das Höllenfeuer. Wir können Ihnen dann eine Variante empfehlen, die den Prozess etwas abfedert.

Übung • Für besonders schwierige Gespräche

Setzen Sie sich dafür nicht gegenüber, sondern nebeneinander. Stellen Sie sich gegenüber einen dritten, leeren Stuhl auf. Die eigenen Aussagen werden dann nicht zum Gegenüber direkt, sondern zum leeren Stuhl hin ausgesprochen. Das nimmt diesen etwas von ihrer Wucht. Die angesprochene Person wird dann weniger auf dem Selbstbehauptungsbein aktiviert und kann leichter im Erwachsenenmodus und in Kontakt mit der eigenen verletzbaren Seite bleiben und die verletzbare Seite hinter der Wut im Gegenüber sehen. Wenn Sie festeren Boden unter den Füßen haben, können Sie wieder direkt zueinander sprechen.

Eine von manchen Paaren unbewusst eingesetzte Variante dieses Prinzips ist, derartige Gespräche bei einem Spaziergang zu führen. Wenn man nebeneinander geht, ist der Augenkontakt ebenfalls aufgehoben, was das Sprechen erleichtern kann.

(2) Verzeihen ist ein einseitiger Prozess. Das Opfer kann dem Täter bzw. der Täterin verzeihen, ohne mit ihm oder ihr gesprochen zu haben. Umgekehrt kann man sich die Verletzung einer anderen Person nicht selbst verzeihen, sondern nur diese um Verzeihung bitten. Wir sprechen der Einfachheit halber in diesem Abschnitt von Täter und Opfer, obwohl das in Beziehungen natürlich nicht so einfach zuzuordnen ist. Beim Verzeihen besteht die Gefahr, dass das Opfer mit dem Verzeihen einer Auseinandersetzung aus dem Weg und in eine Unterordnung geht, z. B. aus Angst vor einem Rückzug der Täterperson. Schweigt eine Mutter z. B. ein Kind zur Strafe an, kann das Kind das kaum aushalten und wird alle eigenen Bedürfnisse hintenanstellen und der Mutter alles »verzeihen«. Entsprechend erzogene Menschen neigen dazu, auch noch im Erwachsenenalter vorschnell zu verzeihen, z. B. wenn Männer sie geschlagen haben. Die Frauen fühlen sich dann möglicherweise als besonders gute Menschen, weil z. B. der christliche Glaube das Verzeihen fördert. Aber bei genauerer Betrachtung handeln sie nicht erwachsen, sondern ordnen sich aus dem verletzbaren Kindmodus heraus unter. Dahinter steckt ein Mangel an Selbstvertrauen bzw. die Angst vor weiteren Auseinandersetzungen oder verlassen zu werden. Wie es besser geht, werden wir im nächsten Kapitel anhand eines Fallbeispiels zeigen.

Aus Angst zu verzeihen ist Unterwerfung. Das stabilisiert die polaren Rollen und wirkt einer Begegnung auf Augenhöhe entgegen.

Augenhöhe und Respekt voreinander schaffen. Wirklich verzeihen kann man nur aus einer sicheren und starken Position heraus im Erwachsenenmodus, ohne Angst und auf *Augenhöhe* mit der anderen Seite. Das bedeutet, dass nach dem ersten Schritt jetzt beide Seiten jeweils den Schmerz der anderen Seite spüren und die Verantwortung dafür übernehmen. Das ist ein Zeichen des *Respekts* voreinander. Respekt lässt der anderen Seite Raum für deren Selbstbehauptungsbedürfnis (und damit derem gesund-roten Bein). Dieses fühlende Mitschwingen mit der anderen Seite setzt voraus, dass beide Zugang zu ihrer verletzbaren Seite haben und aus dieser heraus sprechen und nicht mehr aus einer angespannt-roten Druckposition. Daher ist das Moduszirkel-Memo so aufgebaut, dass es gezielt versucht, den Zugang zu dem verletzbaren Kindmodus zu erleichtern. Die Sehnsucht der verletzbaren blauen Seite und das Bedürfnis nach Bindung können sich dann in einer Entschuldigung und der Bitte um einen Neuanfang äußern, die die andere Person emotional wirklich berührt. Ohne diese Berührung kann die Wunde nicht heilen und der Prozess nicht wirklich abgeschlossen werden. Diese Entscheidung muss das Opfer treffen und vielleicht braucht es eine Menge guten Willen und mehrere

Gespräche, bis die emotionale Resonanz wirklich vorhanden ist und beide Seiten sich gesehen und verstanden fühlen.

Das Opfer muss die aufrichtige Betroffenheit und Reue des Täters bzw. der Täterin spüren. Danach sollte es sich – sozusagen im Gegenzug – dem Erleben bzw. der Sicht der Täterseite öffnen. Das erst schafft wieder Augenhöhe als Fundament einer langfristigen Verbesserung und einer respektvollen Beziehung.

Im Falle einer Affäre z. B. haben beide eine deutlich andere »Geschichte« im Kopf: Nehmen wir das Beispiel, dass Susanne Peter betrogen habe. Peters Geschichte wird dann vermutlich damit beginnen, dass Susanne »aus heiterem Himmel« etwas mit einer anderen Person angefangen habe. Susanne wiederum wird Peter versuchen zu vermitteln, dass sie sich schon lange von Peter vernachlässigt und nicht mehr wirklich geliebt fühlte. Gerade das habe sie erst anfällig für die Affäre gemacht. Das Eingestehen gegenüber der anderen Person, selbst zu dem Problem beigetragen zu haben, ist wiederum eine blaue Geste und lockt in der anderen Person viel stärker die ebenfalls blaue, kooperative Seite hervor, als das beste Argument. Denken Sie an Ihr eigenes Erleben beim Anschauen des Still-face-Experiments: Gerade an den Stellen, an denen die Verletzbarkeit des Kindes deutlich wird, reagieren wir fast automatisch mit Mitgefühl, weil unser biologisch angelegtes Fürsorgesystem aktiviert wird. Das ist im Prinzip im Erwachsenenalter nicht anders: Rechthaberei lockt in der anderen Person in der Regel eher Selbstbehauptungsimpulse hervor. Das Eingestehen eigener Fehler macht es der anderen Person viel leichter, ihrerseits Fehler zuzugeben.

(3) Versöhnung ist dann der nächste Schritt. Zur Versöhnung bedarf es tätiger Reue, wie es Viktor Frankl (1981) nannte. Man darf es nicht bei Worten belassen, sondern muss sich in einem offenen Gespräch darauf verständigen, was beide Seiten in Zukunft anders (und damit hoffentlich) besser machen wollen. Wir sind jetzt dabei, die Bedingungen für das neue Beziehungsfundament zu verhandeln. Damit es einen Fortschritt gibt, müssen beide (wenn auch vielleicht nicht im gleichen Ausmaß) ihr Verhalten ernsthaft verändern und bereit sein, einen *Preis* zu zahlen. Abrams Spring (1996) unterscheidet in diesem Sinne zwischen *high cost behavior* und *low cost behavior*, also mehr oder weniger aufwändigen Bemühungen. Diese sollten möglichst konkret und präzise abgesprochen sein, so wie das der letzte Schritt des konstruktiven Paargespräches vorsieht. Absichtserklärungen und gute Vorsätze helfen nicht weiter. Das tatsächliche Handeln bereitet den Boden, auf dem langsam wieder Vertrauen wachsen kann. Das ist Moduswahl. Denn ohne ein gewisses Maß an Vertrauen wächst keine Liebe. Aber erwachsenes (und nicht naiv-blindes) Vertrauen braucht Nahrung durch wohlwollende, zugewandte Handlungen. Sie erinnern sich: Ein Garten muss gepflegt werden.

In manchen Situationen gibt es jedoch nichts Konkretes, was zukünftig getan oder versprochen werden kann, wenn die Situation in der Vergangenheit einzigartig war.

Beispiel

Maria fühlte sich während der Schwangerschaft und Geburt des mittlerweile 7-jährigen Sohnes von ihrem Partner Frank allein gelassen. Bis heute konnte sie ihm seinen »Egotrip« in dieser Zeit nicht verzeihen. Im paartherapeutischen Prozess gelang es dem Paar aus der Vorwurfshaltung herauszutreten und sich darüber auszutauschen, wie beide die Zeit der Schwangerschaft und Geburt wahrgenommen bzw. was diese Zeit in beiden ausgelöst hatte. Der Moduszirkel im Autopilotenmodus, bestehend aus gegenseitigen Vorwürfen und Vermeidungsverhalten, hinderte das Paar bislang daran, sich in dieser Weise über die wirklichen Gefühle und Erfahrungen während dieser Zeit zu unterhalten. Im geleiteten Gespräch gelang es Frank, sehr viel Empathie und Verständnis für Marias Situation auszudrücken. Maria ihrerseits konnte erstmalig verstehen, wie sehr ihn die Schwangerschaft in seinen Schemata triggerte, was sie damals nicht wahrhaben wollte, da es für sie »die glücklichste Zeit überhaupt« war. Das wechselseitige Verständnis für die unterschiedlichen Empfindungen und Erfahrungen in dieser Zeit war für dieses Paar der Schlüssel zur Versöhnung. Weitere Maßnahmen auf der konkreten Handlungsebene waren nicht notwendig.

Der »gute Wille« ist der »Stoff«, aus dem die Heilung der Verletzungen gemacht ist.

(4) Vergeben ist der vierte Schritt. Jetzt wird es richtig spannend. Auch wenn die Bibel heute für viele Menschen vermeintlich oder tatsächlich ohne erkennbare Bedeutung sein mag (viele von uns sind dennoch unterschwellig christlich sozialisiert), gibt es in ihr dazu eine interessante Stelle. Sie erinnern sich: Wenn man einen Schlag auf die eine Wange bekommen hat, soll man die andere auch noch hinhalten. Wir glauben, dass diese Stelle den meisten von uns nicht sehr sympathisch ist. Es ist nicht selten der größte Schmerz, dass das Vertrauen in die andere Person enttäuscht wurde. Dann liegt die Konsequenz nahe: Das passiert mir nie wieder! Genau dieser Schmerz ist es ja, der die Menschen von der (blauen) Vertrauens- auf die (rote) Kontrollseite zieht – und dann geht man in den schützenden Rückzug. Die andere Person spürt aber den emotionalen Rückzug und wird geneigt sein, sich ihrerseits zurückzuziehen. Die Beziehung wird sich versachlichen und abkühlen. Das ist sicher besser, als sich immer wieder zu streiten und kann daher auch eine mögliche Lösung sein, führt aber letztlich in ein freundliches Nebeneinander bzw. in ein Beziehungsarrangement. Oder schlimmer noch: Bei jedem Fehlverhalten der anderen Person wird die alte Verletzung wie ein »Trumpf-Ass« aus dem Ärmel gezogen und dazu benutzt, auf dem roten Bein die eigene Position zu stärken und die eigenen Interessen besser durchzusetzen. Das ist das absolute Gegenteil von Vergeben und eher eine sogenannte *Opfer-Täter-Umkehr*. Vergeben heißt, die Dinge ruhen zu lassen, sich für einen Neuanfang zu öffnen, der anderen Person eine Chance zu geben und sich dabei mehr oder weniger verletzbar zu machen. Das meint, die »andere Wange« hinhalten. Aber ohne dieses Sich-Einlassen entsteht keine neue Nähe. Der durch die ersten drei Schritte entstandene differenzierte Blick auf das Gegenüber jenseits der Täter-Opfer-Polarität ist hierfür die Voraussetzung.

Die Vergebung soll im Sinne einer Bewährung genutzt werden, es besser zu machen.

Um Ihnen beim praktischen Vorgehen der Versöhnung zu helfen, haben wir hier nun zehn Schritte eines möglichen Versöhnungsgespräches zusammengestellt. Bitte achten Sie darauf, dass Sie bei der Umsetzung authentisch bleiben. Es wirkt letztlich der aufrichtige gute Wille, nicht die Erfüllung der Form!

Wichtig • Zehn Schritte des Versöhnungsgespräches

(1) Sprechen Sie Ihre Verletzung sachlich an (z. B. im Schutzraum eines konstruktiven Paargespräches) und kehren Sie Ihre Verletzung nicht unter den Teppich (s. o.).

(2) Zeigen Sie ggf. Ihre Moduslandkarte, um die hintergründigen Schemata zu zeigen, die Ihre Kindmodusgefühle hervorgebracht haben, damit die andere Person diese wahrnehmen und darauf eingehen kann.

(3) Die verletzende Person hört zunächst zu und versucht dann, was sie verstanden hat, mitfühlend zusammenzufassen, um zu zeigen, dass die Botschaft wirklich angekommen ist. Anschließend darf sie ihre Sicht ebenso in den Raum stellen.

(4) Die verletzte Person bestätigt, wo sie sich gesehen fühlt und versucht, sich für die Sicht der verletzenden Person zu öffnen, diese auch gelten zu lassen und möglichst anzuerkennen

(5) Die verletzende Person erkennt die Konsequenzen ihres Tuns ohne Bagatellisierung oder Rechtfertigungen mit emotionalen Worten an, so gut es ihr möglich ist.

(6) Die verletzte Person prüft, ob sie das Gesagte erreicht, was ihr noch fehlt bzw. was sie sich von der anderen Person wünscht oder von ihr braucht. Hier bedarf es guten Willen, um der Versuchung von Machtspielen zu widerstehen.

(7) Die verletzende Person versucht, auf die Wünsche einzugehen und sich Gedanken zu machen, was sie besser tun kann. Anschließend darf sie auch ihre Wahrnehmungen, Bedürfnisse und Wünsche äußern.

(8) Vielleicht ist es jetzt möglich, mit einem Moduszirkel-Memo auf die Interaktion zwischen beiden Partnern einzugehen und die wechselseitigen Bedürfnisse und Wünsche deutlicher zu sehen. Auf Basis dessen können beide konkrete Angebote machen, was sie in Zukunft besser machen möchten.

(9) Beide einigen sich auf konkrete Absprachen, wie sie miteinander in Zukunft umgehen wollen und überprüfen das in anfangs möglichst regelmäßigen konstruktiven Paargesprächen.

(10) Beide behalten im Bewusstsein, dass Aussöhnung ein Prozess ist, der Zeit und den erwähnten guten Willen braucht. Es kann immer wieder passieren, dass die Wunde erneut aufreißt. Dann sollten diese Schritte in verkürzter Form in einem konstruktiven Paargespräch noch einmal durchgegangen werden, um möglichst wieder auf das blaue Bein zu kommen.

Aussöhnung ist ein Prozess, keine einmalige Handlung.

(5) »Vergessen«. Es ist im Grunde nicht möglich, eine wirklich tiefsitzende Verletzung zu vergessen oder ungeschehen zu machen. Daher auch die Anführungsstriche. Es wird nie wieder so sein wie vorher. Das müssen wir akzeptieren. Ein schwerwiegender Vertrauensbruch wirkt wie ein Trauma. Die Erschütterung kann fundamental sein. Sie müssen damit rechnen, dass die Wunde wieder aufreißt bzw. angetriggert wird. Dann steht der Schmerz mit aller Macht wieder im Raum. Der Wunsch der verletzenden Person, irgendwann einen »Strich unter die Sache« ziehen zu wollen, ist verständlich, aber unrealistisch. Das wäre wieder einmal der Versuch eines Unter-den-Teppich-Kehrens. Wir haben schon darauf hingewiesen, dass Sie mit großer Wahrscheinlichkeit über die dabei entstehenden Falten später in einem unbedachten Moment stolpern werden!

Vergessen-Wollen ohne Aufarbeitung ist Vermeidung!

Ein mehr oder weniger genervtes »Kannst du das nicht endlich einmal ruhen lassen?!« wirkt trennend. Durch einen aktiven Umgang mit der Verletzung hingegen können wir etwas aus der Situation lernen und aus »Zitronen Limonade machen«. Das heißt aber, den Schmerz der Verletzung immer wieder zu teilen, denn das wirkt verbindend und ist das Beste, was das Paar tun kann. Dann kann die Beziehung danach sogar besser werden. Seien Sie aber auch mit Teilerfolgen zufrieden, die zu positiven Konsequenzen im Verhalten der anderen Person führen, und bleiben Sie dran. Eine gute Beziehung muss erarbeitet werden! Wenn es »knirscht«, fassen Sie sich am besten ein Herz und machen sich die Mühe eines konstruktiven Paargespräches, um die Situation zu klären und wieder neu aufeinander zuzugehen.

Auf der Seite der verletzten Person ist es gut, wenn Sie es schaffen, zwischen den belastenden Momenten immer wieder nach vorne zu schauen und - so gut es geht - an einer besseren Gegenwart und Zukunft zu arbeiten. Und bringen Sie bitte nicht die alten Sünden auf den Tisch, wenn es Ihnen gerade argumentativ passt. Das wäre eine Dominanzgeste und dürfte den Einstieg in einen neuen, entfremdenden Moduszirkel einleiten. Bleiben Sie lieber bei Ihrem Schmerz (blaues Bein), als in einen Vorwurf zu kippen (rotes Bein). Das lädt die andere Person eher dazu ein, emotional mit Ihnen verbunden zu bleiben und nicht in einen sich selbst schützenden Rückzug (oder gar einen Gegenangriff) zu gehen.

Leiten Sie aus früheren Verletzungen – wenn möglich – auch keine Vorverurteilung für die Zukunft ab oder eine Rechtfertigung für Ihre Eifersucht. Wir wissen: Es ist sicher schwer zu unterscheiden, ob Eifersucht überkompensierender Ausdruck eigener Ängste oder gesundes, erwachsenes Misstrauen ist. Darauf sind wir ja bereits in Abschnitt 5.3 eingegangen. Lassen Sie lieber – im Sinne des erwähnten guten Willens – die Unschuldsvermutung bzw. das Motto: »Im Zweifel für den Angeklagten« gelten.

»Vergessen« meint: Stellen Sie sich dem Schmerz, wenn er akut wiederkommt, aber halten Sie ihn nicht fest. Versuchen Sie, belastende Gedanken und Gefühle so gut es geht loszulassen. Das ist das Beste, was Sie tun können.

Abschlussritual. Den Abschluss des Versöhnungsprozesses kann ein Ritual bilden, in dem die belastende Situation auf einen Zettel geschrieben und dann gemeinsam verbrannt wird. Ein solches Ritual bildet eine markante Erinnerung mit Symbolcharakter, an die sich beide auch später noch deutlich erinnern können. Das kann noch verstärkt werden, wenn das Ritual an einem besonderen Ort durchgeführt wird. Solche Rituale hatten in früheren Kulturen eine große Bedeutung und trugen zur Stabilität der Gemeinschaft bei. Die darin wirkenden Kräfte kann man auch heute noch im privaten Rahmen nutzen.

Zum Abschluss und zur Zusammenfassung noch ein paar Kernsätze, was Verzeihen und Versöhnung sind bzw. *nicht* sind:

- (Richtiges) Verzeihen ist kein Zeichen von Schwäche.
- Durch die Versöhnung ist nichts ungeschehen gemacht. Manchmal bleibt Verwundung.
- Nicht die Zeit heilt die Wunden! Versöhnung ist ein dauerhafter, aktiver Prozess.
- Die verletzende Person muss der verletzten Person Zeit lassen, sich auf die Situation einzustellen.
- Solange noch stärkere negative Emotionen im Spiel sind, ist die Zeit noch nicht reif.
- Die beiden Erwachsenenmodi sind die »Verhandlungsführer«.
- Eine Versöhnung muss aus Einsicht und Überzeugung geschehen, nicht aus Angst, verlassen zu werden.

- Die verletzende Person kommt nicht um ein Eingeständnis ihrer »Schuld« (nicht im moralischen Sinne, sondern im Sinne von »Verantwortung«) herum. Sie muss etwas vom Schmerz der verletzten Person in sich fühlen. *Das* verbindet wieder!
- Die emotionale Wiederanbindung gelingt nur aus den (blauen) Kindmodi heraus.
- Am Ende sollten klare, verhaltensbezogene Absprachen für die Zukunft stehen.
- Der Prozess geht weiter. Das neue Verhalten muss immer wieder überprüft werden.

Zugegeben: Diese Übungen sind anspruchsvoll. Für viele vielleicht zu anspruchsvoll. Es ist sicher leichter, derartige Übungen nicht alleine, sondern im Rahmen eine Paarberatung oder -therapie zu machen. Wir wollten Sie Ihnen aber dennoch vorstellen, weil wir in der Paartherapie tatsächlich derartige Übungen mit sehr gutem Erfolg einsetzen. Wir wollen Sie gleichzeitig ermutigen, bei ernsthafteren Problemen – vielleicht nur für einige Stunden – eine Paarberatung oder Paartherapie in Anspruch zu nehmen. Dann können Therapierende Sie bei derartigen Übungen unterstützen. Mehr dazu in Kapitel 8. Egal ob mit therapeutischer Hilfe oder ohne: Nach der Krise ist vor der Krise. Langfristig stabilisieren Sie Ihre Beziehung, in dem Sie aktiv an Ihrer Beziehung arbeiten. Dazu nun weitere Anregungen.

6.8 Die richtige Balance in der Beziehung finden

In Abschnitt 3.2 haben wir ja schon eine Übung angekündigt, die Ihnen helfen kann, eine gute Balance in Ihrer Beziehung für drei wichtige Dimensionen zu finden. Die drei Dimensionen waren:

(1) Autonomie ↔ Bindung
(2) Selbstbehauptung ↔ Anpassung (Unterordnung)
(3) Geben ↔ Nehmen

In Abbildung 6.1 haben Susanne und Peter jeweils mit einem **X** zunächst für sich selbst eingetragen, wo sie sich auf der Linie zwischen den Polen ihrer jeweiligen Dimensionen selbst sehen. Dann trugen beide zusätzlich mit einem Dreieck ein, wo sie jeweils die andere Person sehen. Dabei ergaben sich erstaunliche Differenzen. Das kann dann der Ausgangspunkt für eine Neubestimmung im nächsten Paargespräch sein, was genau da jeder bei sich oder dem Gegenüber wahrnimmt. Wenn Sie das gemeinsam ausprobieren wollen, können Sie dazu das leere **AB 3** verwenden. Von den jeweiligen Eintragungen ausgehend können Sie beide überlegen, mit welchen konkreten Schritten Sie Ihre Beziehung neu ausbalancieren können, wie in dem Beispiel im Abschnitt 3.2 von Susanne und Peter angedeutet.

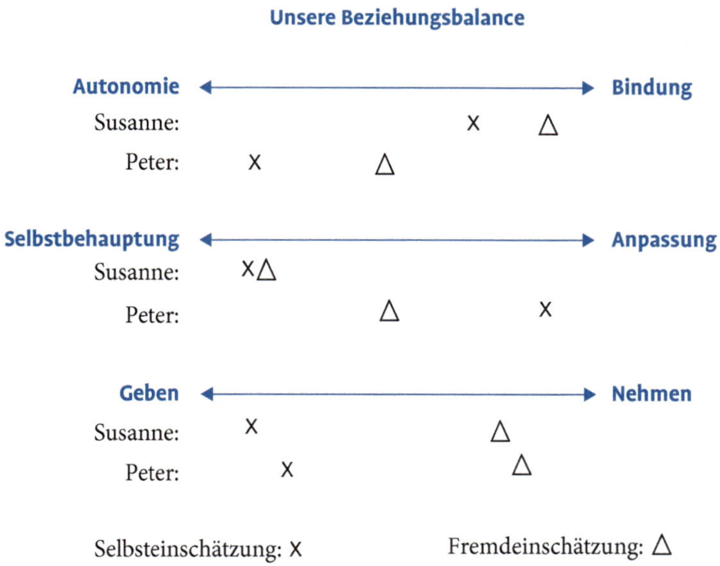

Abbildung 6.1 Beziehungsbalance von Susanne und Peter

6.9 Es gibt nichts Gutes, außer man tut es: Trimm-dich für den Erwachsenenmodus

Da sich neue Muster bzw. Lösungsschemata im Gehirn nur ausbilden, wenn sie immer wieder aktiviert werden, wird der Erwachsenmodus nur stärker, wenn wir immer wieder bewusst und gezielt in diese Haltung gehen. Gute Vorsätze allein bewirken praktisch nichts. Im Gegenteil: Wiederholte Enttäuschungen schwächen die Kraft zur Veränderung. Das modusorientierte Verändern soll die belastenden Modi schwächen und die positiven Modi stärken. Das nennen wir *Moduswahl*. Das geht mit folgenden Schritten:

(1) Stärkung des Erwachsenenmodus in der partnerschaftlichen Kommunikation
(2) Raum für den glücklichen Kindmodus schaffen
(3) Gute Momente der Zweisamkeit haben – gerade, wenn man Kinder hat!
(4) Gestaltung von Zärtlichkeit, gemeinsamen Erlebnisräumen und ggfs. Sexualität

(1) Stärkung des Erwachsenenmodus

Um Ihre Beziehung stabil zu halten, sind regelmäßige Paargespräche sehr hilfreich. Während in Krisen die Paargespräche dazu dienten, Konfliktsituationen kontrolliert zu bearbeiten, dienen sie jetzt dazu, das eigene Erleben während des Tages auszutauschen und dadurch in einer wirklichen emotionalen Verbindung zu bleiben und nicht in ein Nebeneinanderherleben hineinzurutschen. Treffen Sie sich also am besten jeden Abend zu ein paar Minuten »Quality time«. Mindestens aber einmal, besser zweimal die Woche für 30 Minuten wie zu einem Paargespräch. Bitte notieren Sie sich während der Woche positive Verhaltensweisen Ihrer Partnerin oder Ihres Partners, die Sie gefreut oder berührt haben.

Ein weiteres, wirklich wichtiges und gleichzeitig im Grunde ganz einfaches »Schmiermittel« für Ihre Beziehung sind die täglichen, spontanen kleinen positiven Rückmeldungen. Positive Rückmeldungen sind der beste Motivator. Lob tut gut – und jeder will mehr davon! Aber sie wirken nur, wenn man sie auch ausspricht! Halten Sie Ihre Gedanken nicht zurück. Sagen Sie spontan, worüber Sie sich gefreut haben oder was Sie an Ihrem Gegenüber mögen. Z.B. nach der Formel: »Ich fand gut ...« oder »Mich hat gefreut, dass ...«. Das kostet nichts, schafft aber eine gute Grundstimmung in der Beziehung, die manche Bodenwelle abfedern hilft.

Wenn Sie dadurch einen Stapel an »Rabattmarken« angesammelt haben, können Sie – am sichersten im Rahmen eines konstruktiven Paargespräches – auch wieder kritische Dinge ansprechen, wie es in Abschnitt 4.6 ausführlich beschrieben wurde. Wir alle wissen, dass Kritik am besten aufgenommen wird, wenn zuerst etwas Positives gesagt wurde und wenn nicht die Person als Ganzes oder ihr Charakter (schwer zu ändern), sondern nur ein konkretes Verhalten (verändern wir sowieso ständig) kritisiert wird. Am Ende äußern Sie einen Wunsch, wie sich Ihr Gegenüber verhalten möge. Vielleicht können Sie ihm oder ihr noch etwas anbieten, was Sie – sozusagen im Gegenzug – bereit wären zu tun. So können Sie zu neuen Verabredungen im Umgang miteinander finden.

(2) Raum für die glücklichen Kindmodi schaffen

Diese Übung zielt darauf, dass Sie den Modus des glücklichen Kindes stärken. Überlegen Sie, wo Sie mit Ihrem Partner oder Ihrer Partnerin einmal sorglos, ausgelassen und spielerisch sein können (z. B. beim Tanzen). Vielleicht ist es das gemeinsame Schaumbad in der Badewanne, vielleicht ist es auch der Filmabend bei einem lustigen und heiteren Film, vielleicht sind es Brett- oder Fantasiespiele (zu zweit oder mit Freunden). Manchmal gelingt es auch, dies gemeinsam mit den eigenen Kindern zu gestalten. Dies kann aber dann ungünstig sein, wenn die Kinder noch so klein oder so temperamentvoll sind, dass Sie oft in eine reglementierende und anleitende Elternrolle gehen müssen. Genau um diese geht es hier nicht, sondern Sie sollen selbst glücklich und sorgloses Kind sein dürfen. Deswegen ist es wichtig, dass die Situation in gewisser Weise vorhersehbar positiv bleiben kann.

(3) Übung zur »Zeit zu zweit«

Planen Sie gemeinsam kleine Events, die Sie in eine andere Umgebung bringen. Gehen Sie mit ihm oder ihr dahin, wo Sie sich fern des Alltags entspannt neu begegnen können. Gehen Sie ins Kino oder auf einen Jahrmarkt, fahren Autoscooter oder essen Zuckerwatte. Schicken Sie Ihre inneren Kritiker auf Urlaub und machen mal wieder etwas Verrücktes. Für viele ist Fasching eine gute Gelegenheit dazu. Wenn es Sie zur Kultur drängt, ist mal wieder ein gemeinsamer Theater- oder Opernbesuch angesagt, oder bummeln Sie in Ihrem Heimatort durch eine Kunstausstellung. Betrachten Sie die Welt wieder ein wenig neu, wie früher als Kind, indem Sie mal wieder in den heimischen Zoo oder einen Erlebnispark gehen. Eine interessante Möglichkeit ist, dass jede Seite abwechselnd vorschlagen darf, was diese Woche gemacht wird. So kann man etwas von der Erlebenswelt des oder der anderen erfahren.

Gönnen Sie sich, sofern Sie Kinder haben, in größeren Abständen (z. B. ein oder zweimal im Jahr) auch einmal eine Wochenendreise alleine – ohne Kinder. Mögen Sie eher ein Wellness- oder Wanderwochenende oder einen Besuch in einer fremden Stadt? Aber dann ohne Reiseführer und Programm. Einfach bummeln, schlendern, schauen, sich treiben lassen. Wie früher! Es geht darum, sich als Paar neu zu entdecken und wenn irgend möglich, auch einmal von der elterlichen Rolle entlastet zu sein. Für viele Paare mit kleinen Kindern ist das erste Wochenende alleine wie das Paradies. Wichtig ist, dass Sie sich innerlich wirklich darauf einlassen, lockerlassen und keine bildungsbürgerliche Veranstaltung daraus machen. Wir erstarren im Alltag in unseren Gewohnheiten. Neue Situationen schaffen Gelegenheiten, sich wieder neu zu sehen. So können Sie anknüpfen an »gute alte Zeiten«. Die Muster aus dieser Zeit sind in Ihrem Gehirn immer noch vorhanden. Sie sind unter einer dicken Staubschicht aus schlechten Gewohnheiten verborgen. Machen Sie einen Tapetenwechsel, klopfen den Staub ab, geben Sie den guten Gefühlen in sich eine neue Chance. Sie haben eine Wahl. Sie können es besser machen!

6.10 Ideen zur Belebung Ihrer Sexualität

Im Abschnitt 5.1 konnten Sie schon einige allgemeine Ausführungen zur Sexualität lesen. Wenn Sie sich bis zu diesem Kapitel hier vorgearbeitet haben, bekommen Sie nun noch konkrete Anregungen, wie Sie vorgehen können, wenn Sie Ihre Sexualität beleben möchten. Wir greifen damit unter anderem Anregungen des Paar- und Sexualtherapeuten Ulrich Clement (2011) auf, der in seiner Arbeit immer wieder hervorhebt, dass sexuelle Lust eine Frage des *Wollens* und nicht eine Frage des *Könnens* ist. Eine der Kernfragen ist sich vorzustellen, was Sie unabhängig von Ihrem Partner oder Ihrer Partnerin erfahren wollen (s. Abschn. 5.1). Eine wichtige Erklärung für Lustlosigkeit in Partnerschaften sieht Clement in der Tatsache, dass sich viele Paare ausschließlich in der sexuellen Komfortzone bewegen und sich im Laufe ihrer Entwicklung auf ein sexuelles Skript einlassen, in dem nur Praktiken ausgelebt werden, die vorhersehbar und routiniert sind und auf die das Paar sich irgendwann einmal mehr oder weniger bewusst geeinigt hat. Auf diese Weise entsteht Sicherheit zulasten von Lust, da nur das gelebt und ausgesprochen wird, von dem sich beide sicher sind, dass es gut ankommt.

Prüfen Sie sich doch einmal selbst: Kennen Sie Ihrer beider sexuellen Fantasien und Vorlieben wirklich? Welche Punkte haben Sie bislang verschwiegen? Welche Reaktion vermuten Sie, wenn Sie sich vorstellen, Sie würden Ihre Fantasien und Wünsche offen mitteilen? Glauben Sie alles über die sexuellen Fantasien und Vorlieben Ihres Gegenübers zu wissen? Mit welcher Reaktion müsste die Person rechnen, wenn sie Ihnen etwas von sich preisgeben würde, das gar nicht Ihrem sexuellen Profil entspricht bzw. Ihnen nicht gefällt? Wie Sie anhand der Fragen bereits erkennen können, kann ein offenes Gespräch über Wünsche und Fantasien mit einem Risiko verbunden sein, eine negative Reaktion hervorzurufen. Überlegen Sie sich daher gut, ob Sie dieses Risiko eingehen wollen. Oder ob Sie lieber auf die Chance verzichten, mehr Lust entstehen zu lassen, und lieber im sicheren Bereich bleiben.

Wenn Sie das Risiko eingehen möchten, suchen Sie einen dafür geeigneten Zeitpunkt. Ein gemeinsamer Urlaub sich dazu sicher besser als die Zeit des Hausbaus oder die Pubertätskrise Ihres Kindes. Befindet sich Ihre Partnerschaft in einer Krise, sollten Sie zunächst die Basis Ihres Zusammenlebens – wie oben beschrieben – klären und stabilisieren. Die Verbesserung der Sexualität ist dann das » Sahnehäubchen«. Nicht ohne Grund bildet dieses Thema auch den Abschluss dieses Kapitels. Nur seien Sie sich bewusst: Wenn Sie zur Quelle Ihrer Sexualität wollen, müssen Sie gegen den Strom (der Gewohnheiten) schwimmen. Das strengt an. Es braucht zudem eine gewisse Entschlossenheit, sich aus der gemeinsamen Komfortzone Ihrer Sexualität herauszuwagen. Die Schwerkraft lässt den Stein nach unten rollen. Wenn Sie ihn nicht gezielt anstoßen, bleibt er liegen. Oder in einem anderen Bild ausgedrückt: In flachem Wasser planschen kann auch erfrischen. In hohen Wellen baden ist da schon etwas anderes. Aber eben auch nicht ohne Risiko!

Wir wollen hier Ihre Sexualität nicht umfassend analysieren. Dazu empfehlen wir Ihnen die weiterführende Literatur. Wir beschränken uns auf einige zentrale Anregungen, mit denen Sie Ihrer Sexualität neue Impulse geben können.

Sexuelles Profil. Ein spannendes Gespräch über Sexualität wird besonders durch Fragen in Gang gebracht, die vielleicht ein wenig provokant, spielerisch, tiefer und überraschend sind. Ulrich Clement (2015) hat zur Erhellung des eigenen sexuellen Profils ein Buch mit zahlreichen solchen »indiskreten Fragen« geschrieben. Hier eine kleine Auswahl:

- Beschreibe eine aktuelle Situation, in der du dich besonders attraktiv, besonders männlich/weiblich fandest.
- Wenn du den Beginn deiner sexuellen Erfahrungen mit heute vergleichst: Was hast du seitdem gewonnen und was verloren?
- Angenommen, du bekommst von Freunden eine Sitzung beim Sexualtherapeuten geschenkt und es würde nie jemand erfahren: Was würdest du gerne besprechen?

- Wir haben unterschiedliche Seiten in uns, die in manchen Situationen hervortreten, das gilt auch für die Sexualität (z.B. der Verführer, die Unschuldige, die Mütterliche, der Draufgänger, der Zaghafte, die Schlampe ...). Welche sexuellen Seiten kennst du von dir? Benenne sie mit einem schlüssigen Namen.

Vielleicht haben Sie Lust, selbst weitere Fragen für Ihr Gespräch zu formulieren. Sie können auch ein Spiel daraus machen: Beide überlegen sich 20 interessante Fragen, alle werden in einen Topf geworfen. Wenn Sie Zeit und Lust haben, ziehen Sie eine der Fragen und kommen auf diese Weise ins Gespräch.

Die Kurve Ihrer sexuellen Zufriedenheit aufmalen

Die Kurve Ihrer sexuellen Zufriedenheit dient der Bestandsaufnahme: Wie zufrieden sind Sie beide mit Ihrer Sexualität? Malen Sie - wie Peter und Susanne in Abbildung 6.2 - Ihre Lustkurve in das Diagramm in Arbeitsblatt 6. Es ist spannender, das zunächst getrennt zu machen und dann die Kurven übereinander zu legen. Tragen Sie dazu die besonderen Ereignisse in Ihrem Leben ein. Auch bei Peter sinkt die Kurve etwas ab. Aber der Unterschied zu

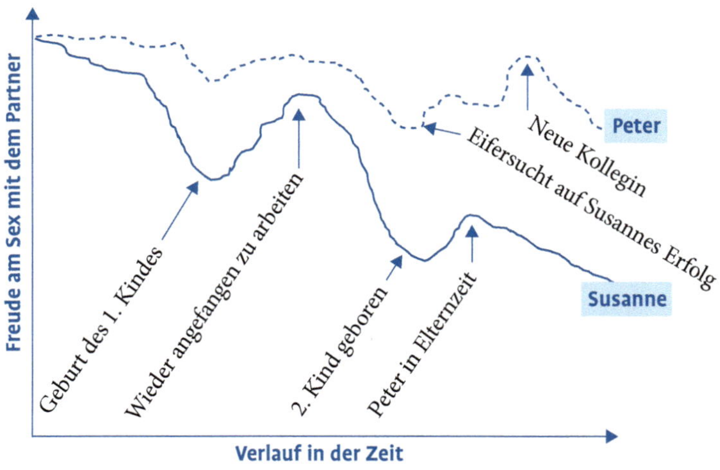

Abbildung 6.2 Lustkurven von Peter und Susanne

Susanne ist deutlich. Besonders interessant ist auf Schwankungen und deren Anlässe einzugehen: Was mindert Susannes und Peters Lust, was steigert sie? Hier gibt es Ansatzpunkte für ein Gespräch.

Beispiel

Die Geburt der Kinder und der Schlafmangel nahmen Susanne jede Lust auf Sex. Hätte sich Peter häufiger nachts um die Kinder kümmern sollen, anstatt sich für die Arbeit auszuschlafen? Susanne hatte mehr Lust, als sie wieder arbeiten gehen konnte. Die Anerkennung (und die begehrenden Blicke), die sie dort bekam, steigerte ihr Selbstbewusstsein und ihre Lust. Es wäre vielleicht gut, wenn Peter seine Eifersucht im Griff hielte und Susanne diese Anerkennung gönnte.

Die Eifersucht von Peter auf Susannes Erfolg bei ihren Kollegen ist ein gutes Beispiel, dass es nicht immer eine gute Idee sein muss, dem anderen alles zu erzählen. Natürlich ist es schön, seine Erfolge zu teilen. Aber wenn Susanne weiß, dass Peter zur Eifersucht neigt, bespricht sie das lieber mit einer guten Freundin als mit ihm. Sie müssen mit den Konsequenzen leben, wenn Sie Ihrer Partnerin oder Ihrem Partner etwas erzählen. Das gilt im Besonderen für Ihre früheren sexuellen Erfahrungen, Ihre sexuellen Fantasien und natürlich Begegnungen außerhalb der Partnerschaft. Sie müssen die Schemata und Bewältigungsreaktionen Ihres Gegenübers vorausschauend einbeziehen, bevor Sie sich entscheiden, etwas aus dem sexuellen Bereich zu teilen. Da steckt viel Feuer drin. Und am Feuer kann man sich wärmen, aber auch verbrennen.

Es ist auch in einer Beziehung gut, immer zu wissen, was man sagt, aber nicht alles zu sagen, was man weiß.

Der sexuelle Wunschzettel

In der Sexualität zweier Menschen kann man folgende Bereiche unterscheiden, die in Abbildung 6.3 auch grafisch dargestellt sind:

- den Bereich der gemeinsam gelebten Sexualität
- die sexuellen Wünsche beider Personen, die zwar (noch) nicht in der Partnerschaft ausgelebt werden, aber grundsätzlich realisierbar sind.
- die sexuellen Wünsche und Fantasien beider Seiten, die nicht ausgelebt werden können oder sollen.

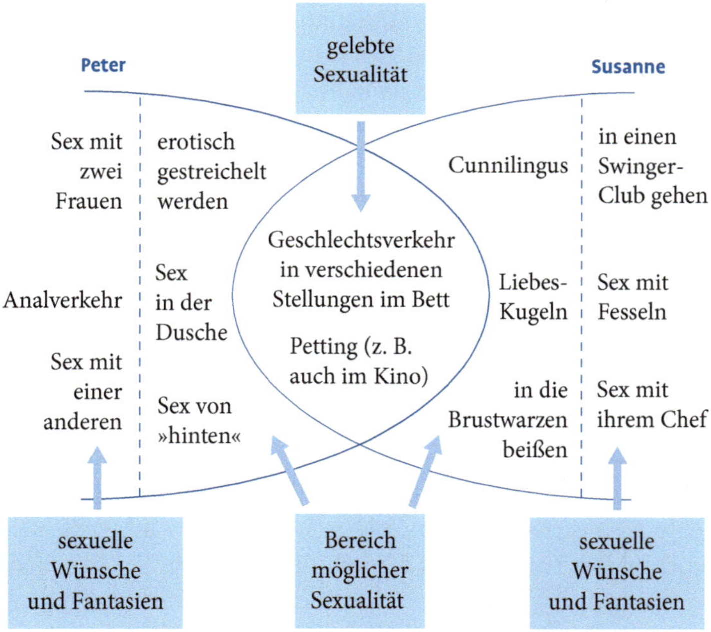

Abbildung 6.3 Landkarten der Sexualität von Susanne und Peter

Wir werden uns im Weiteren mit der Verwirklichung Ihrer sexuellen Wünsche beschäftigen. Die Fantasien lassen wir erst mal außen vor. Das heißt aber nicht, dass zu einem späteren Zeitpunkt nicht doch etwas aus dem Bereich der Fantasie in die gelebte Sexualität hereinkommen kann. Oder mit einer anderen Person. Die Wünsche werden vermutlich unterschiedlich sein. Es gilt, die »Lust am Unterschied« zu entdecken und sich dosiert darauf einzulassen.

Gerade aus den Unterschieden kommt das Wachstumspotenzial in Ihrer Beziehung. Der amerikanische Sexualtherapeut David Schnarch (2012) unterscheidet zwischen *selbstbestimmter* und *fremdbestimmter Sexualität*. Fremdbestimmte Sexualität bedeutet, sich auf die andere Person einzulassen. Das verbindet und schafft das *Wir*. Selbstbestimmte Sexualität bringt neue Impulse aus dem jeweiligen *Ich* in die Sexualität. Das bereichert. Die Realisierung Ihrer sexuellen Wünsche geht nur im gut ausbalancierten Wechselspiel von selbst- und fremdbestimmter Sexualität. Lehnen Sie daher neue Ideen bitte nicht gleich ab. Im Zweifel lieber erst einmal ausprobieren und dann gemeinsam auf das Ergebnis schauen. Das muss in einem vertraulichen Gespräch miteinander besprochen und verhandelt werden. Um eine entsprechende Basis zu schaffen, schlagen wir zwei Schritte vor:

(1) Entdecken Sie zunächst Ihre eigenen schönsten erotischen und sexuellen Wünsche und füllen z. B. entsprechende »Wunschkärtchen« aus.
(2) Versuchen Sie, Gelegenheiten zu nutzen, diese Wünsche umzusetzen.

Die schönsten sexuellen Fantasien

Nehmen Sie sich etwas Zeit und ein leeres Blatt, lassen Ihre inneren Bilder einmal laufen und schreiben dann das »Drehbuch« einer (oder mehrerer) schönsten sexuellen Fantasien auf. Achten Sie ruhig auf Ihre Fantasien bei der Selbstbefriedigung. Nur so nebenbei: Die sexuelle Zufriedenheit korreliert besonders bei Frauen mit der Masturbationshäufigkeit (Driemeyer, 2013). Vielleicht wehrt sich in Ihnen etwas, diese Fantasien aufzuschreiben. Träumen kann man viel. Wenn Sie es nicht beim Träumen belassen wollen, sollten Sie Ihre Träume so konkret machen, dass Sie sie einfangen und zu Papier bringen können. Wie genau wollen Sie es denn gerne haben? Das kann durchaus auch eine etwas ernüchternde Erfahrung sein. So wie vor einer allzu langen Speisekarte zu sitzen: Klingt alles ganz spannend, aber was genau soll es denn jetzt sein?!

Im zweiten Schritt geht es nun darum, was Sie aus dem Bereich der Fantasien in den Bereich der möglichen Sexualität und damit in die »sexuellen Wunschkärtchen« einbringen möchten. Dazu müssen Sie natürlich nicht Ihre ganzen anderen Fantasien offenlegen. Wir finden, etwas Träumen darf sein. Manche wissen gar nicht genau, was sie sich wünschen oder was sie mögen, da sie sich (noch) nicht mit der eigenen Sexualität auseinandergesetzt haben. Vielleicht, weil sie bislang zu sehr auf der Bremse standen. Frauen, die mehr über sich erfahren und den eigenen Körper besser kennenlernen möchten, legen wir das Buch von Emily Nagoski (2015) ans Herz oder die Website www.omgyes.com.

Warum gehen Sie Ihre Sexualität nicht wie ein anderes, spannendes Projekt an, z. B. eine Urlaubsreise? Mit einer Mischung aus Spannung und Neugier.

Fantasien sind übrigens nicht immer »schön«. Manche finden bestimmte Fantasien erregend und erschreckend bzw. abstoßend oder irritierend zugleich. In sexuellen Fantasien finden gelegentlich auch innere Konflikte inklusive deren Lösung ihren Ausdruck. So kann eine Fantasie, in der Sie von mehreren Personen zugleich »genommen« werden, beispielsweise weniger mit einem wirklichen sexuellen Wunsch, als mit der Sehnsucht, mehr als andere begehrt zu werden, zusammenhängen. Diese starke Sehnsucht wiederum kann ihren biografischen Ursprung in Situationen haben, in denen genau das Gegenteil erlebt wurde und sich beispielsweise ein Unzulänglichkeitsschema entwickelt hat.

Über sexuelle Wünsche sprechen

Selbst wenn Sie nun über Ihre Wünsche Bescheid wissen, ist das erst die »halbe Miete«. Denn jetzt geht es darum, diese anzusprechen. Wenn Sie die Erfüllung eines Wunsches zu direkt einklagen, bringen Sie Ihr Gegenüber in eine Zwickmühle:

- Erfüllt er oder sie Ihnen den Wunsch, ist es tendenziell fremdbestimmte Sexualität. Das kann ihm oder ihr einen Teil der Lust nehmen. Keine gute Basis, sich auf etwas Neues einzulassen.
- Pocht die oder der andere auf selbstbestimmte Sexualität und verweigert Ihnen Ihren Wunsch, ärgert Sie das. Auch kein gutes Ergebnis.

Ein möglicher Ausweg ist, im Paargespräch über die Wünsche zu sprechen, und sie dann wieder zu »vergessen«, d.h., nicht auf eine rasche Umsetzung zu drängen. Es ist erfolgversprechender, spielerisch Neugierde zu wecken, als im Kampfmodus Ansprüche zu stellen oder Vorwürfe zu machen. Das gibt Ihrem Gegenüber Zeit, auf eine günstige Gelegenheit zu warten, um mit einer gewissen Eigeninitiative auf den Wunsch einzugehen. Hier ein Beispiel für eine gelungene Balance von selbst- und fremdbestimmter Sexualität:

Beispiel

Susanne klagt darüber, dass Peter sie nicht spontan begehrt. Eines Sonntagmorgens drückt sich Peter am Waschtisch im Bad sanft von hinten an Susanne. Sie reagiert zunächst abweisend und sagt: »Die Kinder können jeden Augenblick reinkommen.« Aus dem letzten Paargespräch weiß Peter aber, dass Susanne eher morgens Lust hat und das oft übergeht. Er sagt: »Das kann man regeln«, und schließt die Badezimmertür ab. Dann nähert er sich ihr wieder und flüstert ihr ins Ohr: »Das wollen wir doch erst noch einmal sehen!«, während sich sein Finger sanft in Richtung ihrer feuchten Scheide vortastet: »Oh, das fühlt sich aber so an, als ob hier doch jemand Lust haben könnte …«, worauf sich Susanne am Waschtisch verführen lässt.

Wenn Peter also nicht bereit gewesen wäre, einen gewissen Widerstand bei Susanne zu überwinden und aus Angst vor einer Zurückweisung in der sexuellen Komfortzone geblieben wäre, hätten sie beide diese belebende sexuelle Erfahrung versäumt. Es gilt: No risk – no fun! Etwas Angst kann die sexuelle Lust durchaus steigern. Stellen Sie sich dieser Angst! Wenigstens etwas. Oder weniger fordernd formuliert: Probieren Sie aus, eine gute Balance zwischen Ihrer Neugierde und Ihrer Angst zu finden. Sie können die Realisierung Ihrer sexuellen Wünsche auch etwas systematischer angehen.

»Wunschkärtchen« ausspielen

Wir sind uns bewusst, dass die Hürde, derartige Gespräche zu führen, eher hoch ist. Eine weitere Möglichkeit ist, miteinander grundsätzlich zu vereinbaren, in der Sexualität etwas Neues auszuprobieren. Dann können beide Wünsche und Ideen auf Kärtchen schreiben. Hin und wieder können Sie dann ein sexuelles »Wunschkärtchen« ausspielen, und mit dieser Erklärung eine neue Variante der Sexualität ausprobieren. Zur Vorbereitung können Sie auch im weitesten Sinne erotische Ideen aufschreiben, die (noch) gar nichts mit sexueller Aktivität im engsten Sinne zu tun haben, wie beispielsweise sich gegenseitig eine erotische Geschichte zu erzählen, gemeinsam ein erotisches Hörbuch zu hören oder sich in einem Restaurant als »fremde Personen« zu daten. Ihrer Fantasie sind hier keine Grenzen gesetzt, schauen Sie, was Sie spannend fänden. Natürlich sollten Sie dabei auf die Grenzen der jeweils anderen Person Rücksicht nehmen und dieser ein Veto-Recht zugestehen. Aber das grundsätzliche »Recht«, Wunschkärtchen ausspielen zu dürfen, kann Ihnen etwas Mut machen, dass Ihr Gegenüber wohlwollend bzw. mit etwas Flexibilität reagiert. Das kann einiges bewirken und die sexuelle Beziehung relativ zuverlässig beleben.

Sich zur Sexualität »verabreden«

Dieser Punkt wird Sie vermutlich wundern, denken die meisten von uns doch, dass Sexualität »einfach so« geschehen muss. Das kann aber lange dauern, bis beide spontan Lust haben und dann auch noch die Situation »passt«. Vermutlich ist einer der Gründe, warum die Sexualität bei vielen Paaren über die Jahre einschläft, genau in dieser Einstellung begründet. Auch wenn Sie sich wundern: Wir sagen ganz klar: Gelegenheit macht Lust! Und die Gelegenheiten muss man schaffen. Das ewige und zugleich vergebliche Warten auf spontane Lust bezeichnet Ulrich Clement (2005) als eine der klassischen erotischen Fallen in Partnerschaften. Manche Paare ziehen einen Vergleich zu dem Anfang einer Beziehung, nach dem Motto »Früher mussten wir uns auch nicht anstrengen, da war die Lust einfach da!« Velleicht geht es Ihnen auch so. Aber überlegen Sie noch einmal genau, denn ein wesentlicher Punkt wird in diesen Erinnerungen häufig vergessen: Bei den ersten Dates wurde nämlich sehr wohl investiert und vor allem auch geplant. Sie werden kaum in einer ähnlichen äußeren Erscheinung und mit ähnlichem Gesichtsausdruck und Interesse an Ihrem Partner oder Ihrer Partnerin zum ersten Treffen gegangen sein, wie Sie sich nun, nach vielen Jahren Beziehung abends auf der Couch vor dem Fernseher präsentieren, oder? Die meisten von uns investieren gerade am Anfang einer Beziehung sehr viel Zeit und Energie in die Frage: »Wie komme ich beim anderen an?« Mit Spontanität hat das nicht wirklich viel zu tun. Uns haben halt damals die Schmetterlinge im Bauch geholfen!

Wie auch immer: Sollten Sie sich nun entschieden haben, nicht länger zu warten, sondern es etwas planvoller anzugehen, könnten Sie Folgendes tun: Sie könnten sich regelmäßig verabreden, z. B. donnerstagabends, und sich vornehmen, es sich an diesem Abend gemütlich zu machen, sich auszuziehen, beieinander zu liegen, zu berühren – sich also eine sexuelle Gelegenheit zu bieten. An dieser Stelle wollen wir noch einmal auf das Partybeispiel in Abschnitt 5.1 erinnern: Ob sexuelle Lust und Erregung entstehen, ist nicht immer plan- und vorhersehbar. Es wird Tage geben, da werden Sie diesen Moment möglicherweise genießen, Erregung entsteht und Sie freuen sich über Ihr sexuelles Erlebnis. Es wird aber auch Tage geben, an denen einer von Ihnen oder Sie beide nicht »anspringen«. Sie merken, dass Sie vom Kopf her woanders hängen oder sich einfach keine Erregung bzw. Lust einstellt. An diesen Tagen sollte es unbedingt erlaubt sein, auch wieder aussteigen zu dürfen. Nur wenn Sie auch Nein sagen dürfen, können Sie sich auf das *Ja* einlassen und dieses explorieren. Sie sollten ehrlich zueinander sein. Das schafft Vertrauen und Sicherheit. Und zwar in beide Richtungen: Sich trauen, Wünsche anzumelden, und sich trauen, sie abzulehnen. Solange Sie öfter Ja als Nein sagen, wird Ihre Beziehung (nicht nur sexuell) lebendig bleiben.

Diejenigen von Ihnen, die grundsätzlich planvoll vorgehen möchten, sich aber ein bisschen Abenteuer und Spontanität bewahren wollen, können es noch spielerischer angehen, in dem Sie an dem verabredeten Tag z. B. eine Münze werfen: Kopf bedeutet sich die sexuelle Gelegenheit zu bieten, Zahl bedeutet, an diesem Tag auf gar keinen Fall sexuell aktiv miteinander zu sein. Die Pointe ist, dass die Verantwortung für die Situation an die Münze abgegeben wird und nicht länger bei Ihnen liegt. Dadurch wird das Ganze ein wenig spannender.

Kleine Ermutigung zum Schluss

Es gibt ein paar Bedingungen, die Sie laut Ulrich Clement (2011) beachten sollten, wenn Sie Ihre Expedition in sexuelles Neuland zu einem Erfolg machen wollen:

- **Veränderungen brauchen eine sichere Basis:** Machen Sie sexuelle Experimente nur, wenn Ihre Beziehung wirklich stabil ist und Sie genug Zeit haben, eventuelle Pannen gemeinsam zu reparieren. Ein Urlaub zu zweit ist eine gute Gelegenheit.
- **Veränderungen fallen nicht leicht:** Lassen Sie sich nicht zu schnell entmutigen. Stecken Sie zwischenzeitige Zurückweisungen weg, ohne Ihrerseits Ihren Partner oder Ihre Partnerin mit einem Kampf- oder distanzierten Schutzmodus zu bestrafen. No pain – no gain!
- **Veränderung braucht Zeit:** Nicht ungeduldig werden. Gras wächst nicht schneller, wenn man daran zieht. Aber regelmäßiges Mähen fördert das Wachstum schon. Also bleiben Sie dran und warten Sie auf günstige Momente. Segeln Sie, wenn der Wind günstig steht!
- **Veränderung braucht Toleranz:** Lieber einen kleinen Schritt sicher gegangen, als einen großen Sprung gewagt und – ausgerutscht. Sexuelle Experimente bringen uns aufs Äußerste mit unserem verletzbaren Kindmodus in Kontakt. Seien Sie lieb zu ihm!
- **Veränderung braucht Mut:** Rechnen Sie damit, dass ein Experiment im Gelächter (damit kann man leben) oder in einem peinlich-beschämenden Gefühl endet. Das muss man erst einmal wegstecken! Aber wenn Sie dann einfach Ihre Alltagsroutine fortsetzen, ist »alles wieder gut«.

- **Veränderung braucht eine Entscheidung:** Auch wenn beide sich grundsätzlich auf einen neuen Schritt in der Sexualität geeinigt haben, muss einer den ersten Schritt wagen. Machen Sie den ersten Schritt. Jetzt!
- **Veränderungsgeschwindigkeiten sind unterschiedlich:** Es wird immer einer der beiden Partner die Initiative ergreifen müssen. Der oder die andere ist aufgefordert, diesem Mut mit einem gewissen Entgegenkommen zu begegnen. Es ist wie beim Tanzen: Eine Person muss führen und die andere sich führen lassen: Auflaufen lassen ist nicht fair!

Sexuelle Beziehungsspiele

Wenn Sie jetzt noch wollen, hier ein paar konkrete *Spiele*, die Ulrich Clement vorschlägt und mit denen Sie anfangen können. Alle Spiele haben drei Phasen:

(1) *Vorbereitung:* Sie besprechen, wann Sie was machen wollen und legen den Rahmen, die Dauer und die Spielregeln fest.

(2) *Durchführung:* Wenn Sie sich verabredet haben, sollten Sie die Absprache nur aus einem triftigen Grund brechen, sonst ist Ihre Expedition rasch gescheitert. Anders herum: Erzwingen Sie aber auch nichts.

(3) *Auswertung:* Sie besprechen direkt nach dem Experiment nach den Regeln des Paargesprächs aus Abschnitt 4.6, was beide erlebt haben. Darüber finden Sie wieder den Anschluss an Ihren Alltag.

Hier die Spiele (mit ansteigendem Schwierigkeitsgrad):

- **Erotischer Tratsch über andere:** Verabreden Sie sich an einem neutralen Ort (nicht zu Hause) für maximal zehn Minuten, um über die (vermutete) Sexualität eines Ihnen bekannten (vielleicht prominenten) Paares zu sprechen. Viele Paare finden es allerdings nicht günstig, in diesem Sinne Paare zu besprechen, die zum engeren Freundeskreis gehören, da sich dann bei einem nächsten realen Treffen die Fantasien störend aufdrängen können. Rezepte wie Partnertausch und Gruppensex mit engen Freunden sind ja in den 1960er- und 1970er-Jahren vielfach zur Belebung der ehelichen Sexualität ausprobiert worden. Das mag für manche spannend sein, muss aber emotional auch verarbeitet werden. Sonst kann das negative Folgen haben, wenn die Verletzungen durch Eifersucht und Bindungsverunsicherung mehr schmerzen als der etwaige Lustgewinn durch bisher Unbekanntes.

- **Die erste Begegnung nachspielen:** Hatten Sie ein besonders aufregendes »erstes Mal«? Dann spielen Sie es doch einmal nach!
- **Liebesdienste:** Vereinbaren Sie für 30 (bis 60) Minuten einseitige Liebesdienste vom einen für den anderen. Das kann von einer harmlosen Massage bis hin zu etwas »Härterem« gehen ...
- **Rollenspiele:** Die Rollen werden vorher besprochen. Wer ist der Herr, wer der Sklave, wer Draufgängerin, wer verzagt-scheu. Mag sich jemand schlafend stellen oder betrunken? Haben Sie einen Schwesternkittel oder einen »Blaumann«?
- **Eine sexuelle Auszeit:** Als paradoxe Maßnahme zur Luststeigerung können Sie auch eine zeitlich begrenzte sexuelle Auszeit vereinbaren. Danach geht es wieder neu los. Nach dem Neustart fällt es evtl. leichter, neue Elemente ich die Sexualität einzubringen.

Und zuletzt: Glauben Sie nicht alle Mythen über die Sexualität, z. B., dass Sex am Anfang einer Beziehung immer besser sein muss als später. Der Anfangsrausch ist blinde Liebe, reifer Sex ist sehende Liebe. Und noch ein Trost, wenn Sie schon etwas älter sind: Sexualität ist wie ein guter Rotwein – beides reift mit dem Alter. Kleiner Unterschied: Rotwein sollte man dabei ruhig liegen lassen.

7 Die dunkle Seite der Liebe: toxische Beziehungen

Wir haben uns in diesem Buch bisher eher lösungsorientiert und optimistisch geäußert. Das Buch wäre aber nicht auch nur annähernd vollständig, wenn wir keinen Blick auf die dunkle Seite von verstrickten oder gar abhängigen Beziehungen werfen würden. Schon der Hinweis auf Martha und George aus der Novelle »Wer hat Angst vor Virginia Woolf« auf Seite 66 deutete an, dass es Beziehungen gibt, bei denen Streit auf der Tagesordnung steht. Das Paar hat sich in diesem Beziehungsmuster eingerichtet und »will es so«. Warum nicht – wenn beide damit einverstanden sind. Das Gleiche gilt auch für die Sexualität. Auch da haben wir die Position vertreten, dass alles erlaubt ist, was beide im Einverständnis tun.

In diesem Kapitel soll es um Beziehungen gehen, in denen eine der beiden Personen zunehmend leidet. Im Sinne unserer Moduszirkel-Systematik auf S. 71 also um (zunehmend) asymmetrische bzw. komplementäre Paare. Das bedeutet, dass die Balance in der Beziehung verloren geht und die dominantere Person sich immer selbstbezogener verhält, also immer mehr aufs rote Bein geht. Die Beziehung kann dann nur dadurch aufrechterhalten werden, dass die andere Person zunehmend in die unterordnende bzw. aufopfernde Rolle geht, also immer mehr auf das blaue Bein. Dafür mag es gute Gründe geben: eine finanzielle oder soziale Abhängigkeit und/oder eine zunehmende Isolation von der Außenwelt, oft in Verbindung mit einem Abwechseln von Einschüchterungen, Drohungen und Manipulation mit scheinbar zugewandt-fürsorglichem Verhalten. Dafür gibt es im Englischen den Ausdruck »Gaslighting«. Das ist der Stoff, aus dem psychologische Horrorromane gemacht sind.

Die dominanten Menschen in diesen Beziehungen weisen häufig eine sogenannte narzisstische Persönlichkeit auf. Manchmal sogar eine sogenannte psychopatische. Wie z.B. die Person von Hannibal Lecter im Film »Das Schweigen der Lämmer«. Diejenigen, die bereit sind, in einer solch polaren Beziehung zu bleiben, zeigen dagegen meist eine abhängige Persönlichkeit. Sie fühlen sich – zumindest anfangs – von der Macht und Überlegenheit dieser Menschen angezogen und als deren Partnerin (oder Partner) aufgewertet. Dann »passt der Topf auf den Deckel«. Nicht selten sind letztere schon als Kinder emotional (und nicht zuletzt auch körperlich oder sogar sexuell) missbraucht worden. Im Sinne der in Kapitel 2 beschriebenen Beziehungschemie sind sie mit missbräuchlichen Beziehungen vertraut und haben eine hohe Toleranz gegenüber diesen selbstbezogenen Verhaltensweisen. Aus einem Gefühl der Abhängigkeit heraus sind sie immer wieder bereit, vieles zu verzeihen. In einer solchen Beziehung werden die Rollenzuweisungen aber immer starrer, was letztlich beide unzufrieden zu machen droht. Auch wenn die Täter- und Opferrolle klar verteilt zu sein scheinen. Sie erinnern sich: Mit einer Hand kann man nicht klatschen! Es gehören letztlich doch immer zwei zu einer Beziehung. Wir wollen – dem Geist dieses Buches folgend – aber nicht zu stark in eine urteilende Haltung gehen, sondern versuchen, die Hintergründe einer solchen Beziehungskonstellation verstehend auszuleuchten.

Dominante Partner können nur so dominant sein, wie es die abhängigen Partner oder Partnerinnen ermöglichen.

Hinweis

Tatsächlich wollen wir – der Häufigkeit der Rollenverteilung in diesem Beziehungsmuster – im weiteren Verlauf dieses Kapitels die dominant-narzisstische Seite als männlich und die komplementär-abhängige als weiblich bezeichnen. Ausnahmen mögen diese Regel bestätigen, denn natürlich gibt es auch narzisstische Frauen und abhängige Männer. Aber die heute noch geltenden sozialen Umgangsformen tolerieren männlichen Narzissmus mehr als den von Frauen. Zumindest gehen narzisstische Frauen subtiler vor. Dadurch, dass immer mehr Frauen ein höheres Einkommen beziehen und einflussreiche Positionen einnehmen, kommen sie auch zunehmend häufiger in Dominanz ermöglichende Rollen und können sich dann auch entsprechend narzisstisch verhalten (wie z. B. in dem Film »Der Teufel trägt Prada«).

In höheren sozialen Schichten tritt der dominante Persönlichkeitstyp häufig sozial recht erfolgreich und anerkannt auf. Die subtile seelische Gewalt spielt sich meist hinter verschlossenen Türen ab. In niedrigeren sozialen Schichten zeigt sich die männliche Dominanz nicht selten direkter und auch körperlicher. Das Rollenmuster ist aber in all diesen Beziehungen unabhängig von der Schicht das gleiche. In diesem Kapitel werden wir das Problem beschreiben und die Voraussetzungen, damit lösungsorientiert umzugehen.

Insbesondere wenn ein Paar bereit ist, sich professionelle Hilfe zu holen, können auch sehr polare und starre Beziehungen verstanden und aufgelöst werden

Am Ende dieses Kapitels werden wir dann auch noch einige sehr konkrete Hinweise geben, wie sich abhängige Menschen aus einer für sie zunehmend toxischen Beziehung befreien können. Beginnen wir aber zunächst mit der Problembeschreibung.

7.1 Narzisstische Hypersexualität und das Trauma, betrogen zu werden

Wir sind in Kapitel 2 schon grundsätzlich auf die sogenannte Schemakompensation als eine Möglichkeit, mit einer emotionalen Wunde aus der Kindheit umzugehen, eingegangen. Die meisten narzisstischen Menschen sind solche »Kompensierer«.

Hinweis

Es gibt auch Narzissten, die einfach in der Kindheit zu sehr verwöhnt und denen zu wenig Grenzen aufgezeigt wurden. Diese Menschen wachsen dann in der Vorstellung auf, dass es quasi ein Naturgesetz sei, dass sie immer das größte Stück vom Kuchen bekommen, sie immer Vorfahrt haben und die runden Schilder an der Straße mit dem roten Rand und der schwarzen Zahl Empfehlungen für weniger gute Autofahrer, als sie es selbst sind.

Wir wollen hier aber mehr auf die Art von Narzissten eingehen, die in der Kindheit Erlebnisse von emotionaler Vernachlässigung, Beschämung und Inkompetenz hatten und die entsprechenden Schemata entwickelt haben. Mit diesen emotionalen Wunden in Berührung zu kommen, tut weh. Daher haben diese Menschen den Weg gewählt, diese verletzbare und abhängige Seite zu verdecken und stattdessen auf Leistung, Stärke und Kontrolle gesetzt. Sie sind vom blauen aufs rote Bein gegangen. In der Beschreibung des Still-face-Videos in Kapitel 1 haben wir auf diesen Prozess bereits hingewiesen. Entsprechend merkt man ihnen in der Regel ihre verborgene Verletzbarkeit nicht an, sondern sieht vor allem ihre dominant-selbstbezogene Seite. Die kann sehr charmant wirken, wenn es der Erreichung eines Zieles dient.

Ein Problem der Schemakompensation besteht allerdings darin, dass die Schemata nie wirklich »weg« sind, sondern nur überdeckt werden und weiter im Untergrund lauern. Sobald Langeweile oder Alleinsein drohen, werden die Schemata aktiv und die Stimmung trübt sich ein. Deswegen neigen Narzissten dazu, sich immer in Schwung zu halten, abzulenken und selbst zu stimulieren. Ein Bereich der Stimulation ist Sexualität. Sexualität dient dann zunehmend weniger der Beziehungsgestaltung als der Selbststimulation bzw. -beruhigung. Obwohl diese Menschen oft täglich (manche mehrmals) masturbieren – nicht selten in Verbindung mit Pornokonsum, bleibt das Verlangen nach der Stimulation durch einen anderen Körper. Häufig können die Partnerinnen (wir bleiben bei der oben genannten Rollenwahl) den gesteigerten Bedarf nicht erfüllen. Die Tendenz, Sex außerhalb der Beziehung funktional und anonym zu konsumieren, steigt – bezahlt oder unbezahlt über entsprechende Portale.

Das Untreue-Trauma

Auch wenn wir versucht haben, in diesem Buch einen differenzierten Blick auf die Thematik der Untreue zu werfen, ist diese für viele Menschen grundsätzlich nicht akzeptabel. Bis ihr Verhalten im vollen Umfang entdeckt wird, streiten es Narzissten ab, bagatellisieren es oder rechtfertigen es als normal: »Alle Männer machen das!« Wenn das untreue Verhalten publik wird, werden von den Betrügenden Einsicht und Reue erwartet. Stattdessen drehen sie häufig den Spieß um, gehen in eine sogenannte Vorwärtsverteidigung und klagen ihr Gegenüber an: »Du bist nicht aufmerksam mir gegenüber, nörgelst immer nur an mir rum, bist unattraktiv und sexuell nicht aktiv genug.«

Narzissten fällt es nicht nur schwer, die Verantwortung für ihr Verhalten zu übernehmen, ihnen fehlt oft auch das Mitgefühl für die Folgen ihres selbstbezogenen Tuns für andere. Sie ertragen schlicht nicht das Schamgefühl, die »Bösen« zu sein, und müssen daher die Schuld von sich weisen. Entsprechend flüchten sie sich in rationalisierende Rechtfertigungen und Gegenvorwürfe, um den Schmerz nicht fühlen zu müssen.

Narzissten können das Gefühl von Scham oder Schuld nicht ertragen, und gehen daher lieber in Gegenangriffe über.

Dieses *blaming game* verletzt die Betroffenen doppelt und trägt dazu bei, dass Untreue wie ein Trauma wirkt: Der Mensch, der einem am nächsten zu stehen scheint, verletzt einen zutiefst. Viele Betroffene fühlen sich wie in einen bodenlosen Abgrund gestoßen. Natürlich spielen da die eigenen Schemata von emotionaler Vernachlässigung, Verletzbarkeit, Abhängigkeit oder eben auch eigene Missbrauchserfahrungen mit hinein und vergrößern die »Fallhöhe«. Den Betroffenen wankt der Boden unter den Füßen und sie haben das Gefühl, »alles verloren zu haben«. Besonders wenn sie vorher zu sehr vertraut und sich in eine zu große emotionale Abhängigkeit begeben haben! Das ist ja einer der Gründe, warum wir ausbalancierte Beziehungen mit einem ausreichend starken Autonomie-Bein bevorzugen. Sonst können abhängige Beziehungen zur Falle und »toxisch« werden.

7.2 Herausforderungen in der Beziehung mit einem Narzissten

Wie sieht der Alltag mit einem narzisstischen Partner aus? Auch jenseits dieser extrem belastenden Zuspitzungen haben Narzissten grundsätzlich das Problem, Schwächen oder Verletzbarkeit zu zeigen bzw. gar darüber in einer emotionalen Weise zu sprechen. Das wirkt zu stark schemaaktivierend und droht sie in Kontakt mit den negativen Gefühlen ihrer verletzbaren Seite zu bringen, vor der sie ja verzweifelt weglaufen. Ihnen ist sexuelle Nähe, die sie kontrollieren können, viel lieber als emotionale Nähe, die verletzbar macht. Diese vermeiden sie »wie der Teufel das Weihwasser«. Sie finden sich in einer selbststimulierenden Endlosschleife wieder, um die im Untergrund drohenden Gefühle von Leere, Verlassenheit, Hilflosigkeit und Beschämung zu betäuben. Gerade deshalb kann die Wunde aber auch nicht heilen. Stattdessen inszenieren sie sich als smarte und energetische, überlegene Person. Wenn sie sich selbst körperlich intensiv spüren, wenn sie den Glanz in den Augen der anderen sehen, vergessen sie ihre Wunde. Deswegen wirken Narzissten meist wie auf der Flucht, denn wenn die Intensität des Reizes und der Kick nicht gesteigert werden, droht Langeweile – und damit der Sturz in den inneren Abgrund. Wird ihnen ihr Ventil genommen, reagieren sie entsprechend mit der Wut des kompensierenden roten Beins und nicht mit dem Schmerz oder der Trauer der verletzbaren blauen Seite. Sie sind fast völlig mit ihrer aktiven bis aggressiven, kompensatorischen Schemabewältigung identifiziert. Erst wenn ihnen der komplette Kontrollverlust droht, implodieren sie (d. h. sie fallen in sich zusammen) und zurück bleibt ein Häufchen Elend, das dann auch noch getröstet werden will. Oft versprechen Narzissten dann ihren Partnerinnen den Himmel auf Erden. Und wenn man darauf nicht eingeht, werden sie womöglich schon wieder wütend. Das kann schon sehr anstrengend werden!

Das Spektrum narzisstischen Verhaltens

Wir haben gerade das Grundproblem narzisstischer Selbstregulation beschrieben. Das Ausmaß bzw. die »Toxizität« narzisstischen Verhaltens hängt davon ab, wie stark die Schemata ausgeprägt sind (also wie schwer die emotionalen Verletzungen in der Kindheit waren) und wie hartnäckig die Betroffenen mit ihrer Kompensation gegensteuern. Mit einem Vertrauensbruch oder einer Grenzüberschreitung konfrontiert, werden die eher verletzbaren Narzissten unempathisch-vermeidend versuchen, sich weiteren Befragungen zu entziehen, zu bagatellisieren oder sich plump rechtfertigend herauszureden. Sogenannte bösartige oder *maligne Narzissten* werden hingegen direkt zum wütenden Gegenangriff übergehen, das Opfer anklagen und bedrohen. Typisch sind finanzielle Erpressung, die Psychiatrisierung und nachfolgend die Drohung des Entzugs des Sorgerechtes oder die Person zu verlassen und sie bei der Scheidung »nach allen Regeln der Kunst fertig zu machen«.

Diese Androhungen gewinnen an Bedrohlichkeit, wenn die Narzissten einen hohen sozialen Rang begleiten und einflussreich vernetzt sind, also »mächtige Freunde« haben. Andernfalls schrecken Narzissten auch nicht vor erschreckend grober körperlicher Gewalt zurück. Darin zeigt sich wiederum die kindlich-kompensatorische Wut, die die dahinter drohende Ohnmacht verdeckt. Gerade dieses Verhalten, das Opfer auch noch anzuklagen (*blaming the victim* oder *blaming shift*), stürzt die Betroffenen in eine besonders tiefe Verzweiflung. Natürlich »wissen« Narzissten tief innen drin, dass die anderen das Opfer und im Recht sind. Aber wortgewandte und gewissenlose Narzissten können die Dinge sehr geschickt und gezielt verdrehen und die verletzbaren Seiten (oder aus narzisstischer Sicht deren Schwachpunkte) offenlegen und skrupellos frontal angreifen. Damit tun sie genau das, was die Täter aus ihrer Kindheit gemacht haben. Dieses Verhalten aktiviert geschickt die Schemata und verunsichert die von sich aus weniger selbstbewussten Opfer, sodass diese manchmal am Ende nicht mehr wissen, was richtig und falsch ist. Das folgende Fallbeispiel soll andeuten, wie geschickt Narzissten die Wahrheit beugen können, um von ihren verletzenden Grenzüberschreitungen abzulenken und sich selbst freizusprechen.

Beispiel • Diana und Edmund: Hypersexualität und Untreue

Diana und Edmund sind seit 12 Jahren verheiratet und haben zwei kleine Kinder. Die längste Zeit ihrer Beziehung bemühte sich Diana, Edmunds schier unerschöpflichem Bedürfnis nach andauernder Aufmerksamkeit und Anerkennung in zunehmend unterwürfiger Weise zu entsprechen. Ihrem Instinkt folgend und erleichtert durch Edmunds sorglosen Umgang mit seinem Computer wurde sie seines stundenlangen Konsums von Pornografie im Internet und Chats mit sexuellem Inhalt mit anderen Frauen gewahr. Als sie Edmund zur Rede stellte, reagierte er – für Diana nicht wirklich überraschend – mit einem Gegenangriff: »Wie kannst du es wagen, an meinen Computer zu gehen? Das ist ein total heimtückischer Übergriff in meine Privatsphäre. Das geht gar nicht!« Als Diana ihn mit den Fakten konfrontierte, reagierte er feindselig-ausweichend: »Was machst du da für ein Fass auf! Du bist einfach viel zu empfindlich und prüde. Das machen alle Männer. Moderne und offene Frauen schauen sich das auch an!«

Diana – von den Jahren der Unterwerfung unter Edmund müde – hatte sich in Therapie begeben, dort ihre traumatischen Schemata verstanden und angefangen, deren Wiederholung in der Beziehung zu Edmund zu bearbeiten. Daher gab sie dieses Mal nicht wie früher klein bei, sondern sagte

Edmund ins Gesicht, wie sehr sie sein Verhalten verletze und dass sie das nicht mehr tolerieren werde. Edmund – nicht gewohnt, dass sich Diana ihm widersetzt – kippte nun in eine starke Wut und drohte ihr: »Erzähle mir bitte nicht, was ich zu tun und zu lassen habe! Ich bin derjenige, der deine schwachsinnigen Vorwürfe und spießigen Urteile nicht mehr erträgt. Wenn du nicht sofort damit aufhörst, wirst du das noch bitter bereuen. Treibe mich nicht zum Äußersten!«

Zu seiner großen Überraschung blieb Diana aber ihrer ruhigen, aufrechten Linie beharrlich treu und betonte sachlich ihr Recht, von ihm gehört und in ihrer Meinung respektiert zu werden. Selbst dann noch, als er versuchte, den Spieß umzudrehen und ihr die Schuld in die Schuhe zu schieben: »Du siehst gar nicht, was ich alles für dich und die Kinder getan habe. Du bist total undankbar. Schau dich doch einmal an, wie du aussiehst! So treibst du mich ja geradezu in die Arme anderer Frauen. Wenn du nicht so prüde wärst und mehr Interesse an Sex hättest, bräuchte ich das alles nicht!« Als daraufhin Diana die Tränen in die Augen schossen, verunsicherte das Edmund kurz, aber er fing sich rasch und ging wieder in seinen Angriffsmodus über: »Diana, du brauchst Hilfe. Du bist eine lächerliche und peinliche Figur, total prüde und empfindlich. Hau doch ab!«

Diana war überwältigt von Trauer und Verzweiflung. Sie hatte sich doch nur etwas Verständnis und Reue von Edmund gewünscht, dass er die Verantwortung für sein Handeln übernimmt. Aber Edmund blieb unberührt, stampfte wütend aus dem Raum, die Tür hinter sich zuschlagend. Eine bleierne Stille lag in der Luft, als Edmund spät in der Nacht des Streites heimkehrte. Sie fanden sich beide in einem unangenehmen Burgfrieden wieder, aus dem beide eigentlich herauswollten. Aber niemand wollte den ersten Schritt tun. Diana wollte nicht wieder in die Unterwerfung gehen. Edmund blieb bockig, um der Beschämung zu entkommen, als Perverser oder Versager dazustehen.

Was können Diana und Edmund tun, um die Wunde zu heilen? Eine mögliche Lösung haben wir in Kapitel 6 bereits vorgestellt: ein offenes, faires konstruktives Paargespräch in einer empathischen, Verständnis und Vertrauen schaffenden Weise. Vielleicht könnte Edmund Zugang zu seiner verletzbaren Seite finden und diese zeigen, was wiederum Dianas Verständnis für das verletzte Kind in Edmund fördern dürfte. Auch eine gemeinsame imaginative Zeitreise sowohl in Edmunds als auch Dianas Kindheit, wie wir sie auf S. 226 vorgestellt haben, würde emotionale Nähe schaffen und das gegenseitige Verständnis für die nicht hilfreichen Bewältigungsversuche vergrößern: Edmund könnte den getriebenen Teil in sich zulassen, der die Leere in sich bekämpft und verzweifelt versucht, keine Schwäche zu zeigen oder Fehler zuzugeben, weil er sonst wieder der beschämte und gedemütigte kleine Junge wäre. Und Diana denkt, wenn sie nur nett genug sei und Edmund alles recht mache, würde er sie mehr lieben und nicht verlassen. Wenn es dem Paar gelänge, den daraus resultierenden Moduszirkel als gemeinsamen Feind zu erkennen und sich dagegen zu verbünden, könnte das ein guter Anfang sein. Wenn beide sich dann noch gegenseitig versichern, dass es ihnen auf diesem Weg miteinander besser geht und sie zusammen Fortschritte machen, bereitet das den Weg zu einer wirklichen inneren Heilung. Was verbindet ein Paar mehr, als miteinander aus der inneren Hölle der in der Kindheit angelegten Schemata auszusteigen, wirklich in der Gegenwart anzukommen und hier gemeinsam eine bessere Zukunft zu gestalten?

Aber seien wir realistisch: Dieser Weg ist nicht nur lang, steinig und beschwerlich. Nein, er ist auch äußerst störungsanfällig! Ein falsches Wort, eine unbedachte Geste, und die Schemata sind wieder angetriggert. Der Erwachsenenmodus, in den wir so mühsam hineinkommen müssen, plumpst vom Pferd und die automatisierten Bewältigungsmodi übernehmen die Zügel. Und ehe Sie sich versehen, sind Sie von der *Stairway to heaven* auf den *Highway to hell* abgebogen. Selbst wenn Sie alle guten Ratschläge in diesem Buch beherzigen, bleibt das schwer. Offen gesagt, wird das in den meisten Fällen nicht ohne professionelle therapeutische Hilfe gehen. Und nicht alle Therapierenden können (und wollen) mit Narzissten arbeiten. Wir werden daher im nächsten Kapitel andeuten, was in einer Paartherapie möglich ist und wie das geht. Um Sie zu motivieren, hier dazu nur der folgende Gedanke:

Es geht bei der Entscheidung zu einer Paartherapie weniger darum, ob man sie braucht, sondern ob man es sich selbst wert ist, sich eine Therapie zu gönnen.

Warum wirkt die Untreue des anderen so traumatisch?

Wir sind in der Einleitung zu diesem Kapitel darauf schon einmal ganz kurz eingegangen. Spätestens wenn Sie das Still-face-Video angeschaut haben, wissen Sie, wie verletzbar wir alle auf die Welt gekommen sind, wie abhängig von der Liebe und Zuwendung anderer. Nicht umsonst zeigen Liebesbeziehungen – vor allem natürlich der Zustand der Verliebtheit – deutliche Züge einer gelungenen Eltern-Kind-Interaktion. Nachdem wir uns von unseren Eltern lösen mussten, haben wir in unserem Liebespartner bzw. unserer Liebespartnerin endlich einen Menschen gefunden, dem wir ganz vertrauen, mit dem wir alles teilen und uns – bis ins Körperliche – ganz hingeben können. Und das hoffentlich »für immer«, also zumindest ein Leben lang. Zugegeben, das ist natürlich sehr romantisch formuliert, aber unsere innere emotionale Kindseite erlebt es so bzw. sehnt sich danach. Der Erwachsenenmodus relativiert das dann und ist bereit, etwas mehr Autonomie zu wagen. Aber im Grunde sehen wir uns im Kindmodus nach ewiger Verschmelzung.

Es ist diese bedingungslose Offenheit und (absolut blaue) Hingabebereitschaft, die uns so verletzbar macht.

Wenn uns dieser Mensch, dem wir liebend vertraut haben, dann enttäuscht, fallen lässt oder betrügt, sind wir dem weitgehend schutzlos ausgeliefert. Mehr noch: Diese Menschen kennen uns wie niemand sonst. Sie wissen, wo unsere wunden Punkte sind und können so ungebremst durch die Breschen in unserem Selbstschutz durchmarschieren. Es ist schwer, sich dann gegen die subtil-toxischen, herabsetzenden und verletzenden Bemerkungen zu schützen. Sie geben Wasser auf die Mühlen der inneren Kritiker, die selbstunsicher-abhängige Menschen ja in verstärktem Ausmaß haben. Scham, Selbstzweifel und Selbstanklagen drohen die Betroffenen in die Erstarrung und den gelähmten Rückzug zu treiben und sich schlimmstenfalls noch nicht einmal zu trauen, Hilfe zu holen.

Dieses Erleben ist der Stoff, aus dem ein Trauma gemacht wird. Bei den meisten traumatischen Erlebnissen im Erwachsenenleben kommt die Bedrohung von außen: Eine Naturkatastrophe, ein Unfall, ein Überfall, vielleicht auch Kriegsereignisse oder eine Vergewaltigung. Es sind Fremde, die uns schädigen, verletzen, demütigen. Aber bei einem Betrug ist es der Mensch, dem wir vielleicht am meisten vertrauen, der uns verletzt. Und dann womöglich noch nicht einmal Mitgefühl oder gar Reue zeigt. Das stößt uns in einen Abgrund. An wen sollen wir uns jetzt wenden, wem noch vertrauen? Wohl dem, der ein tragfähiges soziales Netz von liebevollen und vertrauenswürdigen Menschen hat. Ein Grund mehr, auch in der innigsten Paarbeziehung die autonomen Freundschaften nicht zu vernachlässigen. Oder zuzulassen, dass sie z. B. ein narzisstischer Partner hintertreibt oder gar unterbindet.

Wie hängen Hypersexualität und Untreue zusammen?

Viele narzisstische Menschen wurden in der Kindheit bei ihren Versuchen, sich anderen Menschen anzuvertrauen, verletzt. Wie wir alle waren sie also auch einmal auf dem blauen Bein. Aber das tat weh! Und zwar unaushaltbar weh. Manche Forschende sprechen daher auch von einem *Bindungstrauma*. Nun haben sich narzisstische Menschen daraufhin »entschieden«, nicht mehr das Opfer sein zu wollen, und sind auf das rote Bein gegangen. Sie schützen sich, machen emotional »dicht« und beginnen, in einer selbstbezogen-dominanten Weise ihre Bedürfnisse von nun an autonom zu befriedigen und sich nicht mehr von anderen Menschen abhängig zu machen. Wir hatten das schon in Kapitel 2 erwähnt: Kontrolle ist ihnen wichtiger als Vertrauen. Aber das Bedürfnis nach Nähe, Geborgenheit, Wärme und Hautkontakt bleibt. Bindungsorientierte Menschen erfüllen sich dieses Bedürfnis in ihren intimen Beziehungen. Körperliche und emotionale Nähe verschmelzen dann. Wir schauen uns in die Augen, fühlen uns sicher und können die vertrauensvolle Hingabe an einen anderen Menschen genießen.

Wenn emotionale Nähe aber so bedrohlich ist, was tun? Genau: Die körperlich-sexuelle Nähe in einer kontrollierten Situation ist da ein willkommener Ausweg. So ist eine vorübergehende, sichere (und anfangs auch noch aufregende) Nähe möglich, ohne dass Abhängigkeit, Verletzbarkeit oder Kontrollverlust drohen. Sex wann, wie, wie lange, mit wem läuft dann genau so, wie sich das die narzisstische Person vorstellt. Das mag zunächst ganz gut klingen. Aber da der innere seelische Schmerz und die resultierende Anspannung bei Narzissten oft groß sind, ist auch der Drang nach Entspannung, Ablenkung und kontrollierter Selbststimulation entsprechend groß. Zusammen mit einer niedrigen Frustrationstoleranz bei gleichzeitig gesteigertem Selbstwertgefühl und einer gewissen Skrupellosigkeit, gepaart mit einer Tendenz zur Grenzüberschreitung, ist der Weg bereitet für eine isolierte, instrumentalisierte, unempathische Sexualität mit Tendenz zur Dosissteigerung bis hin zur Sucht.

Bei einem derart fixierten Bewältigungsverhalten reichen normale Paargespräche meist nicht aus. Das Problem sitzt zu tief, nämlich im ganzen Geworden-Sein der betreffenden Person: in ihren Schemata, der kompensatorischen Schemabewältigung und den resultierenden Bewältigungsmodi bzw. Verhaltensweisen, wie sie sich heute zeigen. Wir haben diese Zusammenhänge in Kapitel 2 bereits ausgeführt. Dazu kommt, dass der emotionale Rückzug von den Bezugspersonen zu einem grundlegenden Empathiemangel geführt hat. Die Betroffenen spüren im Alltag weder die anderen noch sich selbst. Nur in extremen Krisensituationen brechen Gefühle durch – und dann oft mit archaischer, unkontrollierter Wucht. Dem sind nur gut geschulte Therapierende gewachsen, die unter den kontrollierten Bedingungen der Therapiesituation diese intensiven Gefühle hervorrufen und bearbeiten können. »Kontrolliert« übrigens für beide Seiten. Die Therapiesituation gibt den Therapierenden Sicherheit, aber auch den Behandelten. Letztere können nach dem Ende der Stunden alles Erlebte im Therapieraum lassen und über die nächste Woche auf die Sicherheit der vertrauten Bewältigungsmodi vertrauen, bevor es dann in der nächsten Stunde wieder ans »Eingemachte« geht.

7.3 Wie geht man am besten mit einem Narzissten um?

Wenn narzisstische Menschen in ihren Bewältigungsmodi stecken – und das tun sie ja meistens – sehen sie das Problem nicht bei sich, sondern beim jeweiligen Gegenüber. Diese Tendenz bzw. die innere Dynamik bei sogenannten *externalisierenden* Menschen haben wir in Kapitel 2 beschrieben. In Edmund haben wir ein typisches Beispiel für diesen Typus. Solange Narzissten mit ihren Bewältigungsmodi erfolgreich sind, stellen sie sich selbst nicht in Frage, sondern sehen das Problem bei den Menschen um sie herum. Etwas salopp könnte man sagen: Narzissten gehen nicht selbst in Therapie, sie schicken ihre Partnerinnen (oder Partner)! Nachdenklich werden Narzissten erst, wenn sie – wiederum salopp gesagt – gegen die Wand laufen. Wenn sie schmerzhafte Niederlagen oder Verluste einstecken müssen. Das kann der Verlust des Arbeitsplatzes, des Vermögens, der Partnerin oder der Gesundheit sein. Zumindest muss der Lack des Erfolgsmenschen beginnen abzubröckeln. In manchen Fällen sind es auch gesetzliche Auflagen wie Verurteilungen in Strafverfahren (z. B. wegen Nötigung bzw. sexueller Übergriffe am Arbeitsplatz, Beleidigungen oder Steuerhinterziehung), die den Betroffenen zeigen, dass sie nicht dauerhaft ungestraft Grenzen überschreiten können. Gelegentlich erschüttern auch beschämende Situationen (wie z. B. beim Anschauen von Pornografie oder bei einer Affäre »erwischt« zu werden) das Selbstverständnis und können – zumindest vorübergehend – Nachdenklichkeit erzeugen.

Narzissten kommen erst in Therapie, wenn es wirklich weh tut.

Für die eher ausgleichend-unterordnungsbereiten Partnerinnen (wir bleiben bei der oben erwähnten Geschlechterzuordnung) ist die wichtigste Botschaft vermutlich: Seien Sie nicht zu nachgiebig. Hartgesottene Narzissten funktionieren nicht nach den normalen bzw. gesunden sozialen Spielregeln, denen zufolge gezeigte Verletzbarkeit mit Fürsorglichkeit beantwortet wird.

Nachgiebigkeit oder Hingabe wird von narzisstischen Menschen nicht als Liebe, sondern als Schwäche wahrgenommen.

Entsprechend reagieren sie eher mit einer weiteren Eskalation ihres selbstbezogenen Verhaltens als mit dem erhofften Mitgefühl und Rücksicht. Narzissten reagieren erst, wenn es ihnen weh tut. Wenn der Preis für unsoziales Verhalten höher ist als der Gewinn. Das kann dauern – ist aber der stärkste Hebel! Letztlich wirken die drohende Einsamkeit als das stärkste Druckmittel und das Erleben, in Momenten der Schwäche gesehen und angenommen zu werden, am anziehendsten. Auch die Aussicht, dass eine stärkere Partnerin an der Seite eine Unterstützung sein kann, wirkt manchmal motivierend. Letztlich sehnen sich auch Narzissten tief drinnen (mit ihrer verletzbaren Seite) nach Halt und Unterstützung.

Was können Sie selbst tun, um Ihre Situation zu verbessern?

Vor allem Sie als die eher abhängige Person sollten anfangen, an Ihrem Verhalten zu arbeiten. So, wie es Diana in unserem Fallbeispiel gemacht hat.

Wichtig

Wer schlechte Behandlung erduldet, erhält das System aufrecht und ist damit mitverantwortlich. Narzissten reagieren nicht auf Worte, sondern auf Taten.

Lassen Sie Ihren Worten Taten folgen. Handeln Sie nicht heimtückisch, sondern kündigen Sie Konsequenzen deutlich an. Erwarten

Sie aber nicht, dass die Ankündigung allein eine Wirkung entfaltet. Von daher sollten Sie auch nichts ankündigen, was Sie dann nicht einhalten können. Im Grunde ist es wie in der Erziehung schwieriger Kinder. Wir haben oben ja entsprechend beschrieben, dass Narzissten im Prinzip in den in der Kindheit erworbenen kompensatorischen Bewältigungsmodi festhängen. Konsequentes Handeln ist der stärkste Hebel. Gehen Sie in den Rückzug, formulieren Sie Ihre (realistischen) Bedingungen und halten die Distanz, bis sich das Verhalten mit etwas Nachhaltigkeit ändert. Loben Sie dann das veränderte Verhalten und nähern sich ganz vorsichtig wieder an. Diese Bestätigung hält die Veränderungsmotivation aufrecht. Auf dieser Wippe sollten Sie geduldig balancieren und Rückfälle einkalkulieren. Die gehören dazu. Narzissten fallen rasch in die alten Verhaltensmuster zurück, wenn sie sich sicher fühlen. Nachhaltige Verhaltensveränderungen brauchen etwa zwei Jahre – selbst wenn man sich wirklich anstrengt. Und zögern Sie nicht, immer wieder beharrlich auf die Notwendigkeit einer Therapie hinzuweisen.

Die Veränderung einer Persönlichkeitsstruktur dauert lange und braucht in der Regel eine Therapie

Wir wollen hier die wichtigen Schritte darstellen, die ein (Wieder-) Annäherungsprozess mit einem narzisstischen Menschen braucht, wenn man die Beziehung auf eine neue, besser ausbalancierte Basis stellen will. Wir sprechen jetzt also Sie als Partnerin eines narzisstischen Menschen an:

- Die narzisstische Person muss Ihre Schilderung wirklich an sich heranlassen, zu Herzen nehmen und eine *einfühlsame Reaktion* zeigen. Die in Kapitel 6 beschriebenen Paargespräche geben dafür einen relativ sicheren Rahmen, wenn sich beide Seiten an die Regeln halten.
- Es hilft, das toxische, selbstbezogene Verhalten der roten Seite zuzuordnen und gezielt die blaue, verletzbare Seite davon *abzugrenzen* und anzusprechen. Dadurch können die in der Kindheit gelernte Schemakompensation wieder aufgehoben werden und die Bedürfnisse der ursprünglich verletzten Seite wieder wahrgenommen werden.

- Mit dieser verletzbaren Seite können Narzissten dann auch den *Schmerz spüren*, den die toxische (rote) Seite Ihnen zugefügt hat. Das gelingt aber nur, wenn Sie gleichzeitig die Verbindung mit der verletzbaren (blauen) Seite aufrechterhalten und betonen, etwa in Formulierungen wie: »Dass mich deine selbstbezogene Seite mit deiner Kollegin betrogen hat, verletzt mich zutiefst. Aber ich weiß, dass du auch eine verletzbare, weiche Seite hast, und die mag ich an dir. Ich wünsche mir, dass du mir die mehr zeigst und wir die zusammen leben können. Dazu brauche ich aber, dass du deine egoistische Seite im Zaum hältst und deine Zusagen einhältst.«
- Damit ist der Boden bereitet für *klare Absprachen*. Narzisstische Menschen haben Schwierigkeiten damit, sich in die Bedürfnisse anderer Menschen einzufühlen. Sie konnten das in der Kindheit oft nicht lernen. Helfen Sie ihnen dabei mit klaren Aussagen, was deren Verhalten in Ihnen auslöst und was Sie sich stattdessen konkret und zeitnah wünschen. Dann können Sie klare Absprachen treffen.
- Sparen Sie nicht mit *Lob für kleine Fortschritte*, aber bleiben Sie wachsam und mahnen kleine Verletzungen der Absprachen rasch und freundlich an. Damit geben Sie Narzissten die Leitplanken, die sie brauchen, um auf Kurs zu bleiben.
- Machen Sie schöne Dinge zusammen. Die meisten Narzissten sind recht hedonistisch veranlagt und können durchaus unterhaltsam sein. *Gemeinsam Spaß zu haben* macht die Beziehung für sie attraktiv und tut Ihnen ja auch selbst gut.
- Scheuen Sie sich nicht mehr als nötig vor *körperlicher Nähe*. Die verletzte Seite des Narzissten reagiert sehr stark auf die beruhigende Wirkung körperlicher Nähe. Aber achten Sie dabei auf Ihre Bedürfnisse und darauf, dass Sie auf Ihre Kosten kommen. Sie bestimmen das Tempo und geben Sie auch hier klare Hilfestellungen.
- Wir raten davon ab, zu sehr auf Kontrolle zu setzen. Achten Sie lieber darauf, ob die *positiven Absprachen eingehalten* werden und halten Sie den Ball im Spiel: »Ich bemerke deine Bemühungen und freue mich darüber. Du kannst dir aber sicher auch

vorstellen, dass ich Zeit brauche, um mich wieder sicher zu fühlen und Vertrauen aufzubauen. Aber ich sehe uns auf einem guten Weg. Lasse ihn uns weitergehen!«

- Wenn Sie durch irgendetwas angetriggert sind, sprechen Sie nicht gleich darüber. Narzissten neigen zur Ungeduld und sind schnell genervt, wenn man ihnen vergangene Verfehlungen vorwirft. Nicht zuletzt deshalb, weil sie mit Scham- und Schuldgefühlen schlecht umgehen können und dann lieber »die Flucht nach vorne« antreten. Sie erleichtern den Prozess der Annäherung und Neuausrichtung Ihrer Beziehung, wenn es Ihnen gelingt, mit belastenden Gedanken über die Vergangenheit *selbst klar zu kommen* und diese z. B. möglichst rasch wieder aus Ihrem Bewusstsein wegziehen zu lassen. Hinweise dazu haben wir in Kapitel 4 gegeben.

Arbeiten Sie lieber an dem gegenwärtig gezeigten Verhalten und auf eine bessere Zukunft hin, als zu viel Energie in die Kontrolle und die Verhinderung unerwünschten Verhaltens zu stecken.

7.4 Bleiben oder gehen: Wenn sich nichts ändert, was können Sie noch tun?

Es sind doch einige Schritte, die da zu gehen sind. Und recht komplex ist die Sache auch, dazu auch noch störungsanfällig. Sie werden verstehen, warum wir empfehlen, sich therapeutische Unterstützung zu holen. Sie sollten diese »Karte« auf jeden Fall ausspielen, bevor Sie sich für eine Trennung entscheiden. Sicher haben Sie auch schon mit Menschen in Ihrem Umfeld gesprochen. Das sollten Sie auf jeden Fall tun. Soziale Unterstützung ist ein wichtiger Baustein heraus aus einer abhängigen Beziehung. Das ist nicht so selbstverständlich, wie es klingt, denn die Partnerinnen von Narzissten schämen sich oft dafür, wie sie sich behandeln lassen. Nicht zuletzt auch deshalb, weil die inneren Kritiker den Fehler eher bei sich selbst suchen als beim Partner. »Du hättest ihn ja auch nicht so reizen sollen! Du weißt doch, dass er einen harten Tag hatte! Sei nicht so empfindlich!«

Wichtig

Vorsicht: Viele Menschen in Ihrem Umfeld, denen Sie von Ihrer Situation erzählen, werden Ihnen unkritisch bzw. reflexartig zu einer Trennung raten. Das liegt nicht zuletzt daran, dass Sie – wie sollte es auch anders sein – diesen Menschen einseitig Ihre Sicht der Dinge schildern. Interessanter ist es, wenn diese Menschen Sie und Ihren Partner kennen und dann die Dinge differenzierter einschätzen können.

Verlassen zu werden ist für Narzissten eine extreme Kränkung, weil alte Verlassenheitsschemata aktiviert werden. Das halten sie kaum aus. Daher raten wir Ihnen zu einem schrittweisen, bedachten Vorgehen.

Suchen Sie gerne zunächst das Gespräch entlang der oben genannten Punkte. Nach dem Aufdecken einer Verfehlung steht für eine kurze Zeit ein Fenster offen, in dem Narzissten bereit sind, auf Ihre Wünsche bzw. Forderungen einzugehen. Nutzen Sie dieses Fenster z. B. zu den beschriebenen konstruktiven Paargesprächen in dem strengeren Setting (mit Redestab und Wiederholung des Gesagten). Verbinden Sie dieses Gesprächsangebot mit der Zusage, zu einer Paarberatung oder Therapie zu gehen, falls es nicht funktioniert. Am Anfang bekommen Sie diese Zusage leichter. Wenn eine Annäherung nicht oder nur teilweise gelingt, überlegen Sie sich, ob Sie sich auf ein Beziehungsarrangement einlassen können. Das erfordert von Ihnen zwar Arbeit an Ihrer eigenen Autonomieseite, bringt Sie aber vielleicht in eine bessere innere Balance. Das könnte langfristig für Sie besser sein, als sich in eine neue Beziehung zu flüchten.

In der nächsten Beziehung wird es oft nicht besser, sondern nur anders!

Letztlich nehmen Sie Ihre eigenen Schemata und Bewältigungsreaktionen in die neue Beziehung mit und dann droht Ihnen tatsächlich eine Wiederholung des vertrauten Beziehungsmusters.

Unterschätzen Sie nicht den Einfluss der Beziehungschemie (s. Kap. 2). Es könnte sich daher längerfristig für Sie lohnen, an Ihrer Unterordnungs- und Konfliktvermeidungstendenz zu arbeiten. So wie es Diana im Beispiel oben erfolgreich getan hat. Wenn Ihnen dann immer noch keine befriedigende Nähe-Distanz-Regulation gelingt und Sie sich für eine vollständige Trennung entscheiden, können Sie den Schritten am Ende dieses Kapitels folgen.

Im nächsten Kapitel beschreiben wir aber zunächst, wie eine Schema-Paartherapie funktioniert, um biografisch angelegte Hindernisse zu erkennen, aus dem Weg zu räumen und ein besseres Miteinander in der Gegenwart zu fördern. Falls ihr Gegenüber aber gar nicht zu einer konstruktiven Zusammenarbeit bereit ist und sie aber Ihrerseits die alten Beziehungsbedingungen nicht mehr ertragen, wird eine Trennung möglicherweise unausweichlich sein. Trennungen haben aber einen hohen Preis und sind meist auch unumkehrbar.

7.5 »Der Gott des Gemetzels« oder: Die Trennung von einer narzisstischen Person

In dem dieses (etwas düstere Kapitel) abschließenden Abschnitt möchten wir Ihnen ein paar praktische Hinweise geben, was Sie tun können, um sich zu schützen. Diese mögen etwas befremdlich wirken, zumal wir in diesem Buch eine eher positive Grundstimmung vermitteln möchten. Aber:

»You cannot be reasonable with unreasonable people« – zu Deutsch: Mit unvernünftigen Menschen kann man nicht vernünftig umgehen!

Im Film »Der Gott des Gemetzels« zeigt Roman Polanski, wie Beziehungen entgleisen können. Im Falle einer Trennung von einer narzisstischen Person müssen Sie mit Entgleisungen rechnen. Nicht zuletzt die sogenannten *malignen* (d. h. bösartigen) *Narzissten* betrachten Trennungen bzw. verlassen zu werden als eine demütigende Kriegserklärung und verhalten sich entsprechend. Selbst wenn schon eine neue Beziehung vor der Tür steht, neigen sie dazu, »ohne Rücksicht auf eigene Verluste bis zur letzten Patrone zu kämpfen und dabei auch verbrannte Erde zu hinterlassen«. Diese kriegerische Metapher beschreibt jahrelange Scheidungskriege leider nur allzu treffend. Das will gut überlegt sein.

Von daher wird Diana nichts anderes übrigbleiben, als ihrerseits so gut wie möglich im Erwachsenenmodus zu bleiben, sich Hilfe zu holen und sich und alles, was ihr wichtig ist, beizeiten in Sicherheit zu bringen. Möglicherweise erklärt sich Edmund zu einer Mediation bereit. Möglicherweise aber nur, um Diana den Wind aus den Segeln zu nehmen und wortgewandt die Mediation in seinem Sinne zu gestalten. Diana sollte sich daher unbedingt die Mühe machen, die Person, die die Mediation machen soll, selbst auszusuchen und sich nicht auf jemand aus dem Netzwerk von Edmund einlassen. Diese Person sollte unbedingt »narzissmuskompetent« sein: jemand mit viel Berufserfahrung, einem entspannt-selbstsicheren Auftreten und psychologischem Wissen zum Umgang mit offen oder passiv-aggressiven Verhaltensweisen. Diese wird dann vermeiden, die narzisstische Person bloßzustellen oder unter Druck zu setzen und vielleicht etwas sagen wie: »Edmund, Sie haben sich sicher selbst schon Gedanken gemacht. Sie sind ein sehr intelligenter Mensch und wollen sicher das Beste für sich und Ihre Familie. Dann ist für Sie ja auch nachvollziehbar, dass beide Seiten mit der Lösung leben können müssen.« Für Diana wird es vielleicht nicht leicht sein, wenn die mediierende Person so freundlich und wertschätzend auf Edmund zugeht. Diese blaue Seite zu zeigen ist aber hilfreich, die Streitbarkeit von Edmund zu besänftigen, ihm ein Gefühl von Anerkennung und Sicherheit zu geben, um ihn wenigstens etwas auf die blaue, kooperativere Seite zu bringen.

Diese besondere Gesprächskompetenz ist wichtig, weil sonst ein endloser, erbittert geführter Scheidungskrieg droht, an dessen Ende Diana möglicherweise erschöpft aufgibt, weil sie das sinnlose Gemetzel nicht mehr erträgt und endlich ihre Ruhe haben will. Aber dann kann der Preis ein weitgehender Verlust des Sorgerechts sein, was die Kinder einer Person aussetzt, die nicht gut die

Interessen der Kinder wahrnehmen und versorgen kann. Diana sollte sich da nicht zu sicher fühlen. Edmund wird überraschend schnell eine nette neue Partnerin am Start haben und dem Jugendamt eine heile Familie präsentieren, während er Diana (oder ihrem neuen Partner) die übelsten Dinge unterstellt bis dahin, die Kinder sexuell zu missbrauchen. Wir könnten Ihnen da aus unseren Therapien einiges erzählen. Das Leben hält sich eng an den Roman und scheut kein Klischee!

Wir möchten Ihnen mit dieser Schilderung aber keine Angst machen. Natürlich scheuen narzisstische Menschen nicht davor zurück, Kinder in einem Ehestreit zu instrumentalisieren. Kinder – zumindest ab einem gewissen Alter – lernen aber immer besser, Menschen selbst einzuschätzen. Selbst wenn die Kinder anfangs den (oft materiellen) Verführungen durch narzisstische Elternteile nicht entsagen, können Sie als anderer Elternteil einen positiven Einfluss auf Ihre Kinder ausüben. Kinder nehmen alles wahr und auf. Wie Bäume, die auf kargen Felsen (oder manchmal auf Hausdächern) wachsen und ihr Wasser aus tiefen Ritzen ziehen, können Kinder das Positive aufsaugen und in ihren Herzen bewahren. Machen Sie sich von daher bitte nicht zu viele Vorwürfe, wenn Sie Ihre Kinder mehr oder weniger dem Einfluss Ihres oder Ihrer Ex aussetzen müssen. Wenn Kinder mehrere Modelle haben, haben sie mehr Auswahl, aus der sie später wählen können. Das ist nicht die schlechteste Grundlage für das spätere Leben. Wichtig ist, dass Sie Ihrerseits in Ihrer Mitte bleiben, die oder den Ex nicht dämonisieren, sondern ruhig »das Gute tun, und nicht das Schlechte bekämpfen«.

Es ist ermutigend zu sehen, dass Kinder sich gute Einflüsse auch außerhalb der Primärfamilie suchen können. Da hat die Natur ganz gut vorgesorgt.

Abgerechnet wird zum Schluss. Es kann viele Jahre dauern (vielleicht bis Ihre Kinder in den späten 20ern sind) bis sich für die Kinder das Bild rundet und sie Sie differenzierter sehen und sich Ihnen wieder annähern. Bleiben Sie geduldig. Kinder haben auch eine bemerkenswerte Fähigkeit, die Dinge pragmatisch zu sehen. Wie sagte ein Klassenkamerad zu unserem Sohn in der Grundschule, dessen Eltern sich gerade getrennt hatten: »Du, das ist gar nicht schlimm. Ich bekomme jetzt zweimal Weihnachtsgeschenke!«

Was können und sollten Sie konkret tun?

Hier nun die konkreten Schritte, die Sie gehen können, wenn sich die Trennung von einer narzisstischen Person abzeichnet. Haben wir doch durchgängig versucht, Ihre beste Seite (nämlich den Erwachsenenmodus) zu stärken. Aber manchmal reicht guter Wille nicht oder wird als Schwäche verstanden. Sie müssen ja nicht Ihrerseits Öl ins Feuer gießen und ebenfalls in den Kampfmodus ziehen. Aber wenn Sie sich am Ende nicht unfreiwillig in der Opfer-Ecke wiederfinden wollen, sollten Sie sich vorbereiten. Zum Beispiel mit den unten genannten Schritten. Vermutlich sind nicht alle für Sie relevant, aber einige vielleicht schon. Diese müssen Sie allerdings gehen, *bevor* der anderen Seite klar wird, was die Uhr geschlagen hat. Glücklicherweise ignorieren narzisstische Personen lange kritische oder mahnende Worte und wähnen sich in Sicherheit, während Sie schon innerlich die Koffer packen. Wenn Sie dann mit dem Koffer in der Tür stehen, könnte sich der folgende Dialog entspinnen: Er:« Wo willst du hin?« Sie antworten: »Ich gehe!« Seine Frage: »Und wann kommst du wieder?« Ihre Antwort: »Gar nicht!« Daraufhin er: »Das kannst du nicht machen!« Sie: »Doch, kann ich!« Dann seine empörte Frage: »Warum hast du nichts gesagt?!« Bei dieser Frage schimmert schon wieder etwas von der verletzbaren Seite durch.

Das könnte das erwähnte *therapeutische Fenster* und damit die vielleicht letzte Chance sein, eine Paartherapie zur Bedingung zu machen, um zu bleiben. Spätestens aber, wenn Sie sich wirklich für eine Trennung entscheiden, müssen Sie damit rechnen, dass Sie die volle Wucht seiner narzisstischen Wut trifft. Dann sollten Sie auf diese Situation vorbereitet sein, indem Sie zumindest die wichtigsten der folgenden Schritte bereits gemacht haben:

- Ändern Sie die Passwörter aller Ihrer elektronischen Endgeräte.
- Besorgen Sie sich Kopien aller Steuerbescheide, Dokumente über Konten oder Geldanlagen wie z. B. Depot- oder Kontoauszüge oder Kreditkartenabrechnungen. Sichern sie diese außerhalb des Hauses bei einer Person Ihres Vertrauens, zu der Ihr Partner oder Ihre Partnerin keinen Zugang hat.
- Lassen Sie sich anwaltlich beraten, was Sie im Falle einer Scheidung finanziell erwartet.
- Fertigen Sie auch Kopien Ihres Passes, der Geburtsurkunde, Ihrer Krankenversicherung und aller Ihrer Qualifikationen an und bringen Sie diese an einen sicheren Ort.
- Eröffnen Sie ein eigenes Konto und versuchen Sie einen möglichst großen Betrag darauf zu deponieren. Das gibt Ihnen finanzielle Spielräume, bis Sie sich auf eine Unterhaltsregelung geeinigt haben.
- Falls es bereits früher körperliche Gewalt gab: Sichern Sie sich einen Rückzugsort bei einer Person, die Ihr Partner nicht kennt bzw. zu der er keinen Zugang hat. Notfalls können Sie in ein Frauenhaus gehen.
- Suchen Sie sich Unterstützung bei Freundinnen und Freunden. Narzissten versuchen, ihre Partnerinnen von der Außenwelt zu isolieren (»Wer will schon mit so einer jämmerlichen Figur wie dir zu tun haben?!«). Soziale Unterstützung stärkt Ihren Rücken und gibt Ihnen emotionale Sicherheit (und vielleicht auch ein paar gute Ideen).
- Sammeln Sie Unterlagen, die Fehlverhaltensweisen belegen. Machen Sie zumindest Aktennotizen (Datum, Uhrzeit, Verhalten). Auch diese können in einem Rechtsstreit sehr wichtig sein.
- Falls Ihr Partner Sie bedroht, verlassen Sie die Wohnung, gehen an Ihren Rückzugsort und lassen ggf. anwaltlich im Eilerfahren eine einstweilige Verfügung mit einem Abstandsgebot erwirken.
- Nehmen Sie Kontakt mit dem Jugendamt auf. Wer sich zuerst meldet, hat meist (zumindest erst einmal) die »besseren Karten«.

- Versuchen Sie möglichst erst eine Mediation. Sie sollten dabei aber auf eine Person Ihres Vertrauens bestehen. Diese sollte erfahren und kompetent im Umgang mit Narzissten sein und sich nicht einschüchtern oder um den Finger wickeln lassen. Dann kann sie vielleicht – wie oben angedeutet – durch eine psychologisch-geschickte Gesprächsführung Öl aus dem Feuer nehmen. Seien Sie kompromissbereit, aber nicht zu nachgiebig.
- Wenn es in Richtung Rechtsstreit geht, kann Ihr Rechtsbeistand nicht »scharf« genug sein. Welche speziellen Strategien hat die Person im Umgang mit bösartigen Narzissten? Ist sie gut erreichbar – und behandelt sie Ihren Fall selbst und gibt ihn nicht an jüngere Mitarbeitende ab? Kann die Person auch Menschen empfehlen, die sich mit Jugendamtsprozessen auskennt? Und nicht zuletzt: Welche Kosten kommen auf Sie zu?

Wir gehen davon aus, dass Ihnen diese Schritte erspart bleiben. Für die meisten von uns wird das Beschriebene wie eine »Fahrt in der Geisterbahn« wirken. Aber es gibt diese Trennungsdramen! Falls Sie davon betroffen sind, finden Sie in dem Buch von Wendy Behary »Der Feind an Ihrer Seite« (2012) viele weitere Hinweise. Nach diesem düsteren Kapitel werden wir uns jetzt wieder den »normaleren« Beziehungen zuwenden. Sie können also erst einmal durchatmen. Wir verlassen jetzt wieder die Bühne fernsehtauglicher Beziehungsdramen und kehren zum normalen Beziehungsalltag zurück. Konkret wollen wir beschreiben, wie Sie mit therapeutischer Hilfe auch schwere Krisen gut bewältigen können.

8 Was bringen Paargespräche oder eine Paartherapie?

In einem gewissen Ausmaß können alte Schemata in einer Partnerschaft durch korrigierende, emotionale Beziehungserfahrungen überformt und damit in gewissem Ausmaß geheilt werden. Konkret bedeutet das, dass die Wunden im Untergrund zwar wie Narben fortbestehen, dass aber die Fähigkeit des Erwachsenenmodus groß genug ist, die Schemaaktivierungen zu erkennen und erwachsen darauf zu reagieren. Das ist schon ein echter Segen, wenn so etwas in einer guten Beziehung gelingt, und das verbindet ein Paar auch in Dankbarkeit und Zuneigung.

Diese Fähigkeit zur gegenseitigen Schemaheilung hat aber ihre Grenzen. Zum einen dann, wenn die Schemata einer Person zu tief oder zu zahlreich sind und den Alltag immer wieder überfluten. Das überfordert häufig auch gesunde Partner oder Partnerinnen. Aus einer gewissen Distanz betrachtet stellt sich auch die Frage, ob in einem zu langen Aushalten einer unbefriedigenden Situation nicht alte Aufopferungsschemata im Hintergrund wirken. Dann besteht die Gefahr, dass die Beziehung in starren Rollenzuweisungen von einer *kranken* und einer *gesunden* Seite stecken bleibt. Zum anderen können sich die Schemata beider Personen verstärken, was wir eine ungünstige Schema-Chemie nennen. So ist es z. B. bei Susanne und Peter: Susannes Vernachlässigungsschema – und besonders ihr dominant-kämpferischer Umgang damit – aktiviert Peters Verletzbarkeits- und Unzulänglichkeitsschema und treibt ihn aus seiner ohnmächtigen Wut in die Vermeidung. Mit einer anderen, weniger »passenden« Partnerin würde der Moduszirkel aus Abschnitt 2.6 vielleicht gar nicht so eskalieren. Aber bei der Passung von Susanne und Peter besteht die Gefahr, dass sie sich immer wieder wechselseitig ihre *Knöpfe* drücken und mit jedem heftigen Streit etwas von der Beziehungssubstanz verloren geht.

Lieber früher Hilfe holen. In beiden Fällen kann es ratsam sein, sich lieber früher als später Hilfe zu holen. Denn der gute Wille beider Seiten ist nicht unerschöpflich. Irgendwann ist buchstäblich das Feuer erloschen und der »Ofen aus«. In der Regel kommen Paare relativ ausgebrannt erst nach etwa fünf Jahren heftigen Streitens in Therapie (Jacobson & Christensen, 1996). Dann ist die Beziehungssubstanz weitgehend aufgebraucht und die Partnerschaft gleicht einer Wüste bzw. einem Trümmerfeld, das erst einmal abgeräumt werden muss. Wenn Sie also das Gefühl haben, immer wieder in dieselben Fallen zu tappen und sich in immer wieder gleichen Diskussionsschleifen zu verlieren, könnte das der richtige Zeitpunkt sein, eine Paarberatung aufzusuchen. Das ist keine Schande. Ein wichtiges Anliegen dieses Buches ist, Ihnen zu zeigen, dass eine gute Partnerschaft eben kein Selbstläufer ist. Oder andersherum: Es ist keine Schande, wenn man mit seiner Beziehung auf eine Sandbank läuft. Es ist eher bedauerlich, wenn man, nachdem man ein- oder zweimal die Flut abgewartet hat, nicht die richtigen Konsequenzen zieht und sich kurz einen Schlepper holt, der einem kurzerhand wieder das Wasser unter dem Kiel verschafft, damit man selbst weiterschippern kann.

Es gibt keine Partnerschaften ohne Krisen. Wir dürfen uns nur nicht verhärten und erstarren. Es gibt immer eine Lösung in die eine oder andere Richtung.

In der Regel sind die Beratungsstellen von konfessionellen oder kommunalen Trägern (mit-)finanziert und die Kosten damit überschaubar.

Wann zur Paartherapie? Aber wann soll ein Paar zur Paarberatung oder in Paartherapie gehen? Man kann ganz grob vier Konstellationen unterscheiden:

(1) Das Paar hängt fest (und vermeidet damit Konflikte).
(2) Das Paar hat »heiße« Konflikte.
(3) Das Paar hat »kalte« Konflikte.
(4) Das Paar ist mit der Bewältigung eines von außen kommenden Problems überfordert.

(1) Das Paar hängt fest meint, dass es immer wieder zu ähnlichen Situationen kommt, die das Paar nicht auflösen kann. So wie bei einer Schallplatte mit einem Sprung. Eine oder einer der beiden bricht dann rasch die Auseinandersetzung ab, z. B. mit den Worten: »Das ist jetzt wie immer. Das bringt doch sowieso nichts. Ich gehe jetzt lieber auf mein Zimmer.« Das Problem wird aber nicht gelöst, sondern unter den Teppich gekehrt, um früher oder später wieder aufzutauchen. Das zermürbt auf Dauer.

(2) Das Paar hat »heiße« Konflikte bedeutet, dass es immer wieder zu heftigen Auseinandersetzungen im Sinne eines Kampf-Kampf-Zirkels kommt. Manchmal bis hin zu Tätlichkeiten, nicht selten unter Alkohol. Am nächsten Tag geht es irgendwie weiter. Das hält kein Paar lange aus.

(3) Das Paar hat »kalte« Konflikte, die nicht offen ausgetragen, sondern auf der Verhaltensebene »gelöst« werden, in dem z. B. jemand eine Außenbeziehung anfängt oder immer mehr in Hobbys aufgeht. Das sind die verschiedenen Varianten der Kampf-Vermeidungs-Zirkel in Abschnitt 2.5. Wie dort erwähnt, sind Paare mit dieser Konstellation nach fünf Jahren zu 80 Prozent getrennt.

(4) Von außen kommende Konflikte sind in Abschnitt 3.3 beschrieben worden und können ganz verschiedener Natur sein. Gut funktionierende Paare mögen damit klarkommen. Es ist aber keine Schande, sich in solchen Situationen auch einmal vorübergehend Hilfe zu holen.

Einzeltherapie einer Person. Tatsächlich reichen bei umschriebenen Krisen ohne allzu intensive Schemata im Hintergrund oft wenige Sitzungen aus, um dramatische Fortschritte zu erzielen. In einer solchen Beratung wird auch deutlich werden, ob tiefer sitzende Probleme auf einer oder beiden Seiten eine individuelle oder auch eine Paartherapie sinnvoll erscheinen lassen. Sie finden in der Beratungsstelle zumindest eine Lotsenperson, die Ihnen im Therapie-Dschungel weiterhelfen kann. Wenn die Ursachen mehr auf einer Seite zu liegen scheinen, sollte sich die entsprechende Person in eine Einzeltherapie begeben. Therapierende sind darin geschult, professionell auf Schemaaktivierungen zu reagieren, weil sie sich zwischen den Sitzungen immer wieder zurückziehen können. Der dosierte Kontakt erlaubt das gezielte und strukturierte Aktivieren und Bewältigen der Schemata und die Stärkung des Erwachsenenmodus. Das kommt dann wieder dem Partner oder der Partnerin zugute. Auch in Einzeltherapien ist es möglich, diesen oder diese z. B. in jeder vierten Stunde mit einzuladen. Das bietet eine gute Möglichkeit, auch den Prozess des Paares zu begleiten.

8.1 Warum eine Paartherapie?

Das Paar in Therapie. Wenn beide etwa in gleichem Maße zu den Moduszirkeln beitragen, könnte eine Paartherapie Methode der Wahl sein. Leider wird das derzeit nicht von den Krankenkassen finanziert. Eine Möglichkeit besteht darin, die Therapie selbst zu bezahlen. Auch wenn das anfangs weh tut: Da sie meist nicht so lange dauern, könnte es das Geld wert sein. Evtl. kann Sie auch eine therapeutische Fachperson beraten, ob es andere Finanzierungsmöglichkeiten gibt. Zumindest ist es zulässig, dass diese mit dem Paar arbeitet, obwohl das von manchen Therapieschulen kritisch gesehen wird. Aus schematherapeutischer Sicht bietet es aber eine Reihe wichtiger Vorteile, wenn ein Paar mit derselben Person arbeitet:

- Die Therapierenden haben ein Maximum an Informationen bzw. umgekehrt wird das *Risiko blinder Flecken minimiert.* Machen Sie sich klar, dass Therapierende in der Regel ausschließlich von ihren Patientinnen und Patienten mit Informationen »gefüttert« werden. Im Englischen gibt es dafür die etwas derbe Formulierung: garbage in – garbage out. Zu Deutsch: Müll rein – Müll raus.
- Aus dem oben Gesagten ergibt sich, dass, wenn ein Paar zu *unterschiedlichen Therapierenden* geht, die Gefahr groß ist, dass diese jeweils parteilich beraten, was häufig die behandelte Person mehr stärkt als die Beziehung. Das kann dann in eine Trennung führen.
- Eine Therapie mit *zwei Therapierenden gleichzeitig* ist zum einen sehr kostenaufwändig. Es muss ja nicht nur die reine The-

rapiezeit bezahlt werden, sondern auch die Zeit, in der sich die beiden Therapierenden miteinander besprechen. Andererseits sehen vier Augen mehr als zwei und die Therapierenden können sich in ihren Rollen abwechseln und ergänzen, wenn sie gut aufeinander eingespielt sind.

- Arbeitet ein Therapeut oder eine Therapeutin mit dem Paar und werden (wie in einer Schema-Paartherapie) *Einzel- und Paarsitzungen bedarfsweise kombiniert*, kann auf beide individuell eingegangen und die Informationen für beide Seiten dosiert nutzbar gemacht werden. Das ermöglicht einen optimal auf das Paar abgestimmten Therapieverlauf. Auch der Paartherapeut Hans Jellouschek (2010) empfiehlt die bedarfsweise Kombination von Einzel- und Paarsitzungen.
- Ist eine Person durch ihre Schemata stärker belastet, können diese in *Einzelsitzungen* effektiv bearbeitet und die Ergebnisse in die gemeinsamen Sitzungen eingebracht werden, um zu besprechen, wie das Paar am besten mit diesen alten Wunden umgehen kann.

Eine solche Schema-Paartherapie ist für die Therapierenden allerdings sehr anspruchsvoll. Sie befinden sich im Grunde in der Rolle eines Pendeldiplomaten: Wenn sie mit einer Person arbeiten, nähern sie sich emotional dieser an. Aber eben auf beiden Seiten!

Beispiel

Wenn die Therapeutin mit Peter spricht, kann sie aus seinem Erleben heraus gut verstehen, wie bedrohlich Susanne auf ihn wirkt. Aus der erlebten Ohnmacht heraus erscheint sein Vermeidungsverhalten fast zwingend. Im nächsten Gespräch mit Susanne kehrt sich das wieder um. Dann fühlt sie die ohnmächtige Wut der alleingelassenen, kleinen Susanne hinter der kämpferischen Rolle auf der »vorderen Bühne« mit und fragt sich, wie diese es mit dem kaltherzigen und abweisenden Peter aushält.

Jedem sein eigener Therapeut oder eigene Therapeutin? Vor diesem Hintergrund ist es nicht verwunderlich, dass es vermehrt zu Trennungen kommt, wenn beide eigene Therapierende haben. Da diese nur die einseitigen Informationen der jeweiligen behandelten Person erhalten, können sie kaum anders, als deren Partei zu ergreifen. Die Therapierenden dürfen sich daher nicht in die jeweilige Kindmodus-Perspektive der Behandelten hineinziehen lassen. Sie fühlen zwar zunächst deren Erleben mit. Dann nehmen sie jedoch innerlich Abstand von dem Erleben und wechseln in die Perspektive eines neutralen Beobachters, der sehr wohl andere Lösungsmöglichkeiten erkennen kann. Innerlich setzen die Therapierenden beide Erfahrungen zusammen. Diese Haltung erlaubt, eine Brücke zwischen den beiden Teil-Perspektiven zu bauen und für beide annehmbare Lösungen zu finden. Damit borgen sie sozusagen beiden Seiten ihren Erwachsenenmodus. Das ist zum einen recht anstrengend. Zum anderen macht man sich nicht unbedingt bei der jeweiligen Seite beliebt, wenn man den Blickwinkel der anderen einzubringen versucht. Im schlimmsten Fall fühlen sich beide Seiten verraten und dann gibt es »Prügel von beiden Seiten«. Dieses Vorgehen verlangt eine extreme Aufmerksamkeit für den Prozess und einen scharfen Verstand, mutiges, schnelles und entschlossenes, aktives Eingreifen, gleichzeitig viel Fingerspitzengefühl, einen Sinn für feinste Nuancen in Formulierungen und nicht zuletzt Wissen um die eigenen Schemata und Reaktionstendenzen (Selbsterfahrungen der Therapierenden).

Übungen in der Paartherapie. Zur Entlastung der Therapierenden und Unterstützung des Reflexionsprozesses können eine ganze Reihe von Übungen und Arbeitsblättern eingesetzt werden, wie z. B. das Moduszirkel-Memo, gemeinsame Imaginationsübungen oder Dialoge auf mehreren Stühlen, um einzelnen Anteilen beider Seiten Raum zum »Auftreten« zu geben. Im Schutz der Therapierenden entsteht ein sicherer Raum, in dem durch die starke, aber kontrollierte Aktivierung emotionaler Anteile das »Feuer« in der Beziehung wieder angefacht werden kann. Das verbindet das Paar stärker als eine Therapie, die nur erklärenden und übenden Charakter hat. Die optimale Verbindung aller drei Ebenen zeigt besonders starke Effekte. Die Übungen in der Therapie entsprechen in etwa denen, die in Kapitel 6 für die Selbstanwendung beschrieben wurden – nur dass die Therapierenden den Prozess moderieren und »bewachen«. Besonders bei sehr misstrauischen und zerrütteten Paaren ist das eine wichtige Voraussetzung, dass sich die beiden überhaupt auf einen derartigen Prozess einlassen. Die Dauer einer solchen Therapie variiert stark und hängt von der Belastung und der Mitarbeit beider Seiten ab. Die Möglichkeiten sind jedenfalls deutlich größer als bei getrennten Einzeltherapien.

8.2 Getrennt marschieren, vereint schlagen – Was tun, wenn es zur Trennung kommt?

Umgekehrt werden Trennungen oft zu Schlachtfeldern, auf denen jede Menge Emotionen und Kosten »vernichtet« werden. Wenn Kinder betroffen sind, leiden diese am meisten darunter.

Ziel einer Paartherapie ist nicht, das Paar um jeden Preis zusammenzuhalten.

Wenn es in der Therapie gelingt, Verständnis für das Eindringen der alten Schemata in die gegenwärtige Beziehung zu vermitteln und beiden zu zeigen, dass das Scheitern der Beziehung nicht ihr persönliches Versagen ist, sondern die Folge einer Nicht-Passung ihrer Schemata, kann das eine sachliche Trennung erleichtern. Dann können sich beide Seiten in einer gesunden Weise weiter- und damit auch auseinanderentwickeln. Eine einvernehmliche Trennung ohne Schuldvorwürfe kann die beste Lösung sein. Besonders wenn das Paar Kinder hat und auf diese Weise als Eltern gut weiter funktioniert, selbst wenn es sich getrennt hat. Das kann für alle Beteiligten besser sein als unter Dauerspannung und Konflikten zusammen zu bleiben. Den Kindern sollte im Falle der Trennung von beiden Eltern gemeinsam eine für die Kinder verständliche Begründung gegeben werden, warum sich die Eltern trennen, die nicht einem der beiden Elternteile die Schuld zuweist.

Beispiel: »Wir trennen uns, weil wir uns nicht mehr so gut verstehen wie früher. Wir haben uns auseinanderentwickelt. Wir werden aber für euch beide Eltern bleiben. Ihr verliert uns nicht! Ihr habt jetzt zwei Zuhause.« Bei einem kleineren Teil der Paartherapien kommt es am Ende tatsächlich zu einer Trennung.

Bei manchen Paaren, die in Therapie kommen, hat eine der beiden Seiten innerlich bereits »die Kündigung eingereicht«, ohne den Mut oder die Kraft zu haben, das offen anzusprechen. Dann kann die Therapie der Ort sein, diesen Prozess offenzulegen. Die Therapierenden werden dann – wie oben angedeutet – versuchen, den Prozess zu versachlichen und zu moderieren. Dabei kann es notwendig sein, bei der Person, die – oft gegen den eigenen Willen – verlassen wird, in Einzelgesprächen ein gewisses Verständnis zu bewirken, sie in Einzelgesprächen aufzufangen und ein Stück weit bei der Verarbeitung, z. B. im Rahmen einer Probetrennung, zu begleiten und zu unterstützen, wenn die andere Person damit einverstanden ist.

Auch eine einvernehmliche Trennung im Erwachsenenmodus kann ein angemessenes Therapieergebnis sein.

Eine Therapie hat dann das Ergebnis, dieses Verständnis zu schaffen und eine Lösung der beiden Partner voneinander zu erleichtern. Sind die emotionalen Prozesse geklärt und verstanden, sind in der Regel auch beide mit einer Trennung einverstanden. Dann kann der Prozess an einen Mediator übergeben werden. Das sind oft speziell weitergebildete Juristen, die versuchen, beide Seiten zu sehen und einen sachlichen Lösungsprozess ohne Gerichtsverfahren herbeizuführen. Sie machen da weiter, wo die Paartherapeuten und -therapeutinnen aufgehört haben. Das geht aber nur, wenn es keine schemabedingten emotionalen Störfeuer mehr gibt. Eine Mediation ist deutlich kostengünstiger als ein Streit mit Anwälten.

Geht das Paar mit einer derartigen Lernerfahrung auseinander, haben sie auch aus einer gescheiterten Partnerschaft etwas gewonnen. Eine neue Partnerschaft bietet die Chance, sich aus der alten Beziehungschemie-Ebene zu lösen und neue Facetten einer Partnerschaft kennenzulernen. Aus therapeutischer Sicht stellen wir aber immer wieder überrascht fest, wie oft Menschen nach dem Motto »Mehr desselben« sich doch wieder an einen ähnlichen Persönlichkeitstyp binden. Das könnte dann ein Anlass sein, dem auf den (Schema-)Grund zu gehen.

8.3 Das Beste aus beiden Welten teilen – das Beziehungsarrangement

Tatsächlich ist der häufigste Ausgang einer Paartherapie weder »der Himmel auf Erden«, noch die »Hölle der Scheidungsschlacht«. Die größten Erfolge einer Paartherapie bestehen darin, auf beiden Seiten herauszufinden, was das Verbindende und was das Trennende ist. Viele Paare denken, dass sie nur ein gutes Paar sind, wenn die Übereinstimmung groß ist. Das ist aber gar nicht der Fall! Wenn beide realisieren, dass sie in verschiedenen Bereichen unterschiedliche Interessen haben und sich eingestehen können, diese jeweils alleine oder mit anderen Menschen auszuleben, ohne sich zurückgesetzt zu fühlen, kann das sehr gut funktionieren. Insbesondere, wenn man die verbleibende gemeinsame Zeit nicht mit Gezanke verbringt, sondern diese *Quality time* möglichst positiv gestaltet. Dieses Arrangement auszuhandeln gelingt wiederum am besten im Rahmen von konstruktiven Paargesprächen, in denen beide nicht strategisch denken, sondern ihre besorgte bzw. verletzbare Seite genauso einbringen wie den Wunsch, ihre Bedürfnisse auszuleben. Dann kann eine gute Balance zwischen dem *Wir* auf Basis der »Bindungsbeine« und den beiden »Selbstbehauptungsbeinen« gefunden werden, mit der beide Seiten leben können. Das muss sich etwas zurechtruckeln und verlangt von beiden Seiten Kompromisse und Zugeständnisse, die weh tun können, aber am Ende kann eine belastbare, stabile und recht befriedigende Beziehung stehen, in der man entspannt zusammen alt werden kann. Tatsächlich entwickeln sich die meisten Ehen im Laufe der Jahre bzw. Jahrzehnte in diese Richtung. Man darf nicht zu viel voneinander erwarten und muss bereit sein, ein Stück weit auf den eigenen Beinen zu stehen. Möglicherweise tragen die Erfahrungen, die beide Seiten getrennt machen, sogar zur Bereicherung der Beziehung bei, wenn sich beide wohlwollend und interessiert miteinander auszutauschen bereit sind. Wie weit die Paare damit gehen und sich z. B. zugestehen, auch Erotik oder Sexualität mit anderen Personen zu haben, ist eine spannende Frage. Das kann sehr herausfordernd und anstrengend werden und wird viel Gesprächsbedarf mit sich bringen, wenn man sich darüber nicht auseinanderleben oder dauernd streiten will. Aber möglich ist vieles.

9 Was geht, wenn nichts mehr geht? Eine Trennung einleiten

Wir sind jetzt einen langen Weg miteinander durch dieses Buch gegangen. Sie haben hoffentlich einiges über die Interaktionsmuster von Paaren gelernt und verstanden, warum wir so schnell in Konflikte geraten. Wir haben auch darüber gesprochen, was wir konkret tun können, um unsere Beziehungen lebendig zu erhalten und vielleicht sogar zu verbessern. Wir haben auch besprochen, dass viele von uns »Altlasten« aus der Kindheit mit sich tragen, die uns auch heute noch in Momenten der Schemaaktivierung »auf die Füße« fallen können, wenn wir sie nicht erkennen und richtig einordnen können. Wir haben auch versucht, Ihnen zu zeigen, dass ein wenig therapeutische Hilfe diesen Prozess erleichtern kann. Aber was können wir tun, wenn es trotzdem »nicht passt«?

Tatsächlich trennen sich Paare erst, wenn der Schmerz größer ist als die gute gemeinsame Zeit. Dennoch raten wir Ihnen, die Flinte nicht zu schnell ins Korn zu werfen. Wir haben bereits gesagt, dass die meisten Paare nicht dauerhaft im siebten Himmel leben, sondern sich im Laufe des Lebens in einer guten Mischung von Nähe und Distanz einrichten. Damit kann man gut leben und das Beste aus zwei Welten miteinander verbinden: die angenehmen Seiten der Nähe, aber auch den Raum, Dinge getrennt zu tun. Das sollten Sie auf jeden Fall zuerst probieren, bevor Sie sich in Ihren Gedanken die Zeit danach zu rosig ausmalen. Die meisten Menschen wünschen sich nach einer Trennung wieder eine neue Partnerschaft. Männer »brauchen« Beziehungen für eine gute Lebensqualität tatsächlich mehr als Frauen. Frauen können auch ohne Männer genauso zufrieden leben (Trevisan et al., 2016). Es ist heutzutage allerdings nicht so einfach, in fortgeschrittenem Alter Menschen kennen zu lernen. Von daher wird die Partnersuche im Internet immer bedeutender. Aber nicht jedem Menschen liegt es, sich auf Dating-Portalen zu tummeln und die Nadel im Heuhaufen zu suchen …

Trennungen haben einen hohen Preis – auf allen Ebenen: Zunächst fühlen Sie sich emotional vermutlich erst einmal erleichtert und befreit. Aber bei einer endgültigen Trennung verlieren Sie in der Regel auch die positiven Eigenschaften Ihres oder Ihrer »Ex«. Die gab es ja auch und die sind vermutlich auch nicht völlig verschwunden, sondern unter der Bürde der Alltagsbelastung verschüttet. Trennungen kosten auch Geld. Nicht nur im Rahmen der Scheidung. Unterhaltszahlungen, Vermögensausgleich und vor allem auch der Versorgungsausgleich bei den Rentenansprüchen werden Sie möglicherweise Ihr ganzes Leben belasten. Geld ist sicher kein hinreichender Grund, zusammenzubleiben. Aber Sie sollten alle Aspekte bedenken. Besonders wenn Sie Kinder im Wechselmodell versorgen wollen, kommen erhöhte Kosten für zwei entsprechend große Wohnungen hinzu, vielleicht auch die Herausforderungen einer Patchwork-Familie und die andauernden Nickeligkeiten bei der Übergabe der Kinder.

Auch wenn Sie sich als Paar trennen, bleiben Sie als Eltern verbunden.

9.1 Wo geht die Ehe-Reise hin?

Zunächst möchten wir Ihnen im Folgenden ein paar Anregungen geben bzw. Fragen stellen, wie Sie innerlich prüfen können, wo für Sie die Ehe-Reise hingeht. Sinnvollerweise machen Sie das alleine und nicht gemeinsam mit Ihrem Partner oder Ihrer Partnerin.

- Prüfen Sie doch zunächst, ob Sie noch eine Vision haben, wie eine bessere Zukunft mit Ihrer vielleicht nicht mehr »besseren Hälfte« aussehen könnte. Schließen Sie dazu in einem ruhigen Moment die Augen, blenden die Alltagssituation aus und lassen eher Bilder aus besseren Zeiten kommen. Gibt es noch eine Chance, die gegenwärtigen Belastungen aus dem Weg zu räumen? Dann könnten Sie zusammen versuchen, das in einem konsequenten Anlauf zusammen anzugehen. Mehr dazu bei den Schritten in eine Trennung weiter unten.

- Vergegenwärtigen Sie sich, was Sie im Falle einer Trennung für immer verlieren würden. Schließen Sie dazu auch die Augen, lassen die andere Person durch die Wohnungstür verschwinden – für immer! Was fehlt Ihnen? Lassen Sie alles innerlich wegziehen, was Sie nervt und geben sich die Zeit zu spüren, was Sie vermissen würden. Gibt es einen Weg, das Gute zu erhalten und mehr Abstand einzunehmen, damit das Belastende nicht so nervt?
- Gut, es erscheint Ihnen einfach zu viel zu sein, was Sie nervt. Einverstanden! Dann nennen Sie uns jetzt eine konkrete Person, mit der Sie lieber zusammen sein wollen. Tag und Nacht! Name, Telefonnummer, E-Mail-Adresse … Sie können dabei gerne spielerisch an Menschen denken, die nicht verfügbar sind. Selbst dann fällt vielen keine konkrete Person ein. Einfach, weil wir alle Ecken und Kanten haben. Noch schwieriger wird Ihnen die Antwort vermutlich fallen, wenn Sie nur Menschen einbeziehen, die tatsächlich auf dem »Markt« sind. Wir wollen Sie mit dieser Frage nicht erschrecken, sondern nur vorsichtig darauf hinweisen, dass Ritter auf dem weißen Pferd schwer zu finden sind.
- Oder anders herum: Stellen Sie sich vor, heute ist Ihr Hochzeitstag. Und Sie wissen alles von Ihrem Partner oder Ihrer Partnerin, was Sie heute wissen. Der oder die Standesbeamte fragt Sie, ob Sie die Person jetzt heiraten möchten. Würden Sie JETZT ja sagen?
- Wenn Sie das Gefühl haben, in der Beziehung festzuhängen, eigentlich unzufrieden sind, aber Angst vor einer Trennung haben: Machen Sie die Augen zu und stellen sich vor, wie Sie zusammenbleiben, immer älter werden, bis zum Tod. Wollen Sie in dieser Beziehung sterben? Oder »muss da noch irgendwas kommen« (wie Wolf Biermann einst sagte)?

Sie können auch eine kleine Übung mit zwei Stühlen machen, um sich in die beiden Optionen, eine bessere Nähe-Distanz-Regulation versuchen oder ganz trennen, einzufühlen. Wir raten Ihnen dazu, das nicht nur gedanklich zu machen. Denken kann man fast alles. Es gibt meist mehr Klarheit, in die Ebene der inneren Bilder einzutauchen.

Übung • Bleiben oder Gehen?

Stellen Sie zwei gleiche Stühle in der Mitte des Raumes nebeneinander auf. Überlegen Sie sich, welcher der Stuhl für *Bleiben* und welcher für *Gehen* steht. Sie dürfen entscheiden, mit welchem Stuhl Sie anfangen. Sie können auch mehrmals hin- und hergehen. Wenn Sie mit dem Gehen-Stuhl anfangen, setzen Sie sich auf den Stuhl, schließen die Augen und atmen ein paarmal tief ein und aus. Dann lassen Sie Bilder entstehen, wie Ihr Leben in einem Jahr aussehen wird … in drei … und vielleicht in zehn Jahren. Stellen Sie sich vor, wie, wo und mit wem Sie leben, wie Ihr Alltag aussieht, was Sie sonst tun. Was fühlt sich gut an? Was fehlt Ihnen aus Ihrem jetzigen Leben? Spüren Sie in Ihren Körper hinein, in Ihre Brust, in Ihren Bauch, in Ihr Kraftgefühl … Wie fühlt sich das an? Dann wechseln Sie den Stuhl und wiederholen diese Schritte. Vergleichen Sie Ihre Stimmung und Ihr Körper- und Kraftgefühl auf beiden Stühlen. Wo ist mehr Zuversicht, mehr Lebenskraft oder auch mehr Angst und Verlassenheit? Spüren Sie in sich eine Tendenz (sozusagen unterhalb Ihrer Gedanken)?

Zumindest sollten Ihnen diese Fragen oder die Stühleübung dabei helfen, eine Entscheidung zu treffen, nicht in einer unbefriedigenden Beziehung zu erstarren. Das ist aus unserer paartherapeutischen Sicht die unbefriedigendste Lösung. Dann lieber ein letzter, energischer Versuch, an der Beziehung zu arbeiten, eine bewusst gestaltete Nähe-Distanz-Regulation oder eben auch eine Trennung.

9.2 Schritte in eine Trennung

(1) Es noch einmal ernsthaft versuchen

Um Sie zu ermutigen, aus der Komfortzone einer eingeschlafenen Beziehung herauszukommen, beginnen wir diese Schritte mit einem Appell, sich zuerst noch einmal offen miteinander auszusprechen und die Unzufriedenheit zu teilen. Vielleicht geht es Ihrem Gegenüber ja genauso! Vielleicht ist aus dem gemeinsamen Blick auf die besseren Zeiten, die Sie hatten, noch ein Funken Bereitschaft zu gewinnen, aus der erlöschenden Glut in Ihrem »Ehe-Ofen« noch einmal Flammen zu schlagen. Am besten könnte das im Rahmen eines etwas längeren konstruktiven Paargesprächs gelingen (s. Abschn. 4.6). Lassen Sie sich Zeit und drängen Sie nicht auf eine Entscheidung. Wenn Sie beide das Gefühl haben, noch nicht ganz miteinander fertig zu sein, tauschen Sie sich im Schritt der Wünsche darüber aus, wie Sie sich jeweils ein einigermaßen befriedigendes Leben vorstellen. Schauen Sie dann, wo die Schnittmengen liegen, und wo das Trennende. Formulieren Sie im Schritt der eigenen Beiträge, was Sie bereit sind, aktiv beizutragen. Setzen Sie sich dann ein konkretes, recht nahes Zeitlimit, bis zu dem Sie wirklich versuchen, diese Schritte umzusetzen. Wir empfehlen einen Monat. Danach setzen Sie sich wieder zu einem bilanzierenden Paargespräch zusammen.

(2) Eine Probetrennung vereinbaren

Anschließend versuchen Sie es andersherum. Trennen Sie sich auf Zeit. In diesem Fall ist ein guter Zeitrahmen drei Monate. Die Erfahrung ist realistischer, wenn Sie in dieser Zeit auch getrennt wohnen können. Das muss nicht mit Kosten verbunden sein. Vielleicht kennen Sie jemanden, der ein paar Monate im Ausland ist und sich freut, wenn jemand den Briefkasten leert, die Blumen gießt oder gar die Katze füttert. Oder jemand hat ein Zimmer unter dem Dach oder ein ehemaliges Kinderzimmer frei. Vielleicht können Sie auch noch einmal diese kurze Zeit bei Ihren Eltern wohnen. Zur Not können Sie auch in Ihrer Wohnung »Tisch und Bett« trennen und in getrennten Zimmern schlafen und weitgehend leben. Aber das verwischt das Trennungserlebnis. Nach dieser Zeit machen Sie auch wieder ein Bilanzgespräch. Manchmal spüren die Paare aus der Ferne deutlicher, was ihnen vom anderen fehlt. Wie immer:

Wenn man das eine Bedürfnis verstärkt auslebt, lässt die Spannung nach und das andere Bedürfnis meldet sich wieder stärker. Wie beim Gehen gibt es eine Tendenz, zwischen beiden Bedürfnissen (bzw. Beinen) auszubalancieren.

Aber machen wir uns nichts vor: In der Praxis ist meist eine Person durch die Probetrennung erleichtert und will nicht mehr zurück. Der Gewinn für die zurückgelassene Person ist, dass sie wiederum Zeit hatte, sich mehr an ein Leben alleine zu gewöhnen und ihr Autonomie-Bein zu stärken. Und wenn Kinder mitbetroffen sind, haben die auch Zeit, sich an die neue Situation zu gewöhnen.

(3) Die Nicht-Passung feststellen

Noch mehr als bei den Streitigkeiten in der Beziehung stellt sich im Falle einer Trennung unweigerlich die Frage nach der Schuld. Wir sagten schon bei der Analyse der Moduszirkel, dass wir diese Frage für ebenso verständlich wie unsinnig halten.

Schuld ist der nicht mehr »passende« bzw. funktionale Moduszirkel!

Eine Trennung ist zweifellos die Folge eines Auseinanderlebens. Oder wie es im Scheidungsrecht inzwischen heißt: einer Zerrüttung. Und eben nicht mehr der Schuld auf einer der beiden Seiten, wie es früher einmal war. Natürlich wird in dem meisten Fällen eine Seite die Trennung mehr wollen als die andere. Das ist anders als bei der Eheschließung, wo beide Ja sagen müssen.

Zu Beginn einer Beziehung müssen beide wollen. Bei der Trennung reicht es, wenn eine Person sie will.

Menschen entwickeln sich mehr oder weniger – zusammen, oder eben auch auseinander. Das ist keine Frage von richtig oder falsch, oft noch nicht einmal von gut oder schlecht. Sondern einfach im Sinne von anders. Im positiven Fall haben Sie in Ihrer Beziehung etwas über sich selbst gelernt. Und welche Eigenschaften Ihnen an Ihrem Gegenüber wirklich wichtig sind. Dann kann eine neue Beziehung wirklich harmonischer und erfüllender werden. Wenn Sie einfach nur das Pferd wechseln und bei der nächsten Wahl wieder Ihrer Schema-Chemie folgen, können Sie vom Regen in die Traufe kommen. Wenn sich beide Seiten bei einer Trennung bewusst sind, worin die Nicht-Passung besteht, sind die Chancen größer, dass es beim nächsten Mal tatsächlich »besser passt«! Auch gut!

(4) Absprachen über die praktischen Dinge

Je mehr Sie beide nach einer Probetrennung und den nachfolgenden Bilanzgesprächen zu der gemeinsamen Einschätzung kommen, dass es zwischen Ihnen beiden nicht mehr passt, umso sachlicher können Sie sich über die praktischen Dinge einigen. Solange Bitterkeit, Vorwürfe oder gar Hass im Spiel sind, wird jeder Gegenstand zum Zankapfel. Darauf werden wir in den abschließenden Abschnitten eingehen. Gehen wir nun zunächst davon aus, dass es Ihnen gelungen ist, den Ärger und die Enttäuschung verrauchen zu lassen und vom ärgerlich, roten wieder mehr auf das traurige, blaue Bein zu kommen. In dem Wort Ent-Täuschung steckt ja auch das Ende einer Täuschung drin. Und wir werden ja nicht nur getäuscht. Wir haben uns auch selbst getäuscht. Denken Sie noch einmal an die Smartphone-Metapher! Wir haben die Beziehung ja mitgestaltet, den Ehe-Tanz mitgetanzt. Versuchen Sie also so gut wie möglich, in Ihren Erwachsenenmodus zu gehen und Ihre Emotionen innerlich auf den »Kindstuhl zu setzen«. Damit meinen wir, Ihre Gefühle zwar wahr- und anzunehmen, aber sich nicht von Ihnen bestimmen zu lassen.

(5) Mediation und die formalen Regelungen

Wenn Sie Ihre Dinge einigermaßen aufgeteilt, die Finanzen geregelt und die Frage nach der Versorgung der Kinder geklärt haben, brauchen Sie immer noch eine juristische Person, die mit Ihnen den Scheidungsvertrag aufsetzt. Je mehr Sie sich einig sind, umso kostengünstiger wird das für Sie. Falls Sie sich an einigen Stellen nicht einigen können (und das dürfte eher die Regel als die Ausnahme sein) empfehlen wir, zunächst eine Mediation in Anspruch zu nehmen. Menschen, die das machen, kommen entweder aus der psychologischen, oder aus der juristischen Richtung. Wenn Sie noch arg auf dem roten Bein sind und viel streiten, könnte es einer psychologisch geschulten Person leichter fallen, Sie mehr auf das blaue Bein zu bekommen und die formale Scheidungsvereinbarung mit Ihnen vorzubereiten. Wenn Sie beide hinreichend kooperativ sind, könnte eine juristisch kompetente Person günstiger sein, weil die dann auch gleich die Scheidungsvereinbarung mit Ihnen machen kann.

Schwierig – und damit auch teuer – wird es, wenn Sie sich beide getrennte Rechtsbeistände nehmen. Naturgemäß werden diese die jeweils Ihre Seite maximal vertreten und damit auf das (dunkel-) rote Bein gehen. Sie wissen, dass diese Moduszirkel zur Eskalation neigen. Richter bieten (im Sinne des Erwachsenenmodus) dann meist einen Vergleich an. In der Regel werden Sie gut beraten sein, Ihren Ärger runterzuschlucken (bzw. symbolisch auf den Kindstuhl zu setzen) und dem Vergleich zuzustimmen.

Sie sollten aber vorsichtig sein, sich auf den Anwalt zu einigen, den eine der beiden Seiten ins Spiel bringt. Es ist doch sehr wahrscheinlich, dass diese Person die Interessen der Seite stärker vertritt, mit der sie vorher bekannt war. Das ist menschlich. Folgen Sie auch bitte nicht dem Impuls »bloß raus hier – egal was es kostet«. Gerade auch dann nicht, wenn schon eine andere Beziehung im Raum steht. Auch wenn das rettende Ufer so nah scheint, könnten Sie den überhasteten Sprung aus dem sinkenden alten Beziehungskahn bereuen. Lieber noch ein paar Wertgegenstände bergen. Eine kurzfristig motivierte Entscheidung kann Sie langfristig sehr teuer zu stehen kommen. Zwar können grob sittenwidrige Scheidungsverträge später noch angefochten werden, aber das ist sehr schwierig. Wenn Sie sich nicht auf eine neutrale Mediation verständigen können, sollten Sie sich zwei gute Anwälte leisten. Dann ist das halt so!

(6) Die Trennung im Streit

Leider steht der Mensch, der mit Ihnen Ihr Schiff durch die Untiefen einer Trennung steuert, manchmal nicht in der weißen Kapitänsuniform auf der Kommandobrücke, sondern sitzt als rußverschmierter Heizer im Maschinenraum und setzt die Maschine unter Dampf. Möge das Schiff doch in voller Fahrt den Eisberg rammen! Er (oder sie) selbst fühlt sich ja unsinkbar. Und wenn nicht, soll die andere Seite auf jeden Fall mit untergehen. Das ist der Stoff, aus dem Romane und Rosenkriege gemacht sind. Als männlicher Hauptdarsteller wäre Edmund aus Kapitel 7 eine ziemlich perfekte Besetzung. Eine Diana, die sich durch ihre Therapie aus der Abhängigkeit befreit hat, gäbe einen widerstandsfähigen Gegenpart. Dazu zwei streitbare Anwälte bzw. Anwältinnen – das dort beschriebene Gemetzel kann beginnen! Denken Sie bitte nicht: Das kann mir nicht passieren … Im Scheidungsfall wird aus manchem Ochsen, der jahrelang den Karren gezogen hat, unvermittelt wieder ein wilder Stier. Im Falle einer Trennung gegen den eigenen Willen können auch sonst gutmütige Menschen überraschend stark aufs rote Bein gehen. Da die Bindungswünsche enttäuscht wurden, brauchen wir der oder dem Ex gegenüber auch kein Entgegenkommen mehr zu zeigen und – schwupps – sind wir auf dem roten Bein. Das sollte Sie dann nicht unvorbereitet treffen. Was Sie in einem solchen Fall tun können, haben wir am Ende von Kapitel 7 beschrieben.

(7) Ein Abschlussritual

Zum Glück geht es auch »besser«: Es gibt tatsächlich Paare, die durch intensive Paargespräche, durch eine Mediation oder durch eine trennungsbegleitende Paarberatung bzw. -therapie sich in Frieden und einem gewissen Einverständnis trennen. Dazu gehört zum einen, den Schmerz zu teilen, dass etwas zu Ende geht, was einem einmal sehr wichtig war. Aber alles geht zu Ende. Schmerz gehört zum Leben. Damit würdevoll umzugehen ist auch eine Qualität des Erwachsenenmodus. Zum anderen gehört auch dazu, das wertzuschätzen, was man an guten Erlebnissen geteilt hat. Das ist ja auch gelebtes Leben und das kann einem niemand mehr nehmen. Selbst wenn man sich jetzt entscheidet, getrennte Wege zu gehen, entwertet das ja nicht den bisher gemeinsam gegangenen Weg. Beides nebeneinander stehen zu lassen ist ein Zeichen seelischer Reife und Größe. Natürlich sind solche Situationen immer »bitter-süß«, aber so ist das oft im Leben. Im Erwachsenenmodus können wir diese gemischten (ambiguen) Stimmungen annehmen und leben. Vielleicht muss man sie nicht feiern, aber man kann ihnen würdig begegnen. Manchen Paaren gelingt das tatsächlich. Dazu gibt es verschiedene Möglichkeiten, die Sie zusammen (oder auch jede Seite für sich in Gedanken an die andere Person) durchführen können:

- Sie können sich in einem Gespräch gegenübersitzen und sich sagen, wofür Sie der jeweils anderen Person dankbar sind, wofür Sie sie schätzen und was Ihnen in positiver Erinnerung bleiben wird und dann wertschätzend voneinander verabschieden.
- Sie können ein paar Dankesworte oder schöne Erinnerungen jeweils auf einen Zettel schreiben, diese dann verbrennen und die Asche an einem guten Ort aus Ihrer Vergangenheit vom Wind verwehen lassen, in ein Gewässer streuen oder mit einem Luftballon wegfliegen lassen.
- Sie können ein Schiffchen aus Papier oder anderem Material basteln und Zettel oder ein Symbol (vielleicht die Eheringe?) hineintun und einen Fluss hinuntertreiben lassen. Dabei werden Sie vermutlich einige Taschentücher brauchen. Es kann aber ein sehr würdevoller und intensiver Moment sein.

Die meisten Paare sind aber durchaus imstande – vielleicht unterstützt von den Anregungen dieses Buches – Ihren Lebensweg hinreichend wollwollend und wertschätzend miteinander zu gehen. Wir erwähnten ja bereits, dass sich auch in unseren Paarberatungen und -therapien nur eine Minderheit der Paare trennt. Die meisten arrangieren sich in einer Mischung von gutem Willen einsetzen und manches akzeptieren. Auch können Trennungen sachlicher vollzogen werden, als in dem Beispiel von Diana und Edmund. Zumindest wenn wir es schaffen, dabei möglichst im Erwachsenenmodus zu bleiben. Auf den kommt es letztlich im Leben an. Und vergessen Sie nicht:

Das Leben ist wie ein Fluss: Es fließt immer weiter. Und jedes Ende ist ein neuer Anfang.

Im abschließenden, ganz kurzen Kapitel wollen wir die wichtigsten Haltungen des Erwachsenenmodus wie eine Mini-Bedienungsanleitung für eine gute Beziehung zusammenfassen. Ganz so einfach wie eine Plug-&-Play-Installation funktionieren Beziehungen dann leider doch nicht.

Statt eines Nachwortes

Zusammenfassung all dessen, was in diesem Buch gesagt wurde, möchten wir Ihnen die *10 Gebote* von Schindler und seinen Kollegen (1998) mit auf den Weg geben:

(1) Zeige deinem Partner oder deiner Partnerin so viel Liebe und Anerkennung, wie du nur kannst.
(2) Ergreife die Initiative – worauf willst du warten?
(3) Zeige dich, teile dich mit. Wofür soll ein Versteckspiel gut sein?
(4) Sage, was du dir wünschst und was du brauchst.
(5) Bemühe dich um konkrete Lösungen und realistische Absprachen.
(6) Nobody is perfect! Erlaube dir und deinem Gegenüber, Schwächen zu haben.
(7) Mache das, was dir leichtfällt; gebe, wo du geben kannst.
(8) Brich ein Gespräch ab, wenn ein Streit droht und komme später auf das Thema zurück.
(9) Vermeide Verletzungen und hacke nicht auf den Schwachpunkten der anderen Seite herum.
(10) Nothing is forever – jede Beziehung kann sich verändern. Wenn du das möchtest, mache den ersten Schritt.

Und was ist aus Susanne und Peter geworden?

Wenn sie nicht gestorben sind, dann leben sie noch heute (zusammen?). Wir wünschen den beiden, dass es nicht zu dem in dem Fallbeispiel in Kapitel 9 beschriebenen Szenario kommt. Wenn sich die beiden die Anregungen aus diesem Buch zu Herzen genommen haben, dann haben sie in regelmäßigen Paargesprächen geübt, ihre alten Bewältigungsmodi zu erkennen und an die »Kette« zu legen. Sie erzählten sich über die schemabedingten Wunden aus ihrer Kindheit. Ihre emotionale Verbundenheit wuchs mit jedem Mal, in dem sie oder er im Erwachsenenmodus einen beginnenden Moduszirkel unterbrechen und den verletzbaren Kindmodus im Gegenüber sehen und erfolgreich ansprechen konnten. Das legte die Basis für ein tiefes Vertrauen zueinander und eine erotische Neubegegnung in einer Intimität, die sie beide vorher nicht kannten und die sie tief miteinander verbunden hat. Jetzt hatten ihre glücklichen Kindmodi richtig was zu spielen. Gemeinsam grenzten sie sich von den Kindern ab und achteten darauf, genug Paar-Zeit zu haben. Mindestens an zwei Abenden in der Woche. Sie trafen sich weiterhin am Sonntagabend zu Paargesprächen, in denen sie gemeinsam auf die letzte Woche zurückblickten, um zu schauen, ob die Balance in ihrer Beziehung noch stimmt und beide »hinreichend« zufrieden waren. Hier besprachen sie in Ruhe auch schwierige Themen aus dem aktuellen Leben oder genossen einfach die ruhige Nähe miteinander. Das klingt schon fast etwas einschläfernd, nicht wahr? Aber verlassen Sie sich drauf: Das Leben wirft Ihnen schon genug Knüppel in den Weg. Unser Anliegen mit diesem Buch war, die verbindenden Kräfte in Ihrer Partnerschaft zu stärken. So gut es eben geht.

Und denken Sie daran: Die meisten Paare finden sich in einer Art Beziehungsarrangement wieder. Das ist überhaupt nicht schlimm, sondern es ist eine sehr gute und weise Lösung, die Gemeinsamkeiten zu teilen und bei Trennendem wohlwollend getrennte Wege zu gehen, sozusagen zwischenzeitig »getrennt zu marschieren, aber vereint zu schlagen«. Damit lassen sich viele Trennungen vermeiden. Zumindest für die Zeit, bis die Kinder größer sind. Ein geschiedener und wiederverheirateter Kollege hat das einmal so formuliert: Wie wir schon sagten: Beim nächsten Mal ist es nicht besser, sondern nur anders! Besonders bei lange dauernden Beziehungen müssen wir uns im Klaren sein, dass neue Partnerinnen und Partner vermutlich nicht sehr erpicht darauf sind, die Vergangenheit zu teilen. Sie fangen also auf allen Ebenen neu an. Die vielen Fotos und Erinnerungen der vergangenen Jahre können Sie nicht mehr teilen. Das ist dann der Preis. Wenn Sie sich trotz aller Bemühungen zu einer Trennung entscheiden, dann können Sie mit gutem Gewissen sagen: Ich habe es wirklich versucht. Und vielleicht haben Sie für Ihre nächste Beziehung etwas gelernt. Wenn Sie Ihre Partnerschaft mithilfe dieses Buches neu beleben und festigen konnten, umso besser. Dann freuen wir uns und sagen: Passt doch!

Zögern Sie nicht, immer wieder einmal dieses Buch in die Hand zu nehmen. Sei es, um sich ein paar neue Anregungen zu holen, um Ihre Beziehung zu verbessern – wir haben ja eine ganze Reihe von Vorschlägen in das Buch hineingepackt. Sei es, um in einer Krise einen Leitfaden zu haben, um aus einer Streitspirale auszusteigen, den Schaden zu begrenzen und wieder zusammenzufinden. Auch für diesen Ernstfall haben wir sehr konkrete (und in unserer paartherapeutischen Praxis erprobte) Schritte vorgeschlagen. Nichts, was Sie in diesem Buch lesen, haben wir nicht auch selbst und mit den Paaren, die zu uns kommen, ausprobiert. Hand aufs Herz! Und wenn Ihnen das Lesen des Buches Freude gemacht, Ihnen ein paar neue Gedanken vermittelt und Ihnen vielleicht sogar als Paar weitergeholfen hat, dann empfehlen Sie es gerne weiter. Wir wünschen Ihnen auf jeden Fall von ganzem Herzen alles Gute!

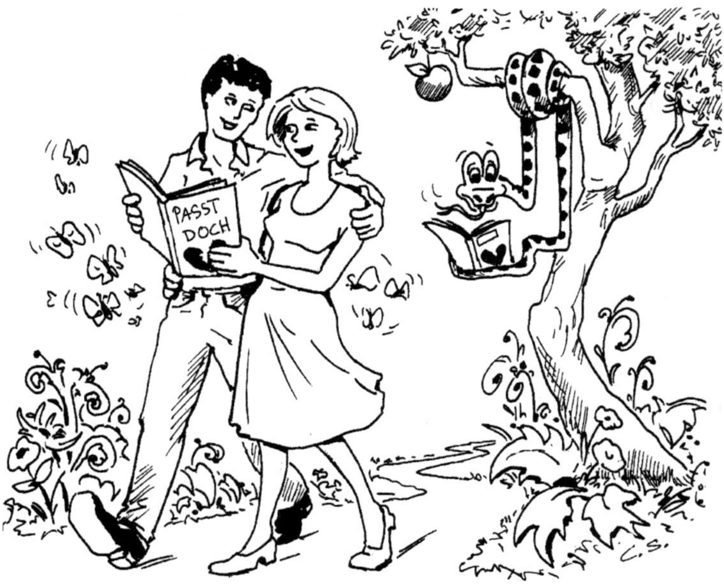

Literatur

Abrams Spring, J. (1996). After the affair. Healing the pain and rebuilding trust when a partner has been unfaithful. New York: Harper Perennial.

Ahlers, C.J. & Lissek, M. (2017). Vom Himmel auf Erden: was Sexualität für uns bedeutet. München: Goldmann.

Albee, E. (1994). Wer hat Angst vor Virginia Woolf? Frankfurt am Main: Fischer.

Behary, W. (2012). Der Feind an Ihrer Seite. Wie Sie im Umgang mit Egozentrikern überleben und wachsen können. Paderborn: Junfermann.

Brenk-Franz, K., Tiesler, F., Hoy, M. & Strauß, B. (2019). Sexuelle Dysfunktionen bei hausärztlich versorgten Patienten. Psychotherapeut, 64(2), 91–98.

Clement, U. (2005). Erotik – eine Frage der Entscheidung. Psychologie heute, 6, 26–29.

Clement, U. (2009). Wenn Liebe fremdgeht. Vom richtigen Umgang mit Affären. Berlin: Ullstein.

Clement, U. (2011). Guter Sex trotz Liebe (4. Aufl.). Berlin: Ullstein.

Clement, U. (2015). Think love. Das indiskrete Fragebuch. Berlin: Rogner & Bernhard.

Dalai Lama (1999). Die vier edlen Wahrheiten – die Grundlagen des Buddhismus. Frankfurt am Main: Krüger.

Das, A., Parish, W. & Laumann, E. (2009). Masturbation in Urban China. Archives of Sexual Behavior, 38, 108–120.

DiFrancesco-Simeone, C. & Simeone, R. (2013). Hear with your heart. Oshkosh: Dialog International Press, LLC. Unveröffentlichtes Manuskript.

Driemeyer, W. (2013). Masturbation und sexuelle Gesundheit. Ein Forschungsüberblick. Zeitschrift für Sexualforschung, 26(04), 372–383.

Dunbar, R. (1998). Grooming, Gossip and the Evolution of Language. New York: Harvard University Press.

Ekman, P. (o. J.). Atlas of emotions. URL: http://atlasofemotions.org/ (zuletzt abgerufen am 12.1.2022).

Erikson, E.H. (1959/1966/1973). Identität und Lebenszyklus. Frankfurt am Main: Suhrkamp.

Fabisch, H. & Zarbock, G. (1999). Treue ohne Reue. Die neue Lust am Leben zu zweit. Freiburg: Herder.

Fincham, F.D., Stanley, S.M. & Rhoades, G (2011). Relationship education in emerging adulthood: Problems and prospects. In F.D. Fincham & M. Cui (Eds.), Romantic Relationships in Emerging Adulthood (pp. 293–316).

Cambridge: Cambridge University Press.
Frankl, V. (1981). Die Sinnfrage in der Psychotherapie. München: Piper.
Fremmer-Bombik, E. (1995). Innere Arbeitsmodelle von Bindung. In G. Sprangler & P. Zimmermann (Hrsg.), Die Bindungstheorie: Grundlagen, Forschung und Anwendung. Stuttgart: Klett-Cotta.
Fromm, E. (1956). Die Kunst des Liebens. Berlin: Ullstein.
Gottman, J.M. (1994). What predicts divorce? The relationship between marital processes and marital outcome. Hillsdale: Lawrence-Erlbaum.
Gottman, J.M. (1999). The marriage clinic: A scientifically based marital therapy. New York: Norton.
Grawe, K., Donati, R. & Bernauer, F. (1994). Psychotherapie im Wandel. Göttingen: Hogrefe.
Hahlweg, K. & Baucom, D.H. (2008). Partnerschaft und psychische Störung. Göttingen: Hogrefe.
Heine, H. (1851/1997). Romanzero. Stuttgart: Reclam.
Henning, A.M. & Bay-Hansen, J. (2018). Männer: Körper. Sex. Gesundheit. Reinbek: Rowohlt.
Jacob, G., van Genderen, H. & Seebauer, L. (2017). Andere Wege gehen. Lebensmuster verstehen und verändern – ein schematherapeutisches Selbsthilfebuch (2. Aufl.). Weinheim: Beltz.
Jacobson, N.S. & Christensen, A. (1996). Acceptance and change in couple therapy: A therapist's guide to transforming relationships. New York: Norton.
Janssen, E., & Bancroft, J. (2007). The dual control model: The role of sexual inhibition and excitation in sexual arousal and behavior. The psychophysiology of sex, 15, 197-222.
Jellouschek, H. (2010). Die Paartherapie (4. Aufl.). Freiburg: Kreuz.
Kerner, I. (2010). She comes first: The thinking man's guide to pleasuring a woman. New York: Regan Books.
Kerner, I. (2021). So tell me about the last time you had sex: Laying bare and learning to repair our love lives. New York: Grand Central Publishing.
Kontula, O. & Haavio-Mannila, E. (2003). Masturbation in a generational perspective. Journal of Psychology & Human Sexuality, 14, 49–83.
Kröger, C. (2010). Sexuelle Außenkontakte und -beziehungen in heterosexuellen Partnerschaften. Ein Überblick über die Auftretenshäufigkeit, assoziierte Merkmale und Auswirkungen auf die Partner bzw. Partnerschaft. Psychologische Rundschau, 61(3), 123–143.
Lorenz, K. (1965). Über tierisches und menschliches Verhalten. Aus dem Werdegang der Verhaltenslehre. Gesammelte Abhandlungen aus den Jahren 1931–1963.

Band I u. II: München/Zürich: Piper.

Moeller, M. L. (1988). Die Wahrheit beginnt zu zweit. Das Paar im Gespräch. Reinbek: Rowohlt.

Moors, A.C., Gesselman, A.N. & Garcia, J.R. (2021). Desire, familiarity, and engagement in polyamory: Results from a national sample of single adults in the United States. Frontiers in Psychology, 12, 811.

Nagoski, E. (2015). Komm, wie du willst: Das neue Frauen-Sex-Buch. München: Knaur.

Notarius, C. & Markmann, H. (1996). Wir können uns doch verstehen. Paare lernen mit Differenzen zu leben. Reinbek: Rowohlt.

Peichl, J. (2007). Die inneren Trauma-Landschaften. Borderline, Ego-State, Täterintrojekte. Stuttgart: Schattauer.

Perel, E. (2006). Wild Life. Die Rückkehr der Erotik in die Liebe. München: Piper.

Perel, E. (2017). The state of affairs: Rethinking infidelity. A book for anyone who has ever loved. New York: Hachette UK.

Perel, E. (2020). Die Macht der Affäre. Warum wir betrügen und was wir daraus lernen können. Ein Buch für alle, die schon einmal geliebt haben. Hamburg: Harper Collins.

Plack, K., Kröger, C., Allen, E.S. & Hahlweg, K. (2010). Risikofaktoren für Untreue – warum Partner fremdgehen. Zeitschrift für Klinische Psychologie und Psychotherapie, 39, 189–199.

Reinecke, A., Schöps, D. & Hoyer, J. (2006). Sexuelle Dysfunktionen bei Patienten einer verhaltenstherapeutischen Hochschulambulanz: Häufigkeit, Erkennen, Behandlung. Verhaltenstherapie, 16(3), 166–172.

Retzer, A. (2015). Systemische Paartherapie: Konzepte, Methoden, Praxis (5. Aufl.). Stuttgart: Klett-Cotta.

Rissel, C., Richters, J., De Visser, R. O., McKee, A., Yeung, A. & Caruana, T. (2017). A profile of pornography users in Australia: Findings from the second Australian study of health and relationships. The Journal of Sex Research, 54(2), 227–240.

Roediger, E. (2006). Besser leben lernen. Stuttgart: Freies Geistesleben und Urachhaus.

Roediger, E. (2015). Raus aus den Lebensfallen. Das Schematherapie-Patientenbuch (2. Aufl.). Paderborn: Junfermann.

Rosenberg, M. B. (2016). Gewaltfreie Kommunikation (12. Aufl.). Paderborn: Junfermann.

Roth, E. (1983). Sämtliche Menschen. München: Hanser.

Roth, G. (2001). Fühlen, Denken, Handeln. Wie das Gehirn unser Verhalten steuert. Frankfurt am Main: Suhrkamp.

Schindler, L., Hahlweg, K. & Revenstorf, D. (1998). Partnerschaftsprobleme: Diagnose und Therapie. Therapiemanual. Heidelberg: Springer.

Schmidt, G. & v. Stritzky, J. (2004). Beziehungsbiographien im sozialen Wandel. Familiendynamik, 2, 78–100.

Schmidt, G., Matthiesen, S. & Meyerhof, U. (2004). Alter, Beziehungsform und Beziehungsdauer als Faktoren sexueller Aktivität in heterosexuellen Beziehungen. Zeitschrift für Sexualforschung, 17(02), 116–133.Schnarch, D. (2012). Intimität und Verlangen. Sexuelle Leidenschaft in dauerhaften Beziehungen. Stuttgart: Klett-Cotta.

Schulz von Thun, F. (2001). Miteinander reden. Reinbek: Rowohlt.

Stamps, W.E. (2020). Treatment of infidelity as a clinical issue in couple therapy: A critical review of the literature. Malibu: Pepperdine University.

Statistisches Bundesamt (2021): Maßzahlen zu Ehescheidungen 2000 bis 2020. URL: https://www.destatis.de/DE/Themen/Gesellschaft-Umwelt/Bevoelkerung/Eheschliessungen-Ehescheidungen-Lebenspartnerschaften/Tabellen/masszahlen-ehescheidungen.html. Abruf am 16.01.2022

Sternberg, R.J. (1986). A Trinagular Theory of Love. Psychological Review, 93, 119–135.

Sulz, S.K.D. (2004). Strategische Paar-Entwicklung. In S. K. D. Sulz (Hrsg.), Paartherapien (S. 131). München: CIP-Medien.

Trevisan, C., Veronese, N., Maggi, S., Baggio, G. et al. (2016). Marital status and frailty in older people: Gender differences in the Progetto Veneto Anziani Longitudinal Study. Journal of Womens Health, 25(6), 630–637.

Willi, J. (1975). Die Zweierbeziehung. Reinbek: Rowohlt.

Young, J.E. & Klosko, J. (2006). Sein Leben neu erfinden. Paderborn: Junfermann.

Hinweise zum Online-Material

Zu diesem Titel finden Sie Zusatzmaterial (Arbeitsblätter) auf unserer Internetseite www.beltz.de.

Sie kommen zu den Materialien, indem Sie auf die Seite des Titels gehen und den Link zum Online-Material anklicken. Dann können Sie die gewünschten Dateien öffnen bzw. herunterladen. Da das Zusatzmaterial nur so lange zur Verfügung steht, wie das Buch lieferbar ist, empfehlen wir Ihnen, es sich auf dem eigenen Rechner zu speichern.

Nachfolgend finden Sie eine Übersicht über alle Materialien.

Übersicht Online-Material

AB 1 Moduszirkel-Memo
AB 2 Unsere Beziehungsbalance
AB 3 Vom Wunsch zum Bedürfnis
AB 4 Der sexuelle Wunschzettel
AB 5 Lustkurve

Sachwortverzeichnis

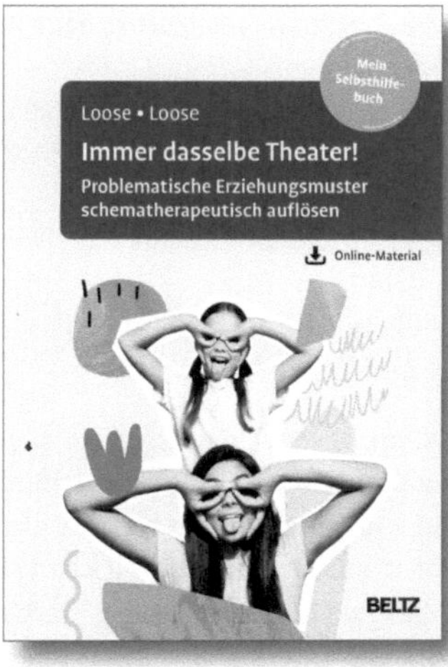

Mein Selbsthilfe-buch
Loose • Loose
Immer dasselbe Theater!
Problematische Erziehungsmuster schematherapeutisch auflösen
Online-Material
BELTZ